Änderungsmotivation fördern

Standards der Psychotherapie
Band 10

Änderungsmotivation fördern

Dr. Katrin Hötzel, Dr. Ruth von Brachel

Herausgeber der Reihe:

Prof. Dr. Martin Hautzinger, Prof. Dr. Tania Lincoln, Prof. Dr. Jürgen Margraf, Prof. Dr. Winfried Rief, Prof. Dr. Brunna Tuschen-Caffier

Begründer der Reihe:

Martin Hautzinger, Kurt Hahlweg, Jürgen Margraf, Winfried Rief

Katrin Hötzel
Ruth von Brachel

Änderungsmotivation fördern

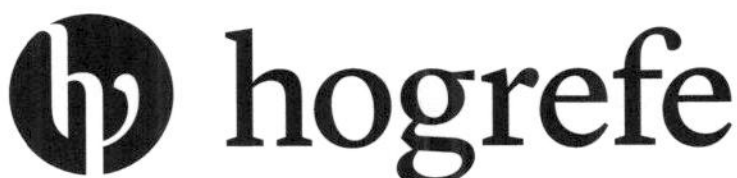

Dr. Katrin Hötzel, geb. 1980. 2000–2006 Studium der Psychologie in Bochum. 2006–2009 Ausbildung zur Psychologischen Psychotherapeutin (Verhaltenstherapie). 2009 Approbation. Seitdem Psychologische Psychotherapeutin im Forschungs- und Behandlungszentrum für psychische Gesundheit der Ruhr-Universität Bochum sowie Dozentin an unterschiedlichen Ausbildungsinstituten und Universitäten. 2014 Promotion. Seit 2014 Zusatzqualifikation zur Behandlung von Kindern und Jugendlichen sowie staatlich anerkannte Supervisorin. Seit 2014 geschäftsführende Leitung der Psychotherapie-Ausbildung an der Ruhr-Universität Bochum.

Dr. Ruth von Brachel, geb. 1983. 2001–2006 Studium der Psychologie in Münster. 2007–2010 Ausbildung zur Psychologischen Psychotherapeutin (Verhaltenstherapie). 2010 Approbation. Seitdem Psychologische Psychotherapeutin im Forschungs- und Behandlungszentrum für psychische Gesundheit der Ruhr-Universität Bochum sowie Dozentin an unterschiedlichen Ausbildungsinstituten und Universitäten. 2014 Promotion. Seit 2014 Postdoc am Lehrstuhl für Klinische Psychologie sowie Klinische Kinder- und Jugendpsychologie der Ruhr-Universität Bochum. Seit 2018 staatlich anerkannte Supervisorin.

Bibliografische Information der Deutschen Nationalbibliothek
Die Deutsche Nationalbibliothek verzeichnet diese Publikation in der Deutschen Nationalbibliografie; detaillierte bibliografische Daten sind im Internet über http://dnb.dnb.de abrufbar.

Hogrefe Verlag GmbH & Co. KG
Merkelstraße 3
37085 Göttingen
Deutschland
Tel. +49 551 999 50 0
Fax +49 551 999 50 111
info@hogrefe.de
www.hogrefe.de

Satz: Sabine Rosenfeldt, Hogrefe Verlag GmbH & Co. KG, Göttingen
Druck: mediaprint solutions GmbH, Paderborn
Printed in Germany
Auf säurefreiem Papier gedruckt

1. Auflage 2022

(E-Book-ISBN [PDF] 978-3-8409-2917-5; E-Book-ISBN [EPUB] 978-3-8444-2917-6)
ISBN 978-3-8017-2917-2
https://doi.org/10.1026/02917-000

Inhaltsverzeichnis

1 Einführung

Es bleibt einem jeden immer noch so viel Kraft,
das auszuführen, wovon er überzeugt ist.
(Johann Wolfgang von Goethe)

Spricht man mit Therapeuten[1] über besonders demoralisierende und schwierige Therapien, so nennen sie häufig solche Therapien mit „unmotivierten" Patienten, die sich nicht auf den therapeutischen Prozess einlassen wollen, mit denen sich die Therapie im Kreis dreht und die keine Verantwortung für ihr eigenes Leben zu übernehmen scheinen. Neben der Demoralisierung von sowohl Patienten als auch Therapeuten kommt auch hinzu, dass der Erfolg der Therapie in solchen Fällen oftmals geringer ausfällt.

Änderungsmotivation als Grundvoraussetzung

Hinsichtlich der Therapieplanung scheint es unumstritten, dass das Vorliegen von (Änderungs-) Motivation seitens des Patienten eine Grundvoraussetzung für die Anwendung diverser therapeutischer Interventionen ist. Als Beispiel dafür sei auf das 7-Phasen-Modell der Selbstmanagement-Therapie von Kanfer et al. (2012) verwiesen, bei welchem der Aufbau von Änderungsmotivation (Phase 2) im Prozess klar vor der Durchführung spezieller Methoden (Phase 5) benannt wird. Motivation ist also notwendig, um mit der „eigentlichen" Therapie zu beginnen.

Manuale setzen das Vorliegen einer Änderungsmotivation oft voraus

Beim Blick in kognitiv-verhaltenstherapeutische Manuale fällt allerdings auf, dass sich dieser Grundvoraussetzung methodisch eher wenig gewidmet wird: In vielen Fällen wird vom Vorliegen einer Änderungsmotivation beim Patienten ausgegangen und diese wird nicht weiter oder in größerem Umfang thematisiert. Bei Störungsbildern, denen regelhaft motivationale Schwierigkeiten zugesprochen werden (insbesondere Suchterkrankungen, Essstörungen, somatische Belastungsstörungen und Persönlichkeitsstörungen), finden sich meist auf den ersten Seiten einige „Klassiker" und Hinweise zur anfänglichen Steigerung der Änderungsmotivation. Bei anderen Störungsbildern, welche grundsätzlich weniger und tendenziell eher kurzfristig mit motivationalen Schwierigkeiten zu kämpfen haben (z. B. Angststörungen: ggf. vor der Exposition), bleibt das Thema teilweise ganz aus.

Hinsichtlich der Herausforderungen, die Patienten mit motivationalen Schwierigkeiten für Therapeuten darstellen können, wird der geringe Anteil an Strategien zum Umgang damit dem Problem nicht immer gerecht.

---

1 Zugunsten einer besseren Lesbarkeit verwenden wir im Text in der Regel das generische Maskulinum. Diese Formulierungen umfassen gleichermaßen alle Geschlechter (m/w/d). Die verkürzte Sprachform hat nur redaktionelle Gründe und beinhaltet keine Wertung. Wenn möglich, wurde eine geschlechtsneutrale Formulierung gewählt.

Therapie- vs. Änderungsmotivation

Änderungsmotivation und Therapiemotivation beinhalten nicht dasselbe (Michalak et al., 2007). Therapiemotivation meint den Wunsch oder das Bestreben, eine Therapie bzw. einen Therapeuten aufzusuchen. Änderungsmotivation zielt dagegen auf den Wunsch bzw. das Streben nach einer tatsächlichen Veränderung ab. Den Gegenpol zur Änderungsmotivation stellt die „Störungsmotivation" – also der Wunsch nach Beibehaltung der Symptomatik – dar, woraus letztlich die Ambivalenz bezüglich der Veränderung resultiert. Das Fazit dieser Begriffsdifferenzierung lautet, dass Patienten, die eine Therapie aufsuchen, sich eventuell noch nicht für eine wirkliche Veränderung entschieden haben. In diesem Buch verstehen wir unter „Motivation" vorranging „Änderungsmotivation", wobei die vorgeschlagenen Methoden auch für „Therapiemotivation" herangezogen werden können.

Unser Ziel für das vorliegende Buch ist es daher, dieser Diskrepanz entgegenzuwirken und eine strukturierte Methodensammlung zum Umgang mit motivationalen Problemen anzubieten. Bei der Suche nach Interventionen stößt man vorranging auf das Motivational Interviewing (MI; Miller & Rollnick, 2015), welches einen sehr wertvollen Ansatz für die innere Haltung und die grundsätzliche Gesprächsführung darstellt. Der Gesprächsführung – mit Schwerpunkt auf dem MI, aber auch darüber hinausgehend – widmen wir uns als einem zentralen Kern des Buches. Als weiteren Schwerpunkt möchten wir eine Übersicht über Interventionen geben, mit denen man in konkreten therapeutischen Übungen die Motivation von Patienten verbessern kann.

Motivational Interviewing für Gesprächsführung

Interventionen zur Steigerung der Änderungsmotivation

Phasen der Veränderung

Der „rote Faden" bildet dabei das transtheoretische Modell der Verhaltensänderung (TTM; Prochaska & DiClemente, 1984) und die darin definierten Stufen bzw. Phasen der Veränderung („stages of change"). Auf Basis dieser Phasen versuchen wir, für einen großen Teil der Interventionen eine Empfehlung zu geben, in welcher motivationalen Phase welche Techniken anzuwenden sind.

Was noch vorweg angemerkt sei: Die Formulierung „Förderung der Änderungsmotivation" legt nahe, dass eine solche bei eigentlich jedem Patienten erreicht werden könne. In den meisten Fällen würden wir diese Position auch unterstreichen, da zumeist primär eine gewisse Ambivalenz bezüglich des jeweiligen Problems vorliegt bzw. herausgearbeitet werden kann (es also gute Gründe gegen und für eine Veränderung gibt) und auf Basis dieser Ambivalenz Techniken eingesetzt werden können, um die Änderungsmotivation zu steigern.

Motivationsarbeit hat Grenzen

Es gibt jedoch auch Grenzen: Wo tatsächlich letztlich keinerlei Ambivalenz gegeben ist, da ist unserer Ansicht nach auch kein Ansatzpunkt für eine Steigerung der Änderungsmotivation zu finden. So sollte sich auch der engagierteste oder motivierteste Therapeut deutlich machen, dass eine Steigerung der Änderungsmotivation beim Patienten nicht herbeibeschworen oder „eingepflanzt" werden kann, wenn nach gründlicher Exploration nichts an Argumenten für eine Veränderung augenscheinlich wird. An dieser Stelle ist einer der Leitsätze der systemischen Therapie hilfreich: Es gibt immer einen idealen Zeitpunkt für eine Veränderung und manchmal ist es einfach notwendig, auf diesen Zeitpunkt zu warten.

Auch wenn eine gewisse Ambivalenz gegeben ist oder sich herausarbeiten lässt, sind die Möglichkeiten zur Initiierung der Veränderung meist weiterhin begrenzt. Der Umgang mit der Ambivalenz und insbesondere die zugestandene Zeit bis zur Überwindung derselben (mit dem Resultat „Handlung" für die Veränderung) wird unserer Erfahrung nach sehr unterschiedlich im Kreis der Psychotherapeuten gehandhabt.

Veränderungsprozess beschleunigen

Unserer Ansicht nach kann die Zeit, die Patienten für das Durchlaufen des gesamten Prozesses oder für das sich Durchringen zu einer Entscheidung brauchen, nicht völlig übersprungen werden. Wir sind jedoch der Meinung, dass sie durch geeignete therapeutische Interventionen verkürzt bzw. der Prozess beschleunigt werden kann. Die meisten Menschen setzen sich ansonsten vermutlich nicht freiwillig (z.B. eine Stunde die Woche) mit der unangenehmen Tatsache auseinander, dass beispielsweise gewisse persönliche Werte oder Ziele nicht mit dem aktuellen Verhalten vereinbar sind. Ohne die therapeutische Begleitung in dem Zusammenhang würden sie möglicherweise erst durch bestimmte Entwicklungen im Laufe ihres Lebens auf gewisse Diskrepanzen stoßen, was jedoch mit einem viel längeren zeitlichen Prozess und teilweise auch schmerzlicheren Erfahrungen einhergehen würde. Eine vorzeitige bzw. intensivierte Auseinandersetzung mit dem Problem und – damit im besten Fall verbunden – eine Beschleunigung der Entscheidung für eine Veränderung kann durch den Therapeuten positiv beeinflusst werden. Dafür dienen die in diesem Buch vorgestellten Inhalte.

2 Theoretische Modelle und Erklärungsansätze

2.1 Was ist Motivation?

Manche Psychologen gehen soweit, Motivation bzw. Zielverfolgung nicht als das Wichtigste im Leben von Menschen zu bezeichnen, sondern als das Einzige. Und nicht nur Menschen, sondern alle Lebewesen sind damit beschäftigt, Ziele wie Nahrungsaufnahme, Fortpflanzung oder Schmerzvermeidung zu verfolgen. Motivation ist damit eines der bedeutendsten Konstrukte der Psychologie und verwandter Wissenschaften. Sie erklärt menschliches Verhalten (z.B. Warum hat Tom Lisa sein Pausenbrot abgegeben? Warum hat Frau K. im Laden gestohlen, obwohl sie genug Geld besitzt? Warum trennt Herr R. sich nicht von seiner Partnerin, obwohl er seit längerem eine neue Frau trifft?).

Motivation erklärt und sagt vorher

Motivation macht menschliches Verhalten vorhersagbar (z.B. Wird Frau S. regelmäßig zum Yoga gehen? Wird Herr M. aufhören, sein Geld für Sportwetten auszugeben? Wird Frau T. auf die öffentlichen Verkehrsmittel umsteigen, um zur Arbeit zu fahren?). Die Motivation kann darüber Aufschlüsse geben, wieviel Energie, wieviel Aufwand (und ggf. wieviel Leid) jemand für die Verfolgung bestimmter Ziele auf sich nimmt.

Die gleiche Verhaltensweise (z.B. Joggen), die Menschen aus unterschiedlichen Gründen (bzw. mit unterschiedlichen Zielen) durchführen (z.B. Gesundheit erhalten vs. ästhetisch geformte Beine haben), kann nur wegen der individuellen Motivation Unterschiede in den Konsequenzen (Zufriedenheit) vorhersagen. Diese Beispiele verdeutlichen, dass Psychologen und Psychotherapeuten sich also nicht vorschnell mit einer Annahme, wie beispielsweise „Der Patient will sich ändern." zufriedengeben sollten (natürlich auch nicht mit dem gegenteiligen „Er will sich nicht ändern."), sondern sich Zeit nehmen sollten, die Gründe für eine Entscheidung zur Veränderung auf Seiten des Patienten zu verstehen.

Definition: Veränderungsmotivation

Veränderungsmotivation beschreibt die Bereitschaft eines Menschen, Bemühungen in funktionale Zielverfolgung zu investieren. Sie bezieht sich auf das „Warum" (Grund) bzw. „Wozu" (Zweck) einer Handlung. Funktionale Zielverfolgung meint dabei, dass durch das gewählte Verhalten kurz- und langfristig Ziele realisiert werden, die im Einklang mit den Grundbedürfnissen und Werten des Individuums stehen (Cox & Klinger, 2004). Diese Zielverfolgung wird meist auch unter ggf. schwierigen Bedingungen über eine gewisse Zeit aufrechterhalten.

Therapie besteht in der Förderung von Veränderungs- sowie Entwicklungsprozessen und beinhaltet auch den Erhalt oder Ausbau vorhandener positiver Aspekte. Ist der Patient motiviert, diese Veränderungs- und Entwicklungsprozesse zu durchlaufen und im Sinne der oben genannte Definition bereit, auch unter schwierigen Bedingungen über eine gewisse Zeit Bemühungen in funktionale Zielverfolgung zu investieren, so ist ein positives Therapieergebnis wahrscheinlich. Dies belegt die Forschungslage sehr eindrücklich (z.B. Krebs et al., 2018). Umgekehrt ist die Wahrscheinlichkeit für einen erfolgreichen therapeutischen Prozess reduziert, wenn sich Schwierigkeiten bezüglich der Änderungsmotivation auf Patientenseite ergeben.

Motivation beeinflusst Therapieergebnis

Begreift man alles menschliche Verhalten als motiviertes Verhalten, so kann man psychische Schwierigkeiten als dysfunktionale Zielverfolgung verstehen. Dabei können sowohl die Ziele dysfunktional sein (z.B. 40 kg bei 1,70 m wiegen wollen; absolute Sicherheit haben, dass den eigenen Kindern niemals etwas Schlimmes passiert; den Beruf anstreben, den die Eltern gewählt haben) oder es wird ein dysfunktionaler Weg zur Zielerreichung gewählt (z.B. Grübeln als Weg zur Lösung von Beziehungskonflikten; Klagen, um Nähe herzustellen; alle Zeit in Arbeit zur Selbstwerterhöhung investieren). Auch die Abwesenheit und das Nicht-Kennen von funktionalen Zielen kann in Problemen wie depressiven Störungen resultieren (z.B. „Ich weiß nicht, was ich mit meinem Leben anfangen und welches Ziel ich in Angriff nehmen soll.“). Bei diesen Beispielen beziehen sich die Probleme auf die *Wege* zur Zielerreichung bzw. die *Ziele selbst*.

Motivationsmangel als Problem bei Zielverfolgung

Dysfunktionale Ziele oder dysfunktionale Wege

2.2 Motivationsprobleme im therapeutischen Prozess

Motivation ist ein sehr umfassendes psychologisches Konstrukt, das mit vielen anderen Phänomenen zusammenhängt. Es gibt eine Fülle an historischen und modernen Modellen zur Erklärung von Motivation. Wir beziehen uns in dem vorliegenden Buch auf solche Modelle, für die es

1. ausreichende empirische Evidenz gibt und aus denen
2. Interventionen ableitbar sind, die im Rahmen kognitiv-verhaltenstherapeutischer Behandlungen eingesetzt werden können.

Motivationsprobleme können nach der oben genannten Definition als Probleme bei der Zielverfolgung verstanden werden. Psychologische Theorien zur Erklärung von Motivation konzentrieren sich in dem Zusammenhang auf unterschiedliche Schwerpunkte. Manche beschreiben beispielsweise die Entstehung individueller Motivation vor dem Hintergrund von Lernerfahrungen, andere Modelle beschäftigen sich mit der Integration von Zielen und Werten in die Persönlichkeit und wieder andere Modelle beschreiben Motivation als sequenziell voranschreitenden Prozess, ohne viele Aussagen über die Ursachen oder die Entstehung zu treffen. Aus unserer therapeutischen Arbeit sind uns insbesondere folgende (vereinfachte!) Situationen bekannt, die wir durch ausgewählte Modelle erklären möchten und für die sich Interventionen in diesem Buch finden lassen:

- *Konflikt zwischen funktionalem und dysfunktionalem Ziel.* Motivationsprobleme können aus einer Ambivalenz zwischen funktionaler und dysfunktionaler Zielverfolgung entstehen. Dabei bezieht sich die Bezeichnung (dys)funktional sowohl auf die Ziele als auch auf den Weg dahin. Beispielhaft seien die folgenden Äußerungen genannt, die Patienten tätigen oder die implizit erschließbar sind: „Eigentlich möchte ich ein zuverlässiger Familienvater sein und morgens pünktlich auf der Arbeit erscheinen. Aber es tut einfach so gut, nach dem Stress abends noch ein paar Bier zu trinken" oder „Mein Arzt sagt, ich müsste für meine Körpergröße mehr wiegen. Dabei kenne ich viele, die viel dünner sind als ich".
- *Konflikt zwischen neutralen/funktionalen Zielen.* Motivationsprobleme können aus einer Ambivalenz zwischen zwei oder mehr prinzipiell funktionalen Zielen entstehen, die sich gegenseitig behindern bzw. nicht gleichzeitig verfolgt werden können. Ein Beispiel hierfür wäre: „Ich habe die einmalige Chance, die Erfahrung machen zu dürfen, im Ausland zu leben. Und gleichzeitig habe ich Angst, dass die sehr innige Beziehung zu meinem Partner daran zerbricht."
- *Geringe Selbstwirksamkeit:* Patienten können ebenfalls Motivationsprobleme aufweisen, wenn ihnen funktionale Ziele zwar kognitiv repräsentiert sind, jedoch zu wenig Selbstwirksamkeit besteht bzw. die Wahrscheinlichkeit, diese Ziele erreichen zu können, als zu gering eingeschätzt wird, um sie zu verfolgen. Auch hierfür ein Beispiel: „Ich würde ja gerne mit dem Kiffen aufhören! Aber ich kann abends ohne einen Joint einfach nicht einschlafen."
- *Ausbleibende Zufriedenheit.* In diesem Fall entstehen Motivationsprobleme, wenn die gewählte Zielverfolgung langfristig nicht im Sinne des „Erntens" von Erfolg (hinsichtlich positiver Zielerreichung mit Verstärkerwert) gelingt. Dies kann z. B. dadurch begründet sein, dass die Ziele unrealistisch, zu stark extrinsisch und zu wenig intrinsisch sind oder der gewählte Weg nicht zum Ziel führt. Wenn die gewählte Zielverfolgung nicht zur Befriedigung der individuellen Grundbedürfnisse führt, folgt oftmals Demoralisierung, ein Gefühl der Erschöpfung, Entfremdung bzw. der Sinnleere. Ein beispielhaftes Szenario wäre: „Mein Jura-Studium habe ich eigentlich nur begonnen, weil man damit später Aussichten auf ein gutes Gehalt hat. Jetzt langweilen mich die Vorlesungen jede Woche mehr und ich schiebe die Prüfungen vor mir her."
- *Keine/Wenig bewusste Ziel- und Wertvorstellungen.* Motivationsprobleme können ebenfalls die Folge von zu wenigen (bewussten) Zielen oder Werten sein, die Menschen verfolgen. Auch hier entsteht häufig ein Gefühl der Entfremdung, Leere oder auch Depressivität. Eine Äußerung wäre z. B.: „Alle meine alten Schulfreunde haben einen Plan, was sie jetzt nach dem Abi machen wollen. Ich weiß irgendwie gar nicht, was mich interessiert und was ich letztlich aus meinem Leben machen will."

2.3 Psychologische Theorien und Modelle, die Motivationsprobleme beschreiben

2.3.1 Das Transtheoretische Modell der Veränderung

In der klinisch-psychologischen Literatur werden Motivationsprobleme und insbesondere Ambivalenzen häufig anhand von Stufenmodellen erklärt, die zwar empirisch nur teilweise belegt werden konnten, aber für Therapeuten und Patienten eine wertvolle heuristische Erklärung und Grundlage sowohl für Diagnostik als auch Interventionsauswahl bieten können.

Transtheoretisches Modell der Veränderung

Den wohl bekanntesten Vertreter der Stufenmodelle stellt das TTM dar (z. B. Prochaska & DiClemente, 1984). Dieses Modell wurde ursprünglich für den Suchtbereich konzipiert und aus Ergebnissen von Befragungen ehemaliger Raucher, die das Rauchen erfolgreich aufgegeben hatten, abgeleitet. Das TTM bietet eine generelle Erklärung für Verhaltensänderungen – klinisch relevante und alltägliche – an, indem es die Motivation von Menschen in aufeinanderfolgende Phasen einteilt, die nacheinander durchlaufen werden. Dafür werden von den Autoren des TTM sechs bzw. ursprünglich fünf verschiedene, aufeinander folgende Stufen („Stages") oder Phasen der Bereitschaft zur Veränderung definiert, welche durch unterschiedliches Involviertsein in den therapeutischen Prozess gekennzeichnet sind (vgl. Abbildung 1).

Phasen der Veränderung

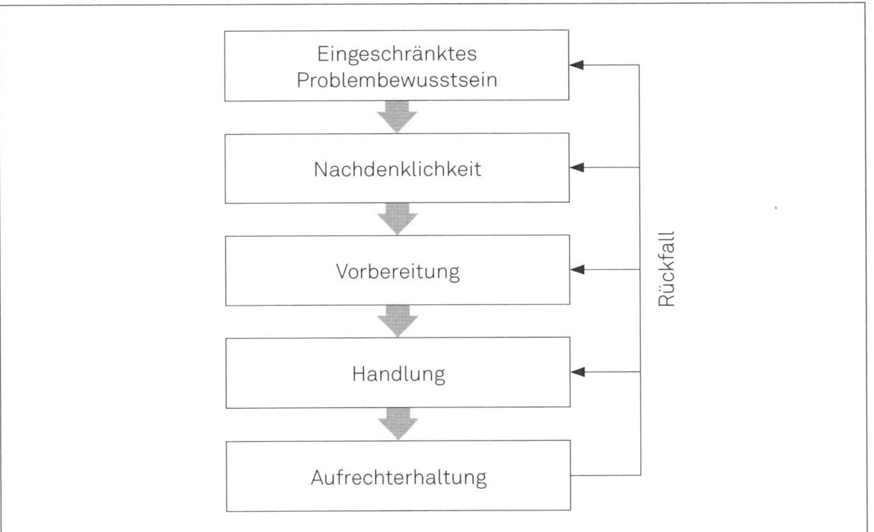

Abbildung 1: Die Phasen der Veränderung (angelehnt an Prochaska & DiClemente, 1984)

Das „eingeschränkte Problembewusstsein" („Precontemplation") als erste Stufe beschreibt einen Zustand, in welchem die Person sich des Problems nicht bewusst ist oder nicht gewillt ist, etwas zu verändern. In der darauffolgenden Phase der „Nachdenklichkeit" („Contemplation") denkt die Person ernsthaft über eine Veränderung nach, steigt aber noch nicht aktiv in den tatsächlichen Änderungsprozess ein. In der dritten Phase, der Phase der „Vorbereitung" („Preparation"), entscheidet sie sich für eine Veränderung und leitet die für den Veränderungsbeginn notwendigen Maßnahmen ein, während in der vierten Phase, der „Handlungsphase" („Action"), aktiv an der Verhaltensmodifizierung gearbeitet wird. In der Phase der „Aufrechterhaltung" („Maintenance") werden erzielte Erfolge stabilisiert und es wird einem Rückfall bzw. einer Rückkehr in frühere Phasen vorgebeugt, während in der letzten Phase, der des „Abschlusses" („Termination"), das ursprüngliche Problemverhalten als nicht mehr existent betrachtet wird. Typischerweise ergeben sich während des Voranschreitens durch die Phasen der Veränderung häufig Rückfalle von späteren in frühere Phasen, bevor eine stabile „Aufrechterhaltung" oder – wie nur in manchen Weiterentwicklungen des Modells enthalten – ein endgültiger „Abschluss" erreicht wird.

Fünf Phasen im Ursprungs-Modell

Ursprünglich wurde von der „Aufrechterhaltung" als letzter Phase ausgegangen, in welcher sich Menschen letztlich dauerhaft erfolgreich stabilisieren können (z. B. „trockene Alkoholiker").

„Decisional Balance"

Das TTM beinhaltet überdies theoretische Annahmen darüber, wie Entscheidungen getroffen werden. Dies hängt nach den Autoren u. a. von dem Verhältnis der wahrgenommenen Vorteile (Pros) und Nachteile (Contras) der jeweiligen Veränderung ab. Das Treffen von Entscheidungen in Abhängigkeit von den Pro- und Contra-Argumenten eines Verhaltens bzw. einer Verhaltensänderung wird auch als „Decisional Balance" bzw. Entscheidungswaage bezeichnet. Abgesehen davon werden auch aus „Erwartungs-mal-Wert"-Theorien stammende Ansätze mit in den Prozess der Entscheidung einbezogen.

Trotz bestehender Kritikpunkte wird das Modell häufig in Forschung und Praxis eingesetzt. So konnte die Gültigkeit der in ihm formulierten Phasen der Veränderung in vielen empirischen Studien belegt und die Anwendung bei der Behandlung zahlreicher Problemverhaltensweisen bestätigt werden (Krebs et al., 2018).

Nutzen des TTM

Zusätzlich bietet das TTM einen theoretischen Rahmen für die Konzeption diverser Messinstrumente zur Erfassung der Veränderungsmotivation, die Therapeuten und Patienten relativ klare Handlungsimplikationen liefern. Diese werden in Kapitel 3 vorgestellt.

„Matching-Hypothese"

Wir empfehlen den heuristischen Einsatz dieses Modells, um im Sinne der „Matching-Hypothese" (z. B. Jones-Smith, 2016) die therapeutische Intervention auf die jeweilige Phase der Veränderung abzustimmen (Prochaska et al., 2002). Dies ist unserer Erfahrung nach auch dann möglich, wenn sich ein Patient bezüglich verschiedener Problembereiche in unterschiedlichen Phasen befindet.

Was tun, wenn sich der Patient für verschiedene Teilbereiche seines Problems in unterschiedlichen Phasen der Veränderung befindet?

Ein empirisch belegter Kritikpunkt am TTM ist, dass sich Patienten bezüglich unterschiedlicher Teilbereiche ihres Problems gleichzeitig in unterschiedlichen Phasen der Veränderung befinden können. Dies wurde u. a. für Menschen mit Essstörungen diskutiert, da häufig die Motivation, den als aversiv erlebten Kontrollverlust in Form von Ess-Brechanfällen zu überwinden, höher ist als die Motivation, das Schlankheitsstreben sowie das restriktive Essverhalten aufzugeben (Hötzel et al., 2013).

Wir haben gute Erfahrungen damit gemacht, individuell mit den hier vorgeschlagenen Methoden auf die Motivation der jeweiligen Symptombereiche einzugehen. Die hohe Motivation für einen Bereich kann z. B. positiv zurückgemeldet werden und gleichzeitig kann respektvoll darauf eingegangen werden, dass sich der Patient in anderen Bereichen noch nicht zu einer Änderung entschlossen hat (vgl. dazu auch Kapitel 4.2.2.1.3). Darauf aufbauend kann die in manchen Bereichen hohe Motivation für erste konkrete Verhaltensänderungen genutzt und beispielweise die Anzahl der Ess-Brechanfälle durch Stimulus-Kontrolltechniken reduziert werden. Parallel dazu kann die Ambivalenz in anderen Bereichen bearbeitet und durch Psychoedukation ein Verständnis dafür geschaffen werden, dass die verschiedenen Bereiche zusammenhängen und z. B. die Essanfälle aufgrund von Nahrungsmittelrestriktion nur dann nachlassen werden, wenn regelmäßiger und mehr gegessen wird.

TTM und MI

In der klinischen Literatur finden sich sehr viele Studien, die das TTM gleichzeitig mit dem MI nennen, obwohl letzteres völlig unabhängig davon entwickelt wurde. Grundsätzlich lässt sich festhalten, dass insbesondere in den ersten zwei bis drei Phasen des TTM ein Hauptaugenmerk auf der Steigerung der Änderungsmotivation liegt. Daher ist in diesen Phasen auch eine darauf ausgerichtete Gesprächsführung im Allgemeinen und somit auch das MI im Speziellen von besonderer Bedeutung.

2.3.2 Selbstwirksamkeitserwartung

Menschen werden nur dann (funktionale) Ziele verfolgen und psychische sowie physische Kosten und Mühen auf sich nehmen, wenn sie daran glauben, dass sie diese Ziele auch erreichen können. D. h., auch wenn eine Person nicht oder wenig ambivalent bezüglich der Valenz von Zielen ist und gerne ein funktionales Ziel erreichen bzw. „gesundes“ Verhalten ausüben möchte, können Motivationsprobleme entstehen, wenn sie sich die Zielerreichung einfach nicht zutraut. Die subjektive Einschätzung, ob man bestimmte Verhaltensweisen ausüben bzw. Ziele erreichen kann, wird als Funktion der Selbstwirksamkeitserwartung verstanden (vgl. auch Kasten „Erwartungs-mal-Wert-Modelle“ auf S. 59). Sie wurde in ihrer Bedeutung für die Kognition und Motivation von Albert Bandura konzeptualisiert und empirisch untersucht (Bandura, 1977).

Glaube an erfolgreiche Handlungsausführung

Die Selbstwirksamkeit („Self-efficacy") beschreibt den Glauben daran, eine gewünschte Handlung aufgrund eigener Kompetenzen erfolgreich ausführen zu können. Dabei betont Bandura, dass es sinnvoll ist, nicht nur die globale Selbstwirksamkeitserwartung einer Person zu betrachten (also Vertrauen in ihre eigenen Fähigkeiten), sondern auch die für eine bestimmte Handlung spezifische Selbstwirksamkeitserwartung (vgl. Kapitel 3.3.1.3).

Zusammenhang mit Verhaltensänderung

Verschiedene Studien haben sehr konsistent die Bedeutung der Selbstwirksamkeitserwartung für eine spätere Verhaltensänderung (z. B. Sheeran et al., 2016) gezeigt. Aufgrund der daraus resultierenden engen Beziehung von Selbstwirksamkeitserwartung und Motivation für Verhaltensänderungen wird dieser Variable auch in verschiedenen Motivationstheorien und therapeutischen Ansätzen zur Steigerung der Änderungsmotivation Rechnung getragen. So wird beispielsweise im TTM im Rahmen der „Decisional Balance" davon ausgegangen, dass ambivalente Personen nicht nur die Valenz der Konsequenzen für oder gegen ein problematisches Verhalten oder eine Verhaltensänderung abwägen, sondern auch die jeweilige subjektive Wahrscheinlichkeit, mit der diese positiven oder negativen Konsequenzen eintreffen. Letzteres hängt stark mit der Selbstwirksamkeitserwartung zusammen. Vertreter der Selbstbestimmungstheorie gehen sogar einen Schritt weiter, indem sie das Kompetenzerleben von Menschen als ein Grundbedürfnis definieren und Handlungen, die dieses Erleben fördern, als direkt verstärkend beschreiben.

Eine Steigerung der Selbstwirksamkeit in Bezug auf die gewünschte Verhaltensänderung wird einerseits kontinuierlich durch die Gesprächsführung und das gezielte Explorieren von subjektiv erlebten Stärken bzw. Zuversicht begünstigt (vgl. Kapitel 4.1). Andererseits wird eine Förderung der Selbstwirksamkeitserwartung mithilfe ressourcenorientierter Interventionen realisiert (vgl. Kapitel 4.2), welche sich wiederum häufig mit der Gesprächsführung überschneiden.

2.3.3 Selbstbestimmungstheorie

Grundbedürfnisse

Zur Erklärung von Motivationsschwierigkeiten aufgrund von (problematischen) Zielen und Zielverfolgung können viele Theorien der Selbstregulation wie z. B. die „Selbstbestimmungstheorie" („Self-Determination Theory"; SDT; Ryan & Deci, 2017) herangezogen werden. In diesem sehr umfangreichen Modell der Selbstregulation wird die Motivation zur Durchführung zielgerichteter Handlungen nicht nur in der Quantität (wie viel oder wenig motiviert ist eine Person), sondern besonders auch qualitativ bewertet. Die Autoren definieren funktionales, zielgerichtetes Verhalten als eines, das die psychologischen Grundbedürfnisse (vgl. Kasten „Psychologische Grundbedürfnisse" auf S. 13) nach Kompetenz, Bindung/Zugehörigkeit und Autonomie befriedigt. Dies kann durch die Ziele selbst oder durch das Verhalten, welches zur Zielverfolgung gewählt wird, geschehen. Dabei müssen nicht alle Tätigkeiten direkt auf die Befriedigung dieser Bedürfnisse ausgelegt sein, sondern dies kann auch beiläufig passieren (z. B. indem man mit anderen Menschen zusammenarbeitet, um ein Ziel zu erreichen und so beiläufig auch das Bedürfnis nach Zugehörigkeit befriedigt). Insbesondere die Autonomie wird als entscheidend für die Art der Motivation angesehen, welche von kompletter Freiwilligkeit und dem Aufgehen in einer Tätigkeit (*intrinsische* Motivation) bis hin zum Reagieren auf äußeren Druck, Strafe oder Belohnung (*extrinsische* Motivation) variiert.

Autonomie beeinflusst Art der Motivation

Weitere Abstufungen auf dem Kontinuum von intrinsischer bis extrinsischer Motivation sind *integrierte*, *identifizierte* und *introjizierte* Motivation (vgl. Tabelle 1). Integrierte Motivation, die besonders in Neuformulierungen des Modells als ebenfalls autonom begriffen wird, beschreibt das Hinarbeiten auf Ziele, die absolut freiwillig und ich-synton in dem Sinne sind, als dass die Person die Ziele als zentral für ihr eigenes Selbst wahrnimmt. Identifizierte Motivation beschreibt Tätigkeiten, die nicht um ihrer selbst willen ausgeführt werden und bei denen die Ziele nicht unbedingt als zentral für das Selbstkonzept, wohl aber als persönlich wichtig und bedeutend angesehen werden. Introjizierte Motivation beschreibt Tätigkeiten, die ausgeführt werden, um andere Personen oder Vorstellungen von dem, was diese erwarten, zu befriedigen. Es wird also nicht direkt von außen über Strafen oder Anreize kontrolliert, aber wegen der verinnerlichten Erwartungen oder vermeintlichen Reaktionen anderer Menschen ausgeführt (z. B. um Schamgefühle zu verhindern).

Tabelle 1: Kontinuum von intrinsischer bis extrinsischer Motivation (angelehnt an Schiefele, 2009)

Extrinsische Motivation				**Intrinsische Motivation**
Extrinsische Regulation	**Introjizierte Regulation**	**Identifizierte Regulation**	**Integrierte Regulation**	**Intrinsische Regulation**
Handeln aufgrund von Belohnung und Bestrafung	Handeln, um den Erwartungen anderer gerecht zu werden	Handeln aufgrund von Zielen, die zwar wichtig, aber nicht zentral für das Selbstkonzept sind	Handeln aufgrund von Zielen, die zentral für das Selbstkonzept sind	Handeln, weil die Tätigkeit an sich belohnend ist
Fremdbestimmt			Selbstbestimmt	

Es gibt eine Vielzahl von Studien, die belegen, dass eine intrinsische oder integrierte Motivation mit mehr Vitalität, Durchhaltevermögen, Wohlbefinden und weniger Ermüden verbunden ist im Vergleich zu einer weniger autonomen (extrinsisch, introjiziert) Regulation (Kasser & Ryan, 2001). Dies ist der Theorie nach

Positive Apekte intrinsischer und integrierter Motivation

auch nicht verwunderlich, da es bei der intrinsischen Regulation eher um den Prozess der Zielverfolgung geht und dieser direkt die Grundbedürfnisse z. B. nach Beziehung oder persönlichem Wachstum befriedigt, wohingegen die extrinsische Zielverfolgung nur am Erreichen des Ziels gemessen wird.

Veränderungen als zugehörig verbuchen

Im therapeutischen Prozess erscheint es daher aus Sicht der SDT wichtig, dass Patienten ihre Veränderungen mehr und mehr als zu sich selbst gehörig erleben, also in ihr Selbstkonzept integrieren, und somit mindestens als Teil identifizierter oder besser integrierter Motivation erleben. Dies kann im Veränderungsprozess aber nicht von vorneherein einfach vorausgesetzt werden, da Patienten häufig Tätigkeiten (Substanzkonsum) aufgeben müssen, die erst einmal als sehr angenehm erlebt und um ihrer selbst willen ausgeführt werden oder die zumindest Teil des Selbstkonzepts (z. B. Schlankheit bei Essstörungen) sind.

Der Grad der Autonomie, welche für die Motivation wie beschrieben entscheidend ist, wird einerseits durch die Situation bestimmt, z. B. indem Vorgesetzte ihren Mitarbeitern unterschiedlich viel Freiraum für eigene Entscheidungen lassen oder auch Therapeuten ihre Patienten mehr oder weniger in eine Richtung lenken. Andererseits macht die SDT auch Annahmen über die Verinnerlichung verschiedener Ziele und Vorstellungen über sich selbst, die ebenfalls die Motivation und die wahrgenommene Autonomie in einer Situation bestimmen.

Passung von Situation und Zielen

Je *stärker* man Ziele verfolgt, welche zum eigenen Selbst passen, welche die psychologischen Grundbedürfnisse verfolgen und welche man als persönlich wichtig erachtet, und je *weniger* man Handlungen nur initiiert, weil man erwartet, von anderen dafür belohnt oder bestraft zu werden, desto vitaler und zufriedener wird man sich bei der Zielverfolgung fühlen. Dies führt dann im Sinne einer positiven Aufwärtsspirale zu mehr Motivation, diese Ziele weiter zu verfolgen.

Psychologische Grundbedürfnisse befriedigen

Ziele und ihre Verfolgung sollten also dahingehend betrachtet werden, inwieweit sie psychologische Grundbedürfnisse befriedigen und wie sehr sie ins Selbst integriert sind. Dabei sind insbesondere solche Ziele ins Selbst integriert, die Menschen autonom wählen bzw. ausprobieren konnten und die nicht als von außen – beispielsweise über Erwartungen oder Strafen – auferlegt erlebt wurden.

Intrinsische und extrinsische Motivation

In der klinischen Literatur wird sehr oft von intrinsischer Motivation gesprochen, wenn jede Form der selbstbestimmten Motivation laut SDT (intrinsisch, integriert oder identifiziert) gemeint ist. Wenn Miller und Rollnick (2015) z. B. im MI davon sprechen, die intrinsische Motivation zu stärken, so meinen sie damit sicherlich nicht nur die Motivation für Handlungen, die an sich so angenehm sind, dass sie um ihrer selbst willen gemacht werden. Auch wenn sich die meisten klinischen Psychologen einig sind, dass es sehr gut ist, wenn Patienten viele (unproblematische) Handlungen in ihrem Alltag ausführen, die einen intrinsischen Verstärkerwert im Sinne von Ryan und Deci (2017) haben, wird „intrinsisch“ in der klinischen Praxis häufig mit „selbstbestimmt“ gleichgesetzt.

Intrinsisch meint meist „selbstbestimmt“

Damit sind dann alle Handlungen gemeint, die Menschen tun, um Ziele zu erreichen, die um ihrer selbst willen für diese Person lohnenswert erscheinen und für sie persönlich wichtig sind (intrinsisch, integriert oder identifiziert). Dabei werden häufig Ziele, die auf persönliches Wachstum, zwischenmenschliche Beziehungen, Stärkung der Gemeinschaft, Gesundheit sowie persönliches Wachstum ausgerichtet sind, als intrinsisch definiert. Im Gegensatz dazu werden Status- oder monetäre Ziele eher als extrinsisch motiviert definiert. Grundsätzlich ist es günstig, wenn Menschen viele intrinsische Ziele verfolgen, weil diese meistens mit mehr Wohlbefinden zusammenhängen und mit höherer Wahrscheinlichkeit dazu führen, dass sich bei Zielerreichung auch Zufriedenheit einstellt.

Intrische Ziele für mehr Zufriedenheit

In Kapitel 4.2.1.2.2.2 wird genauer beschrieben, wie Therapeuten mit der Situation umgehen können, wenn Patienten hauptsächlich extrinsische Ziele oder Werte berichten (vgl. Kasten „Was tun, wenn die Wertvorstellungen das Problem begünstigen?" auf S. 80). Manche Interventionen zur Entwicklung positiver Ziele nutzen Imaginationen, was einige Autoren für besonders förderlich in der Exploration intrinsischer Ziele halten (z. B. EPOS; vgl. Kapitel 4.2.1.2.1.4). Hierzu sind unter Kapitel 4.2 konkrete Übungen aufgeführt. Ebenso werden in der Gesprächsführung (vgl. Kapitel 4.1) viele der empirisch gut belegten Prinzipien der SDT berücksichtigt, insbesondere wird die Autonomie sowie das Kompetenzerleben der Patienten betont und bestärkt, was die Entwicklung intrinsischer Ziele und Handlungen wahrscheinlicher macht.

Psychologische Grundbedürfnisse

Psychologische Bedürfnisse werden in sehr vielen verschiedenen psychologischen Theorien beschrieben. Epstein (1990) bzw. Grawe (2000) definieren vier Grundbedürfnisse, nach deren Erreichen alle Menschen mehr oder weniger streben. Dies sind die Bedürfnisse nach Orientierung/Kontrolle, nach Lustgewinn/Unlustvermeidung, nach Bindung und nach Selbstwerterhöhung. Ryan und Deci (2017) benennen drei sich teilweise damit überschneidende psychologische Bedürfnisse in der SDT, nämlich Autonomie, Kompetenz und soziale Eingebundenheit, wobei letzteres eine recht klare Überschneidung mit Epsteins (1990) bzw. Grawes (2000) Bindungsbedürfnis aufweist. Das Bedürfnis nach Orientierung bzw. Kontrolle weist Facetten sowohl von Kompetenz als auch Autonomie nach Ryan und Deci (2017) auf. Epsteins (1990) bzw. Grawes (2000) Lustgewinn/Unlustvermeidung wird in der SDT nicht als Grundbedürfnis benannt, jedoch findet sich die Lust-Komponente in der intrinsischen Regulation wieder. Die intrinsische Regulation umfasst Tätigkeiten, die Freude bereiten, also an und für sich zum Lustgewinn beitragen. Der Selbstwert wird in der SDT als eine Konsequenz aus der Befriedigung der drei Bedürfnisse verstanden. Ryan und Deci (2017) betonen, dass es sich bei den psychologischen Grundbedürfnissen um universell gültige Bedürfnisse handelt, die jeder Mensch motiviert ist zu befriedigen – unabhängig von seiner Her-

Epstein (1990) & Grawe (2000)

Ryan & Deci (2017)

Grundbedürfnisse sind universell gültig

kunft oder seinem subjektiven Empfinden diesbezüglich. Die SDT nimmt insofern eine evolutionäre Entwicklung der Grundbedürfnisse an, als dass sie einen Überlebensvorteil für den Menschen darstellen.

2.3.4 Positive Psychologie

Wertebezogenes und prosoziales Handeln

Vertreter der positiven Psychologie beschreiben und untersuchen, wie Menschen sich durch funktionale Zielverfolgung psychisch und sozial wohlfühlen, wie sie Glück und Zufriedenheit erlangen können (z. B. Seligman, Rashid & Parks, 2006). Im Rahmen dessen untersuchen sie u. a. wertebezogenes und prosoziales Handeln von Menschen. Ein solches Handeln wird laut dieser Autoren von Menschen als sinnstiftend und deswegen befriedigend wahrgenommen. Sowohl Vertreter der positiven Psychologie als auch – bereits vor ihnen – Autoren der existenziellen Therapie oder Logotherapie (Frankl, 2006) bezeichnen dieses Streben nach Sinnstiftung (z. B. durch das Verfolgen von Werten und daraus abgeleiteten Zielen) als ein weiteres menschliches Bedürfnis, das als Motor der Zielverfolgung wirkt. Menschen sind diesen Modellen zufolge dann motiviert, Energie in Zielverfolgung zu investieren, wenn sie daran glauben, dass diese Tätigkeiten oder die Ziele ihnen helfen, mehr Sinnhaftigkeit in ihrem Leben wahrzunehmen. Derartige Ansätze können die existenzielle „Frustration" bzw. das Gefühl der Entfremdung erklären, wenn dieses menschliche Bedürfnis nicht erfüllt wird.

Empirische Studien zeigen dabei, dass Menschen u. a. dann Sinnhaftigkeit erleben, wenn sie finden, dass das eigene Leben zu ihrer Persönlichkeit passt (Vos, 2016). Außerdem ist im Alltag ein an den eigenen Werten orientiertes Handeln sowie eine Integration von eudämonischen (wertebezogenen) und hedonistischen (genussorientierten) Aktivitäten für das Sinnerleben von Menschen relevant. Menschen sind demnach dann besonders motiviert, Verhaltensweisen zu ändern, zu unterlassen oder aufzunehmen, wenn sie glauben, dass ihnen dies dabei dient, einen höheren Sinn zu erfüllen. Diese Annahmen werden mittlerweile von einer ganzen Reihe Studien belegt. Dabei wurde einerseits gezeigt, dass die Wahrnehmung von Sinnhaftigkeit erstens mit mehr Wohlbefinden assoziiert ist (Huta & Ryan, 2010) und zweitens mit mehr funktionaler Zielverfolgung (besseres Gesundheitsverhalten, weniger Drogenkonsum o. Ä.; Brassai, Piko & Steger, 2011).

Bedürfnis nach Sinnerfüllung

Sinnhaftigkeit für Wohlbefinden

So fordern Vertreter existenzialistischer Therapieschulen eine Erweiterung klassischer Motivationsstrategien, wie beispielsweise des MI, um Aspekte von Sinnhaftigkeit. Diese Autoren argumentieren, dass im MI alle Ziele gleichermaßen berücksichtigt werden und es eine Bereicherung sein könnte, die vom Patienten verfolgten Ziele daraufhin zu prüfen, ob bzw. inwieweit sie ihm auch helfen, sein Leben als sinnhafter wahrzunehmen. Solche Ziele sollten dann ganz besonders unterstützt werden, da sie mit großer Wahrscheinlichkeit zu mehr Wohlbefinden führen. Interventionen zum Aufbau von Sinnhaftigkeit finden sich u. a. in der den existenziellen Therapien entnommenen Werteexploration in Kapitel 4.2.1.2.2.5.

Motivation als transdiagnostisches Phänomen

Bezüglich der in dem Buch vorgestellten Techniken zur Steigerung der Änderungsmotivation gehen wir von einem vorrangig transdiagnostischen Ansatz aus. Motivationale Arbeit lässt sich dementsprechend als universell anwendbares, therapeutisches Prinzip verstehen. Zwar lassen sich für ähnliche Störungsbilder ähnliche Motive (Gründe für und gegen die Störung) ausfindig machen, jedoch sind die vorgeschlagenen Vorgehensweisen unabhängig von den störungsspezifischen Inhalten anwendbar.

3 Diagnostik und Indikation

3.1 Fortlaufende Motivationsdiagnostik

Da motivationale Schwierigkeiten zu *jeder Zeit* im Therapieprozess auftreten können, ist es ratsam, über den gesamten Prozess wachsam gegenüber auftretenden Ambivalenzen, Zielkonflikten oder sonstigen Unstimmigkeiten zu sein. Diese können aus direkten Äußerungen des Patienten (z. B. *„Ich weiß nicht, ob sich die ganze Arbeit überhaupt lohnt.“*) oder indirekt aus Verhaltensweisen (z. B. „Vergessen“ von Terminen, therapeutischen Aufgaben oder verminderter Rapport) geschlossen werden. Dementsprechend kann vermehrter Widerstand (vgl. Kapitel 4.1) – verbal oder nonverbal – ein Anzeichen für derartige Probleme darstellen.

Kontinuierliches Motivations-monitoring

Hier sollte der Therapeut prüfen, ob der Patient vermehrt Ambivalenz erlebt bzw. eine Unstimmigkeit („Mismatch“) zwischen der aktuellen Phase der Veränderung gemäß des TTM (Prochaska & DiClemente, 1984) des Patienten und der vom Therapeuten für die aktuelle Intervention vorausgesetzten Phase entstanden ist („Matching-Hypothese“; vgl. Kapitel 2). Dafür ist ein kontinuierliches Motivationsmonitoring hinsichtlich der Phasen der Veränderung nötig. Klassischerweise entsteht eine Störung im Prozess dann, wenn sich der Patient noch oder wieder in der Phase der Nachdenklichkeit bezüglich eines bestimmten (Teil-)Problems befindet, der Therapeut jedoch Interventionen vorschlägt, welche die Handlungsphase voraussetzen.

Intervention entsprechend der Phase der Veränderung

Wenn der Therapeut die oben erwähnten Störungen im therapeutischen Prozess wahrnimmt, sollten diese angesprochen bzw. mit einer angemessenen Gesprächsführung (vgl. Kapitel 4.1) aufgefangen werden. Die motivierende Gesprächsführung heißt nicht umsonst im englischen Original „Motivational Interviewing“, da sich Intervention und Diagnostik im Falle der Motivierung von Patienten nicht klar trennen lassen. Das gleiche gilt für ähnliche Ansätze, wie z. B. das „Systematic Motivational Counselling“ (Cox & Klinger, 2004), bei dem Diagnostik und Intervention ebenfalls rekursiv stattfinden. „Assessment is intervention, and intervention is assessment“ (Nathan, 2004, S. 17). Diagnostik und Intervention stellen eine wirksame Kombination dar und Diagnostik allein kann bereits Veränderungen initiieren.

Überschneidung von Diagnostik und Intervention

Gesprächs-führung

Eine angemessene Sprache hinsichtlich der Veränderung und Sensibilität für Ambivalenzen im therapeutischen Prozess wird dem Therapeuten sowohl wichtige Informationen zu den Gründen für und gegen eine Veränderung, der aktuellen Phase der Veränderung gemäß dem TTM und möglichen Zielkonflikten liefern, als auch gleichzeitig die Wahrscheinlichkeit für Widerstand reduzieren und eine Verhaltensänderung in die gewünschte Richtung wahrscheinlicher machen. Therapeutisch gesehen kann man also „zwei Fliegen mit einer Klappe schlagen“, wenn während des gesamten therapeutischen Prozesses mit einer angemessenen Sprache sensibel auf Ambivalenzen oder motivationale Probleme reagiert wird.

Motivations- und Interventionsstrang

Im Grunde genommen muss der Therapeut dafür in der Therapie „zweigleisig fahren", indem er nämlich zwei verschiedene Wege gleichzeitig betrachtet: Einmal den der *Motivation* und andererseits den der *Intervention*. Je nachdem, ob die für die Interventionen vorausgesetzte Motivation gegeben ist (also im Sinne „klassischer" KVT-Manuale: sich der Patient in der Handlungsphase befindet), kann sich der Therapeut vorrangig auf die Interventionsseite konzentrieren und für die Handlungsphase konzipierte Methoden einsetzen. Ist die Grundvoraussetzung dafür *nicht* gegeben (insbesondere in der Phase des eingeschränkten Problembewusstseins und der Nachdenklichkeit), muss sich der Therapeut zunächst auf die Motivation konzentrieren und die dafür passenden Techniken (Gesprächsführung und konkrete Methoden zur Steigerung der Änderungsmotivation; vgl. Kapitel 4) einsetzen. Dieser Zusammenhang wird im „dualen Therapiemodell" (Schulte & Eifert, 2002) beschrieben, wobei hier zwischen dem „Methodenstrang" und dem „Motivationsstrang" (vgl. Tabelle 2) unterschieden wird.

Tabelle 2: Duales Therapiemodell (angelehnt an Schulte & Eifert, 2002) – Aufgaben des Therapeuten

Methodenstrang	Motivationsstrang
Identifizierung der für die zu behandelnde Symptomatik relevanten aufrechterhaltenden Bedingungen	Kontinuierliche Überprüfung der vorliegenden Veränderungsmotivation
Auswahl therapeutischer Interventionen mit höchster Erfolgswahrscheinlichkeit, individuell angepasst nach • empirischer Befundlage • individueller Fallkonzeption	Identifizierung möglicher motivationaler Probleme im Zusammenhang mit der geplanten therapeutischen Intervention
Umsetzung ausgewählter Strategien nach den entsprechenden Vorgaben	Bei Bedarf Einsatz von Methoden zur Stärkung der Veränderungsmotivation

In diesen fortlaufenden Diagnostikprozess kann der Patient – auch im Sinne einer Intervention – explizit mit einbezogen werden: Dafür empfiehlt es sich, mit Patienten ab der Phase der Nachdenklichkeit eine Psychoedukation zu den Phasen der Veränderung (vgl. Kapitel 4.2 und „Arbeitsblatt: Die Phasen der Veränderung" auf S. 166) durchzuführen. Anschließend kann durch den kontinuierlichen Bezug auf das Phasenmodell oder durch den kontinuierlichen Einsatz der sogenannten „Contemplation-Leiter" (Biener & Abrams, 1991; vgl. auch „Arbeitsblatt: Contemplation-Leiter" auf S. 168) eine regelmäßige Selbsteinschätzung seitens des Patienten auf einer symbolischen Leiter vorgenommen werden.

„Contemplation-Leiter"

Der Patient sollte dabei zunächst das zentrale (Teil-)Problem festlegen, zu dem er eine Einschätzung vornimmt. Er ordnet sich dann selbst hinsichtlich seiner Motivation zur Veränderung dieses Teilproblems ein. Dies kann zu Beginn der Sitzung oder auch schon im Warteraum als Vorbereitung stattfinden. Der Therapeut kann das Arbeitsblatt nutzen, um direkt über die aktuelle motivationale Lage ins Gespräch zu kommen. Die Selbsteinschätzung auf der „Contemplation-Leiter" kann z. B. folgendermaßen eingeleitet werden:

> Man kann sich die Veränderung eines problematischen Verhaltens vorstellen wie das Erklimmen einer Leiter. Jede Sprosse ist wichtig und notwendig, um oben anzukommen. Dabei kann man manchmal auch eine Sprosse auslassen oder einen Schritt zurückgehen, beides ist ganz normal und natürlich. Das Bild dieser Leiter kann Ihnen und mir helfen, einzuschätzen, an welcher Stelle der Veränderung Sie sich gerade befinden.

3.2 Motivationale Diagnostik in der ersten Therapiephase

Grundsätzlich sollte die motivationale Lage kontinuierlich im therapeutischen Prozess überwacht werden. Bezüglich des *Erstgesprächs* ist unserer Ansicht nach insbesondere die Klärung zweier Aspekte von Bedeutung:

1. *Warum (aus welchem Grund bzw. durch wen motiviert) kommt der Patient und das ausgerechnet jetzt?*
   Durch die Klärung dieser Frage ist eine erste diagnostische Einordnung (z. B. Zuordnung zu einer Phase der Veränderung nach Prochaska und DiClemente, 1984) möglich. Für den Therapeuten bietet diese Information Ansatzpunkte für die weitere Therapieplanung (z. B. Anpassung der Interventionen an die jeweilige Phase der Veränderung des Patienten).
2. *Was will der Patient in der bzw. durch die Therapie erreichen?*
   Durch die – im Erstgespräch in der Regel eher grobe – Klärung dieser Frage findet eine erste Konkretisierung der Therapieziele statt, die im Laufe der Probatorik (spätestens in der Vorbereitungsphase) noch genauer ausdifferenziert werden sollten (vgl. Kapitel 4.2). Diese Konkretisierung ist für Therapeut und Patient gleichermaßen von Bedeutung, da sie den „roten Faden" für die Therapie darstellen wird und Ansatzpunkte für viele Interventionen (z. B. Arbeit mit Diskrepanzen; vgl. Kapitel 4.2) liefert.

Darüber hinaus bietet es sich an, bereits in den ersten Therapiesitzungen eine gründliche Exploration der Gründe für die gewünschte Veränderung bzw. gegen die Störung durchzuführen (vgl. Kapitel 4.2). Auch mögliche Gründe gegen die Veränderung bzw. für die Beibehaltung der Problematik sollten in dem Zusammenhang bei absehbaren, motivationalen Schwierigkeiten erörtert werden, ohne das Verharren im Status quo damit explizit zu fördern.

3.3 Messinstrumente

Darüber hinaus gibt es eine ganze Reihe validierter Messinstrumente, die eingesetzt werden können, um die Motivation bzw. Teilfacetten der Motivation des Patienten zu erfassen. Diese können erstens als Screening bei der Entdeckung motivationaler Schwierigkeiten eingesetzt werden, zweitens der Verlaufskontrolle dienen und drittens auch als Grundlage genutzt werden, um bestimmte Themen zu eröffnen. Letzteres bietet sich insbesondere dann an, wenn der Therapeut den Eindruck hat, dass bestimmte Aspekte – wie z. B. die Funktionalität der Störung oder subjektive Gründe für die Störung – für den Patienten schambesetzt sind oder aus Gründen der sozialen Erwünschtheit nicht offen genannt werden. In diesem Fall kann es sinnvoll sein, den Patienten zu bitten, einen Fragebogen (zu Hause) auszufüllen und dann die Antworten zu besprechen. Dies kann insbesondere dann entlastend sein und Symptomstress reduzieren, wenn der Therapeut betont, dass es sich bei dem jeweiligen Fragebogen um ein weit verbreitetes Instrument handelt, das typischerweise bei dieser Art von Problemen eingesetzt wird. Somit kann zu einer gewissen „Normalisierung" der Problematik beigetragen werden.

Fragebögen für tabuisierte Themen

Nicht zuletzt können die Ergebnisse im Sinne der motivierenden Gesprächsführung als „objektive Daten" zurückgemeldet werden (vgl. Kapitel 4.2). Dies empfiehlt sich dann, wenn einzelne Items mindestens auf die Phase der Nachdenklichkeit hinweisen. Der Therapeut sollte dabei im Hinterkopf behalten, dass auch bei gut untersuchten und weit verbreiteten Instrumenten die in Studien gefundenen Korrelationen zu einer späteren Verhaltensänderung klein oder moderat waren, d. h., dass es keinen ganz eindeutigen linearen Zusammenhang zwischen den Ergebnissen eines Patienten auf Fragebögen und seiner Prognose für eine Änderung im Therapieprozess gibt. In einigen Studien zeigte sich sogar, dass eine Analyse der Sprache der Veränderung („Change Talk") eine spätere Verhaltensänderung mindestens genauso gut vorhersagt wie standardisierte Messinstrumente.

Ergebnisse rückmelden

Rückmeldung der persönlichen Änderungsmotivation

Genau wie Ergebnisse aus strukturierten Interviews, störungsspezifischen Fragebögen, Laborparametern (z. B. Leberwerte), BMI o. Ä. zurückgemeldet werden können, können motivationsspezifische Ergebnisse, die mittels strukturierter Diagnostik erhoben wurden, dem Patienten zur Verfügung gestellt werden, um eine Reflexion zu ermöglichen und Fortschritte zu validieren. Dabei können – sofern Normen verfügbar sind – Prozentränge auch in Bezug auf motivationale Aspekte wie Probleme durch die Störung, Gründe für das Aufgeben der Störung bzw. des Konsums, schwierige Situationen für Abstinenz oder die Selbstwirksamkeitserwartung zurückgemeldet werden. Wichtig dabei ist, dass zunächst eine inhaltliche Beschreibung der genannten Aspekte erfolgen sollte, bevor sich eine objektive, quantitative Einordnung (im Idealfall durch einen Prozentrang) ohne persönliche Wertung anschließt.

Im Folgenden findet sich eine Auswahl an Fragebögen, die zur Erfassung der Motivation bzw. der Selbstwirksamkeit eingesetzt werden können. Es werden nur Fragebögen beschrieben, die mindestens eine zufriedenstellende Reliabilität und Validität aufweisen.

3.3.1 Störungsübergreifende Messinstrumente

Vorteile störungsübergreifender Instrumente sind, dass sie einen Vergleich zwischen unterschiedlichen Diagnosegruppen erlauben (z. B. im Rahmen von Forschung) und dass sie auch für Probleme geeignet sind, für die es ansonsten keine störungsspezifischen Messmethoden zur Erfassung der Motivation gibt. Außerdem sind bestimmte motivationsrelevante Aspekte nicht störungsgebunden und so können z. B. für die Erfassung relevanter Werte oder Ziele generische Instrumente für alle Patientengruppen eingesetzt werden.

3.3.1.1 Erfassung von Zielen

Zur Abklärung der Therapie- bzw. Lebensziele ist eine möglichst gründliche Diagnostik der Ziele des Patienten notwendig. Dies kann bereits im Erstgespräch oder während des weiteren Therapieverlaufs durch offene Fragen bzw. Exploration im Gespräch (vgl. Kapitel 4.2.1.2) geschehen. Auch die Verhaltensbeobachtung (Welche Ziele verfolgt der Patient offensichtlich?) ist ein möglicher Zugang. Bei der Erfassung von Zielen vermischen sich Diagnostik und Intervention besonders stark, weshalb wir einige der Verfahren mit besonders starkem „Interventionscharakter" in Kapitel 4.2.1.2 beschreiben.

Fragebogen zur Analyse motivationaler Schemata (FAMOS)

FAMOS für Annäherungs- und Vermeidungsziele

Der „Fragebogen zur Analyse motivationaler Schemata" (FAMOS; Grosse Holtforth & Grawe, 2002) erfasst motivationale Ziele als Kernbestandteile motivationaler Schemata. Motivationale Ziele werden in dem Zusammenhang als Ziele von mittlerem bis hohem Abstraktionsgrad verstanden, die als Prozessziele im Gegensatz zu Ergebniszielen keinen definitiv erreichbaren Endpunkt haben, sondern kontinuierliches Streben bzw. Vermeiden erfordern. Der FAMOS basiert auf der Konsistenztheorie (Grawe, 2000), die davon ausgeht, dass sich bei jedem Menschen aufgrund seiner Entwicklungsgeschichte motivationale Schemata herausbilden. Solche motivationalen Schemata (Annäherungs- bzw. Vermeidungsschemata) beinhalten entweder Annäherungs- oder Vermeidungsziele. Beide zielen letztlich auf die Realisierung menschlicher Grundbedürfnisse (Orientierung/Kontrolle, Lustgewinn/Unlustvermeidung, Bindung, Selbstwerterhöhung/Selbstwertschutz; vgl. Kasten „Psychologische Grundbedürfnisse" auf S. 13 in Kapitel 2.3.3) ab.

Die Durchführung des FAMOS ist als Eigen- oder Fremdbeurteilung möglich. In beiden Fällen umfasst er 94 Items, von welchen die ersten 57 Items Annäherungs- (z. B. „anerkannt werden"; insgesamt 14 Subskalen) und die letzten 37 Vermeidungsziele (z. B. „einsam sein"; insgesamt 9 Subskalen) erfassen (vgl. Tabelle 3). Zur Beantwortung wird eine fünfstufige Likert-Skala (für mehr oder weniger starke Zustimmung) herangezogen.

Tabelle 3: Beispielitems des FAMOS

Beispielitems für Teil 1 (Annäherungsziele) (Antwortformat: 1 = überhaupt nicht wichtig bis 5 = außerordentlich wichtig)	Bitte beurteilen Sie, wie wichtig das Genannte für Sie ist, unabhängig davon, ob es momentan für Sie realisierbar ist, oder ob Sie es schon erreicht haben. • Item 11: Anerkannt werden • Item 20: Eine verlässliche Paarbeziehung zu haben • Item 37: Mir selbst etwas zu gönnen • Item 53: Die Übersicht zu behalten
Beispielitems für Teil 2 (Vermeidungsziele) (Antwortformat: 1 = überhaupt nicht schlimm bis 5 = außerordentlich schlimm)	Bitte beurteilen Sie, wie schlimm das Genannte für Sie ist, unabhängig davon, ob Sie es tatsächlich vermeiden können, und ob Ihnen dies momentan gelingt. • Item 62: Einsam zu sein • Item 74: Von Gefühlen überwältigt zu werden • Item 77: Nicht selbst bestimmen zu können • Item 85: Inkompetent zu sein

Motivorientierte Beziehungsgestaltung

Der FAMOS eignet sich sowohl zur Diagnostik im Rahmen der Therapieplanung als auch für die Verlaufsmessung bzw. Evaluation einer Psychotherapie. Außerdem stellt er für den Therapeuten eine mögliche Basis dar, auf derer die motivorientierte Beziehungsgestaltung geplant werden kann (für eine Übersicht vgl. Caspar, 2018). In dem Rahmen versucht der Therapeut, sich komplementär zur Zielstruktur des Patienten zu verhalten und dadurch seine Grundbedürfnisse (vgl. Kasten „Psychologische Grundbedürfnisse" auf S. 13) zu befriedigen.

Inkongruenzfragebogen (INK)

Inkongruenz von Annäherungs- und Vermeidungszielen

Der „Inkongruenzfragebogen" (INK; vgl. Grosse Holtforth & Grawe, 2003) ist ein Instrument zur Erfassung motivationaler Inkongruenz. Inkongruenz wird in dem Zusammenhang definiert als die unzureichende Umsetzung motivationaler Ziele, was mit einer geringeren Bedürfnisbefriedigung einhergeht. Während also der FAMOS die Intensität/Bedeutung motivationaler Ziele (Wichtigkeit bzw. Schlimmsein) misst, erfasst der INK den Grad der (unzureichenden) Umsetzung dieser motivationalen Ziele (subjektives Erleben von Zufriedenheit mit der Umsetzung von Annäherungszielen bzw. Eintreffen von Vermeidungszielen). Der INK basiert wie der FAMOS ebenfalls auf der Konsistenztheorie (Grawe, 2000).

Der INK ist in einer Lang- (94 Items) und einer Kurzform (K-INK; 23 Items) erhältlich, wobei die Kurzform aus den jeweils trennschärfsten Items der 23 Subskalen besteht. Insgesamt lassen sich 14 Subskalen für Annäherungs- und neun Subskalen für Vermeidungsziele beschreiben. Die Items sind als Aussagen mit jeweils identischem Beginn („In der letzten Zeit ...") formuliert und schließen mit dem inhaltlich zu erfassendem Bereich (z. B. „... habe ich viele Kontakte.") ab. Der Patient gibt auf einer fünfstufigen Likert-Skala an, wie sehr er diesen Aussagen zustimmt.

Der Fragebogen hat sich als veränderungssensitiv erwiesen und kann somit auch für die Erfolgskontrolle zum Ende einer Therapie eingesetzt werden. Auch der INK stellt eine mögliche Basis zur Planung einer motivorientierten Beziehungsgestaltung dar (vgl. Tabelle 4).

Tabelle 4: Beispielitems des K-INK

Beispielitems für Teil 1 (Annäherungsziele) (Antwortformat: 1 = viel zu wenig bis 5 = völlig ausreichend)	In der letzten Zeit ... • Item 6: ... habe ich viele Kontakte. • Item 11: ... verfolge ich breite Interessen.
Beispielitems für Teil 2 (Vermeidungsziele) (Antwortformat: 1 = trifft überhaut nicht zu bis 5 = trifft sehr starkt zu)	In der letzten Zeit ... • Item 17: ... werde ich kritisiert. • Item 21: ... behandle ich andere aggressiv.

Der Fragebogen zum psychologischen Wohlbefinden (FPWB)

Befriedigung von Grundbedürfnissen

Der „Fragebogen zum psychologischen Wohlbefinden" (FPWB) erfasst mit 54 Items (84 in der Langversion) das Ausmaß, in dem Menschen aktuell ihre Grundbedürfnisse befriedigen, d.h. wie befriedigend die aktuelle Zielverfolgung und Lebenssituation bewertet wird. Er ist die deutsche und validierte Version der „Scales of Psychological Well-Being" von Ryff (1989; Keyes et al., 2002).

Der Fragebogen umfasst viele für die motivationale Lage entscheidende Facetten wie etwa die wahrgenommene Autonomie (Gefühl der Selbstbestimmung) oder die Kontrollierbarkeit der Umwelt (Fähigkeit, das eigene Leben sowie das persönliche Umfeld wirkungsvoll zu gestalten). Außerdem erfasst er die Befriedigung wichtiger anderer Grundbedürfnisse wie persönliches Wachstum (Bedürfnis nach kontinuierlichem Wachstum und Entwicklung als Person), Sinnhaftigkeit des Lebens (Glaube, dass das eigene Leben zielgerichtet und bedeutungsvoll ist), Selbstakzeptanz (positive Einstellung zu sich selbst und der Vergangenheit) sowie positive Beziehungen zu anderen. Auch hier gibt der Patient auf einer Likert-Skala an, wie sehr er den Aussagen zustimmt.

Beispielitems des FPWB

- Ich mache gerne Pläne für die Zukunft und arbeite darauf hin, sie zu verwirklichen.
- Ich passe nicht sehr gut zu den Leuten um mich herum und in mein Umfeld.
- Mein bisheriges Leben hatte Höhen und Tiefen, aber insgesamt würde ich nichts daran ändern wollen.

Damit können Therapeuten und Patienten eine Status-Quo-Aufnahme zur Bewertung des aktuellen Verhaltens und der aktuellen Lebenssituation des Patienten erhalten. Der Fragebogen hat sich als veränderungssensitiv erwiesen und kann somit auch für die Erfolgskontrolle zum Ende einer Therapie eingesetzt werden (Keyes et al., 2002).

3.3.1.2 Erfassung der Motivationsphase und „Decisional Balance"

Messinstrumente zu Phasen der Veränderung oder zur „Decisional Balance"

Bezüglich der Motivationserfassung lassen sich zwei unterschiedliche Stränge ausfindig machen: Messinstrumente, welche auf die Phasen der Veränderung abzielen, können insbesondere der Abstimmung mit passenden, therapeutischen Interventionen dienen (vgl. Kapitel 4). Die auf die „Decisional Balance" abzielende Erfassung der Gründe für und gegen eine Veränderung bietet dem Therapeuten dagegen einen guten Einblick in die Ambivalenz und die demnach therapeutisch relevanten Themen. Beide Verfahren können darüber hinaus zur Verlaufsdiagnostik herangezogen werden.

Spezifische vs. generische Messung

Grundsätzlich sind Messinstrumente zu *bevorzugen*, welche das zu erfassende „Problem" definieren, also *störungs- oder sogar symptomspezifisch* konzipiert sind. Generische Messinstrumente sind störungsübergreifend und lassen damit einen großen Spielraum bezüglich der Auffassung darüber zu, was mit „Problem" gemeint ist. Aus diesem Grund wurden einige störungs- oder symptomspezifische Fragebögen zur Erfassung der Phasen der Veränderung auch im deutschsprachigen Raum entwickelt, die ein differenzierteres Bild der motivationalen Lage für die Einzelfalldiagnostik ergeben. Da jedoch nicht für alle Fälle ein solches Verfahren existiert, wird teilweise auf generische Messinstrumente zurückgegriffen. In solchen Fällen kann es die Diagnostik optimieren, wenn das „Problem" vorab mit dem Patienten gemeinsam definiert wird.

3.3.1.2.1 Motivation (transdiagnostisch)

FEVER

Sehr weite Verbreitung zur störungsunspezifischen Erfassung der Änderungsmotivation hat der „Fragebogen zur Erfassung der Veränderungsbereitschaft“ (FEVER; Hasler et al., 2003) gefunden. Er stellt die deutsche Übersetzung der „University of Rhode Island Assessment Scale“ (URICA; McConnaughy et al., 1983) dar. Der FEVER basiert auf dem TTM (Prochaska & DiClemente, 1984) und erfasst vier Phasen der Veränderung (eingeschränktes Problembewusstsein, Nachdenklichkeit, Handlung und Aufrechterhaltung) jeweils auf einer Likert-Skala (1 = trifft überhaupt nicht zu bis 5 = trifft sehr zu). Jedem Patienten kann so ein Wert für jede der vier Phasen zugeordnet werden. Die Phase mit dem höchsten Wert kann als „Hauptphase“ angenommen werden (vgl. Kasten).

Beispielitems des FEVER

- Item 1: Ich habe keine Probleme, an denen etwas geändert werden müsste.
- Item 11: Ich wünschte, ich hätte mehr Ideen, wie ich mein Problem lösen könnte.
- Item 23: Ich bin aktiv daran, mein Problem anzugehen.

Die Fragen an den Patienten bezüglich seiner Motivation beziehen sich auf ein nicht näher spezifiziertes „Problem“. Es erscheint einleuchtend, dass bei komplexen Problemen mit dem Patienten beim Ausfüllen des FEVER geklärt werden sollte, auf welchen Aspekt sich seine Antworten beziehen, weil sonst eine Einschätzung der Motivation erschwert wird (vgl. Kasten „Spezifische vs. generische Messung“ auf S. 23).

3.3.1.2.2 Störungsspezifische Instrumente zur Erfassung der Veränderungsmotivation

Es gibt eine Fülle an publizierten Instrumenten zur Erfassung der Motivation bei unterschiedlichen Problemen. Exemplarisch stellen wir an dieser Stelle kurz einige Instrumente für substanzgebundenen Störungen, Essstörungen und für Patienten mit chronischen Schmerzen vor, da Patienten mit diesen Problemen besonders oft motivationale Schwierigkeiten aufweisen.

SOCRATES

Substanzgebundene Störungen. Ein sehr verbreiteter Fragebogen zur Erfassung der Phasen des TTM, dessen deutsche Übersetzung ebenfalls empirisch überprüft wurde, ist die „Stages of Change Readiness and Treatment Eagerness Scale“ (SOCRATES; Demmel et al., 2004). Sie erfasst die Veränderungsmotivation bei Patienten mit Alkoholproblemen auf drei verschiedenen Skalen (Einsicht, Ambivalenz, Handlung; vgl. Kasten) anhand von 19 Items. Die SOCRATES liegt mittlerweile auch für andere Problembereiche vor, sodass sie den Vergleich zwischen verschiedenen Patientengruppen erlaubt.

Beispielitems des SOCRATES

- *Einsicht:* Ich habe ernste Probleme mit dem Trinken.
- *Ambivalenz:* Manchmal frage ich mich, ob mein Trinken anderen schadet.
- *Handlung:* Ich habe schon damit angefangen, einiges an meinem Trinkverhalten zu verändern.

Um die individuell erlebten Kosten und Nutzen des Alkoholkonsums im Sinne der Decisional Balance zu messen, eignet sich die „Skala zur Entscheidungsbalance bei Alkoholkonsum" (ADBS-G; Hannöver et al., 2000). Diese erfasst mit 20 Items die Vor- und Nachteile (übermäßigen) Alkoholkonsums und kann gut genutzt werden, um mit Patienten in das Thema einzusteigen. **ADBS-G**

Essstörungen. Zur Erfassung der Phasen der Veränderung gibt es den „Stages of Change Questionnaire for Eating Disorders" (SOCQ-ED; von Brachel et al., 2012). Dieser erfasst die Veränderungsmotivation nach dem TTM bei Patienten mit verschiedenen Essstörungen (Anorexie, Bulimie sowie nicht näher bezeichneten Essstörungen mit bulimischen oder anorektischen Symptomen). Anders als die oben genannten Instrumente, bei denen die Patienten gebeten werden, zu jeder Aussage einzuschätzen, wie sehr sie dieser zustimmen, suchen die Patienten bei der Beantwortung des SOCQ-ED die Antwortoption aus, die ihre motivationale Lage am besten beschreibt (vgl. Kasten). Dabei gibt es zu jedem Symptombereich (z. B. restringierte Nahrungsaufnahme, selbstherbeigeführtes Erbrechen, Bedeutung von Figur und Gewicht) verschiedene Aussagen, die die Phasen der Veränderung reflektieren, sowie eine Antwortoption, falls der Symptombereich für den Patienten nicht zutrifft. **SOCQ-ED**

Beispielitem des SOCQ-ED für den Bereich „Bedeutung von Figur und Gewicht"

- *Eingeschränktes Problembewusstsein:* Ich habe große Angst vor dem Dickwerden, und ich finde diese Angst völlig berechtigt.
- *Nachdenklichkeit:* Manchmal denke ich darüber nach, dass ich meine große Angst vor dem Dickwerden verringern müsste.
- *Vorbereitung:* Ich habe mich entschieden, meine große Angst vor dem Dickwerden zu verringern.
- *Handlung:* Ich arbeite zurzeit daran, meine große Angst vor dem Dickwerden zu verringern.
- *Aufrechterhaltung:* Ich habe meine große Angst vor dem Dickwerden erfolgreich verringert und arbeite daran, dass dies so bleibt.
- *Abschluss:* Früher habe ich große Angst vor dem Dickwerden gehabt. Dies ist aber jetzt kein Thema mehr für mich.

Auch für die Decisional Balance – also die Erhebung der individuell als positiv oder negativ erlebten Konsequenzen der Essstörung – gibt es ein Instrument **P-CED** für die Anwendung bei verschiedenen Essstörungen des anorektischen oder bulimischen Formenkreises. Die „Pros and Cons of Eating Disorders" (P-CED; Gale et al., 2006; deutsche Übersetzung durch die Autorinnen) erhebt auf Basis von 67 Items Gründe für und gegen die Essstörung, die von Patientinnen mit Anorexie oder Bulimie in qualitativen Studien genannt wurden. Faktorenanalytisch konnten 14 Subskalen ermittelt werden, die verschiedene positive (z.B. Essstörung gibt Struktur und Sicherheit; Essstörung hilft, anderen zu zeigen, wie es einem geht) oder negative (Angst um die Gesundheit; Verschlechterung sozialer Beziehungen) Aspekte der Essstörung umfassen. Diese Sammlung von Argumenten macht es bei Scham oder sozialer Erwünschtheit einfacher, über Ambivalenz und über als positiv erlebte Aspekte der Essstörung ins Gespräch zu kommen. Eine deutsche Übersetzung der Skala findet sich im Anhang ab Seite 178.

FF-STABS

Patienten mit chronischen Schmerzen. Zur Erfassung der Veränderungsmotivation gemäß dem TTM bei Patienten mit chronischen Schmerzen eignet sich der „Freiburger Fragebogen - Stadien der Bewältigung chronischer Schmerzen" (FF-STABS; Maurischat et al., 2006). Er erfasst anhand von 17 Items die ersten vier Phasen des TTM bezüglich der Motivation, kognitiv-verhaltenstherapeutische Techniken zur Schmerzbewältigung zu erlernen bzw. umzusetzen. Ähnlich wie bei den meisten oben genannten Instrumenten finden sich auch bei diesem Fragebogen Aussagen, denen die Patienten mehr oder weniger stark zustimmen können (Likert-Format). Beispiel-Items finden sich im Kasten.

Beispiel-Items des FF-STABS

- *Eingeschränktes Problembewusstsein:* Ich vermute, dass ich ein langwieriges Schmerzproblem habe. Aber es gibt nichts, was ich selbst wirklich verändern kann.
- *Vorbereitung:* Selbst wenn meine Schmerzen nicht mehr weggehen sollten, bin ich bereit, die Art, wie ich damit umgehe, zu verändern.
- *Handlung:* Ich lerne seit einigen Wochen verschiedene Strategien, meine Schmerzen zu beeinflussen.

3.3.1.3 Selbstwirksamkeit

Selbstwirksamkeit

Die „Self-Efficacy Scale" oder „Selbstwirksamkeitsskala" von Schwarzer und Jerusalem (1999) erfasst die Erwartung, schwierige Situationen gut zu meistern. Die Beantwortung der 10 Items erfolgt auf einer 4-stufigen Skala (1=stimmt nicht bis 4=stimmt genau). Auch dieser Fragebogen erlaubt durch seine störungsübergreifende Konzeption den Einsatz bei Problemen, für die keine störungsspezifischen Instrumente vorliegen, bzw. ermöglicht den Vergleich zwischen Patientengruppen.

Beispielitems der Selbstwirksamkeitsskala

- *Item 1:* Wenn sich Widerstände auftun, finde ich Mittel und Wege, mich durchzusetzen.
- *Item 3:* Es bereitet mir keine Schwierigkeiten, meine Absichten und Ziele zu verwirklichen.

Störungsspezifische Erfassung zweckmäßiger

Die Antworten einzelner Personen bleiben über die Zeit relativ stabil, sodass sich die „Selbstwirksamkeitsskala" eher zur Erfassung stabiler Einstellungen eignet als zur therapeutischen Verlaufskontrolle. Studien legen für die Einschätzung von therapierelevanten Verhaltensänderungen eher den Einsatz von verhaltensnah operationalisierten Skalen zur Erfassung der Selbstwirksamkeitserwartung nahe. Deswegen erscheint auch hier der Einsatz störungs- oder symptomspezifischer Skalen für die therapeutische Einzelfalldiagnostik sinnvoller. Beispielhaft sei hier als validiertes Instrument für den Bereich des Substanzkonsums der „Kurzfragebogen zur Abstinenzzuversicht" (KAZ-35) für Patienten mit Alkoholabhängigkeit genannt (Körkel & Schindler, 1996).

4 Gesprächsführung und Interventionen

Bei den Interventionen zur Steigerung der Änderungsmotivation lassen sich grundsätzlich zwei Kategorien unterscheiden:

- Ansätze, die sich auf die *Gesprächsführung* bzw. die Motivierung durch das Gespräch beziehen (eher indirekt/implizit).
- *Konkrete Interventionen bzw. Übungen* zur Steigerung der Änderungsmotivation (eher direkt/explizit).

Dabei sind die Übergänge zwischen Gesprächsführung und konkreten Interventionen oft fließend und beides ergänzt sich idealerweise in der therapeutischen Arbeit. Daher gehen wir in diesem Buch zunächst auf die Gesprächsführung als Grundlage und im Anschluss auf die konkreten Interventionen ein.

Wann bedarf es welcher Intervention zur Steigerung der Änderungsmotivation?

Grundsätzlich ist es schwierig, eine genaue Vorgabe darüber zu treffen, wann man als Therapeut welche Intervention zur Steigerung der Änderungsmotivation bei einem Patienten anwenden sollte. Dies liegt zum einen daran, dass sich die Interventionen überschneiden: Manchmal verfolgen zwei Interventionen das gleiche Ziel (z. B. Entwicklung von Diskrepanzen), bedienen sich aber unterschiedlicher Inhalte (z. B. Selbstwertgefühl vs. Generativität). Hier sollten die Übungen ausgewählt werden, die am besten zu den Themen des Patienten passen. Manchmal ist es auch „Geschmackssache", welche Metaphern und Übungen Therapeuten und Patienten ansprechen. Zum anderen ist die Änderungsmotivation des Patienten ein komplexes individuelles und fluktuierendes Konstrukt, auf das teilweise spontan reagiert werden muss.

Wir versuchen in diesem Buch, insbesondere durch Anlehnung an die Phasen der Veränderung (Prochaska & DiClemente, 1984) eine grobe Orientierung zum Einsatz der Techniken zu geben (vgl. Abbildung 2) und gehen auch in den unterschiedlichen Kapiteln, sofern möglich und relevant, auf die Abstimmung mit den Phasen der Veränderung ein. Jedoch sind die hier aufgeführten Inhalte nicht wie ein konsekutives Manual zu verstehen und können auch in anderer Reihenfolge zum Tragen kommen.

Zuordnung zu den Phasen der Veränderung

Bei einem Großteil der in diesem Buch vorgestellten Methoden (vgl. Abbildung 2 bzw. Kapitel 4.2.2) nehmen wir eine Empfehlung vor, in welcher Phase der Veränderung (Prochaska & DiClemente, 1984) sich die jeweilige Intervention besonders eignet (vgl. z. B. „Matching-Hypothese" in Kapitel 2 oder z. B. Jones-Smith, 2016).

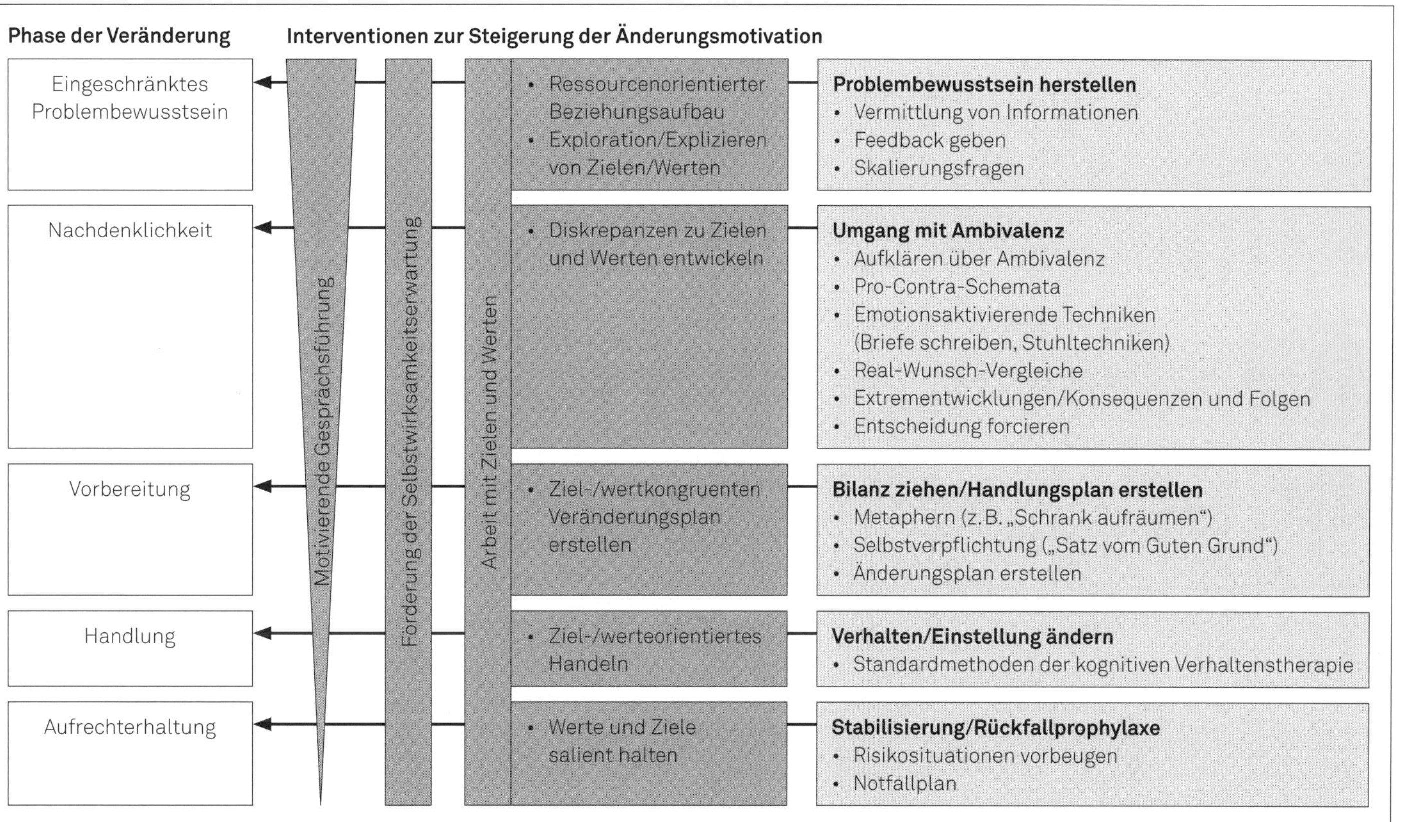

Abbildung 2: Übersicht über therapeutische Ansätze zur Steigerung der Änderungsmotivation in Verbindung mit den Phasen der Veränderung

Gesprächsführung vor allem in frühen Phasen relevant

Die *Gesprächsführung* stellt dagegen grundsätzlich eine wichtige Basiskompetenz insbesondere in der Phase des eingeschränkten Problembewusstseins, der Nachdenklichkeit und der Vorbereitung dar (vgl. Abbildung 2). Sie nimmt in ihrer Bedeutung in den späteren Phasen zunehmend ab, wobei sie natürlich weiterhin relevant bleibt. Die *Selbstwirksamkeit* ist als etwa gleichbleibend relevant während der unterschiedlichen Phasen einzuschätzen. Die *Arbeit mit Zielen und Werten* bleibt ebenfalls während aller Phasen von Bedeutung, jedoch verändert sich die Funktion des Einsatzes: Während Werte beispielsweise zu Beginn insbesondere für Beziehungsaufbau und zur Konkretisierung von Zielen genutzt werden können, dienen sie in späteren Phasen voranging dem Aufbau bzw. der Stabilisierung konkreten werteorientierten Handelns. Auch Ziele werden – wenn möglich – schon im Erstgespräch besprochen, dann jedoch in der Phase der Vorbereitung konkreter operationalisiert.

Ziele/Werte in jeder Phase der Veränderung auf unterschiedliche Art relevant

Häufig werden mit diesen phasenübergreifenden Techniken die Grundvoraussetzungen dafür hergestellt, dass Patienten überhaupt eine Veränderung zu initiieren wagen (z.B. muss für die Initiierung der Veränderung eine gewisse Selbstwirksamkeit vorliegen) oder Problembewusstsein entwickeln (z.B. wird eine Zieldiskrepanz erst durch Explizierung der Ziele deutlich).

4.1 Gesprächsführung bei motivationalen Schwierigkeiten

Gesprächsführung als Basiskompetenz

Im therapeutischen Umgang mit motivationalen Schwierigkeiten ist die Beachtung bestimmter Feinheiten in der Gesprächsführung von großer Bedeutung. Dies gilt insbesondere für solche Patienten, die sich in der Phase des eingeschränkten Problembewusstseins befinden: Ist eine direkte Thematisierung der Ambivalenz nicht zumindest in Ansätzen möglich, weil keine Einsicht in das Problemverhalten gegeben ist, sind viele angeleitete Übungen zur Steigerung der Änderungsmotivation nicht anwendbar, weil sie Reaktanz auslösen würden. Aber auch bei Personen, denen ihre Ambivalenz bewusst ist bzw. die sich in der Phase der Nachdenklichkeit befinden, sind einige besondere Merkmale der Gesprächsführung sehr hilfreich. In späteren Phasen der Veränderung lässt die große Bedeutung der Gesprächsführung dagegen nach, was nicht heißen soll, dass sie komplett zu vernachlässigen wäre (vgl. „Gesprächsführungstechniken – Übersicht“ im Anhang ab S. 174).

Motivational Interviewing

Das MI (Miller & Rollnick, 2015) bietet einen sehr klar operationalisierten, empirisch gut belegten (vgl. Kapitel 5) und speziell auf die Steigerung der intrinsischen Motivation abzielenden Leitfaden für eine solche Gesprächsführung. Die Autoren bedienen sich dafür unterschiedlicher Therapieschulen/Ansätze und bieten einen gelungenen „Werkzeugkoffer“ für Praktiker, auf dessen Vokabular auch wir hier zu einem großen Teil zurückgreifen werden.

Insbesondere die im MI (bzw. in anderen Ansätzen wie der klientenzentrierten Gesprächspsychotherapie nach Rogers, 1946) betonte therapeutische Haltung dem Patienten gegenüber verleiht der Gesprächsführung den notwendigen Rahmen, ohne den jede konkrete Technik sinnlos wäre. Es wird dabei davon ausgegangen, dass der Patient die Gründe für die Veränderung bereits in sich trägt, aber diese nur in einer Atmosphäre von Akzeptanz und Wertschätzung „ans Licht" kommen werden. Demnach sollte der Therapeut den Patienten nicht bedrängen, sondern seine Autonomie respektieren.

Akzeptierende und wertschätzende Haltung

Motivational Interviewing – Therapeutische Haltung

Laut Miller und Rollnick (2015) bedarf es – im Einklang mit anderen Vertretern humanistischer Ansätze – einer bestimmten therapeutischen Haltung, ohne die jedes „technische" Vorgehen zwecklos wäre. In dem Zusammenhang nennen die Autoren die Begriffe Kooperation, Akzeptanz, Mitgefühl und Evokation. *Kooperation* im Sinne von Partnerschaftlichkeit meint, dass MI mit dem bzw. für den Patienten durchgeführt wird, um seine intrinsische Motivation zu wecken, und nicht, um ihn etwa zu manipulieren. *Akzeptanz* und *Mitgefühl* weisen starke Parallelen zu Rogers „notwendigen und hinreichenden Bedingungen" (nämlich Empathie, unbedingte Wertschätzung und Kongruenz) auf. *Evokation* zielt dagegen auf den Gedanken ab, dass die Gründe für die Veränderung bzw. das „Gesunde" im Patienten „schlummert" und – anstatt nach Defiziten zu suchen – mit therapeutischer Hilfe an die Oberfläche gebracht werden sollte.

Der Autonomie des Patienten wird demnach in dem klientenzentrierten Ansatz ein hoher Stellenwert eingeräumt, wenn auch insofern direktiv vorgegangen wird, als dass die Argumente für die Veränderung – sofern sie vom Patienten genannt werden – in den Fokus gerückt werden. Ambivalenz wird als normaler Zustand, wenn auch größtes Hindernis, auf dem Weg zur Veränderung gesehen.

Die unserer Ansicht nach bedeutsamsten Punkte einer veränderungsförderlichen Gesprächsführung werden wir im Folgenden ansprechen. Da auf Gesprächsführung in unterschiedlichsten Ansätzen eingegangen wird, lassen sich zwar viele der vorgestellten Methoden im MI wiederfinden, aber auch anderenorts, z. B. in der klassischen, verhaltenstherapeutischen Gesprächsführung (z. B. Lob, Transparenz), in ressourcenorientierten/lösungsorientierten Ansätzen oder beispielsweise in der dialektisch-behavioralen Therapie (z. B. aufmerksames Zuhören als Validierungsstrategie; „Advocatus Diaboli" und Reframing als Commitment-Strategie).

4.1.1 Aktives Zuhören

Gesprächspsychotherapie nach Rogers

Das aktive oder auch reflektierende Zuhören als eine der grundlegendsten Techniken der Gesprächsführung überhaupt wird Rogers (1946) bzw. der klientenzentrierten Gesprächspsychotherapie zugeschrieben. Es ist eine gut erlernbare und dann einfache, aber sehr wirkungsvolle Methode, um gleichermaßen eine Beziehung zum Patienten aufzubauen und sein Anliegen zu explorieren.

Selbstexploration fördern durch „Spiegeln“

Unter aktivem Zuhören versteht man die verbale und nonverbale Rückmeldung des Therapeuten an den Patienten darüber, wie eine im Kommunikationsprozess getroffene Aussage inhaltlich und/oder emotional verstanden wurde. Dem Patienten wird bezüglich der von ihm vermittelten Botschaft bildlich gesprochen der „Spiegel vorgehalten“ bzw. er wird „gespiegelt“. Der Begriff des „Spiegelns“ ist eine in der Literatur häufig genutzte Formulierung für diese Technik. Ziel ist die Förderung des Gesprächs- und Selbstexplorationsflusses, ohne das Gespräch zu unterbrechen oder in eine bestimmte Richtung zu lenken. Dabei können die Paraphrasen des Therapeuten zunächst beispielsweise Neuphrasierungen dessen sein, was der Patient geäußert hat. In solchen Fällen bleibt der Therapeut mit seiner Reflexion inhaltlich sehr nah an der Äußerung des Patienten. Er bietet wenig darüberhinausgehende Informationen als die unmittelbar aus dem Patienten „gelesenen“ an.

Beispiele

Pat.: Mir geht es heute irgendwie nicht so gut.
Th.: Ihre Stimmung ist heute schlecht.

Pat.: Manchmal wünschte ich mir, ich wäre anders.
Th.: In manchen Situationen wünschen Sie sich, dass Sie sich verändern könnten.

Komplexere Reflexionen für tiefgründigere Gespräche als einfache Reflexionen

Die Paraphrasen können jedoch auch tiefgründigere Reflexionen dessen sein, was der Therapeut aus der Patientenaussage verstanden hat. In dem Zusammenhang können u.a. vermittelte Emotionen oder inhaltliche Hintergründe verbalisiert werden. In solchen Fällen mutmaßt der Therapeut zu einem gewissen Teil, was über die konkrete Aussage hinaus in der Botschaft des Patienten mitschwingt und lässt gewissermaßen eigene Hypothesen über das Gehörte miteinfließen. Auf diese Art können weitergehende, komplexere Reflexionen ein Gespräch besser vorantreiben als einfache.

Beispiele

Pat.: Mir geht es heute irgendwie nicht so gut.
Th.: *(1)* Es ist etwas passiert, was Ihre Stimmung verschlechtert hat. Aber so richtig erklären können Sie sich den Zusammenhang noch nicht.
Th.: *(2)* Sie sind frustriert und verärgert über den plötzlichen Stimmungseinbruch.

Pat.: Manchmal wünschte ich mir, ich wäre anders.
Th.: *(1)* Immer wieder kommt zwischenzeitlich der Wunsch in Ihnen auf, sich selbst bzw. ein paar grundlegende Eigenschaften, mit denen Sie nicht zufrieden sind, zu verändern.
Th.: *(2)* Es macht Sie traurig, dass Sie manchmal Ihren eigenen Vorstellungen nicht entsprechen.

Pat.: Mein Erbrechen hilft mir, viel essen zu können und trotzdem nicht zuzunehmen.
Th.: *(1)* Sie schätzen am Erbrechen, dass Sie beides unter einen Hut bekommen: Viel essen zu können und trotzdem nicht zuzunehmen.
Th.: *(2)* Sie sind zu einem gewissen Teil froh und erleichtert darüber, dass Sie einen solchen Weg für sich gefunden haben.

Pat.: Ich konnte mich einfach nicht aufraffen, die vereinbarten Übungen zu machen.
Th.: *(1)* Sie hätten die Übungen gerne in Angriff genommen, wenn Sie den notwendigen Antrieb dazu gehabt hätten.
Th.: *(2)* Sie sind von sich selbst enttäuscht, weil Sie die Aufgaben nicht geschafft haben.

Pat.: Ich weiß nicht, was ich tun soll: Ich liebe meine Frau, aber lange halte ich die Beziehung auf diese Art nicht mehr aus.
Th.: *(1)* Sie sind hin- und hergerissen zwischen der Möglichkeit einer Trennung und der Option, weiter für die Beziehung zu kämpfen.
Th.: *(2)* Sie sind verzweifelt, weil Sie gerade keine Lösung sehen.

Stimme am Ende absenken

Aussagen im Sinne des aktiven Zuhörens enden auf einen „Punkt“, was bedeutet, dass die Stimme nicht – wie bei einer Frage – angehoben, sondern abgesenkt wird. Dadurch entfällt der Appell an den Gesprächspartner bzw. die Erwartung einer Antwort, was die Selbstexploration weniger beeinträchtigt.

Die Hypothese des Therapeuten, was er aus der Aussage des Patienten sachlich und emotional verstanden hat, wird somit als eine *Aussage* dargestellt. Dabei ist „Zuhören“ nicht mit „Zustimmen“ gleichzusetzen, sondern eher mit „Verstehen wollen“ oder „um Verständnis bemüht sein“. Wenn der Therapeut besonders deutlich machen möchte, dass es sich in der Reflexion nicht um seine persönliche Meinung handelt, kann ein „Sie haben den Eindruck, dass ...“ oder „Sie finden also, dass ...“ vorgeschoben werden.

Im Sinne des ersten Kommunikations-Axioms nach Paul Watzlawick und Kollegen (1969, S. 73) „Man kann nicht nicht kommunizieren“, denn jede Kommunikation (nicht nur mit Worten) ist Verhalten und genauso wie man sich nicht nicht verhalten kann, kann man nicht nicht kommunizieren, kann man aktives Zuhören auch weiter gefasst verstehen: Auch Gestik, Mimik, Klang der Stimme usw., also nonverbale und paraverbale Signale, können paraphrasiert werden.

Unausgesprochenes kann paraphrasiert werden

Ein fremdmotivierter Patient beispielsweise, der mit verschränkten Armen eine abgewandte Sitzhaltung einnimmt und den Blickkontakt meidet, vermittelt auch ohne Worte eine Botschaft. So könnten mögliche Paraphrasen dieser Botschaft lauten:

- Sie haben gar keine Lust, hier zu sein und sich mit mir zu unterhalten.
- Sie wissen nicht, was Sie hier sollen.
- Sie ärgern sich darüber, dass man Sie zu mir geschickt hat.

Reflektierendes Zuhören bei eingeschränktem Problembewusstsein

Auf diese Art kann ggf. das erste „Eis gebrochen" werden und mit einem ursprünglich wenig gesprächigen Patienten ein Gespräch begonnen werden. So kann das reflektierende Zuhören, z. B. im Falle von fremdmotivierter Therapieinitiierung, insbesondere für die Phase des eingeschränkten Problembewusstseins hilfreich sein. Durch das um Verständnis bemühte Gesprächsverhalten des Therapeuten werden Empathie, Akzeptanz, Wertschätzung und Interesse an der Person vermittelt, was verhärtete Fronten aufzuweichen vermag.

Umgang mit Widerstand

Aus diesem Grund ist das aktive bzw. reflektierende Zuhören auch eine der wichtigsten Methoden im Umgang mit veränderungsablehnenden Äußerungen und interaktionellen Schwierigkeiten (Widerstand) aufgrund motivationaler Probleme. Eine besondere Form, die insbesondere für die weiter unten beschriebene Förderung von „Change Talk" nützlich sein kann, liegt im Widerspiegeln der *Ambivalenz* des Patienten. Für diese Art der Reflexion ist es notwendig, dass in der Patienten-Aussage eine mehr oder weniger offensichtliche Ambivalenz herauszuhören ist. Der Therapeut bietet dann die von ihm verstandene Ambivalenz als Paraphrase an, indem er die beiden Seiten ausformuliert darstellt und sie dem Patienten als „Spiegel" anbietet.

Eröffnung des „Change Talk"

Dieses Vorgehen könnte beispielsweise so aussehen:

Beispiel

Pat.: Jeder Mensch und insbesondere jede Frau möchte doch schlank und erfolgreich sein! Das finde ich ganz normal. In unserer heutigen Welt Erfolg zu haben, hat halt seinen Preis.

Th.: Erfolg im Leben ist Ihnen wichtig. Gleichzeitig merken Sie, dass dies mit bestimmten Kosten verbunden ist.

Miller und Rollnick (2015) empfehlen bei der Widerspiegelung der Ambivalenz die beiden Teilaussagen durch „und" oder „gleichzeitig" zu verbinden und nicht durch ein „aber", um den ersten Teil der Aussage nicht zu entwerten. Außerdem sollte die Therapeutenaussage mit den Argumenten für die Veränderung, also dem „Change-Talk" abschließen. Im weiteren Vorgehen kann dann die Pro-Veränderungs-Seite aufgegriffen werden, um durch daran anknüpfende, offene Fragen den „Change Talk" zu fördern:

Beispiel

Th.: Wie sehen diese Kosten aus?

Wichtigste Kernkomptenz im MI

Das aktive oder auch reflektierende Zuhören wird im MI zu den wichtigsten Bestandteilen der Gesprächsführung gezählt und findet dort in vielerlei Hinsicht seinen Einsatz. Es wird als „reflecting" zu den sogenannten Kernkompetenzen, die mit dem Akronym „OARS" (engl. für „Ruder"; asking *O*pen questions, *A*ffirming, *R*eflecting, *S*ummarizing) zusammengefasst werden, gezählt und als besonders bedeutsam für alle weiteren Prozesse im MI hervorgehoben (Miller & Rollnick, 2015).

Reflektierendes Zuhören vs. Fragen stellen – Ein bildlicher Vergleich

Stellen wir uns die therapeutische Gesprächsführung wie einen Spaziergang mit dem Patienten vor: Mit dem *aktiven Zuhören* nimmt der Therapeut eine Rolle ein, die den Patienten in seinem Schritttempo auf dem Spaziergang begleitet. Er passt sich dem Tempo des Patienten an, um auf gleicher Schritthöhe mit ihm zu bleiben. Außerdem lässt er ihn größtenteils die Richtung des Weges bestimmen, denn der Therapeut nimmt eine eher folgende Rolle ein. Dadurch ist es der Patient, der die Geschwindigkeit des Spaziergangs und die Richtung des Weges bestimmt.

Dagegen ist der Therapeut dem Patienten beim Stellen von *Fragen* immer einen Schritt voraus. Durch diesen Vorsprung lenkt er den Weg des Patienten in eine bestimmte Richtung und schneidet bestimmte andere Wege ab.

Beim aktiven Zuhören ist der Therapeut gedanklich eher beim Patienten („in dessen Kopf") und den von ihm getroffenen Aussagen. Er begleitet dessen Selbstexploration. Beim Fragenstellen – insbesondere bei geschlossenen Fragen – ist der Therapeut dagegen eher bei sich und seinen eigenen Hypothesen über den Patienten. Diese versucht er zu überprüfen, was die freie Selbstexploration des Patienten unterbindet.

Dieser Vergleich soll nicht als Wertung verstanden werden. Wir meinen nicht, dass die eine oder die andere Technik grundsätzlich die „bessere" darstellt. Zur rechten Zeit macht sicherlich sowohl das aktive Zuhören als auch das Fragenstellen Sinn. Es erscheint uns jedoch ratsam, sich dieser begleitenden bzw. lenkenden Wirkung bewusst zu sein, insbesondere in der Gesprächsführung bei motivationalen Schwierigkeiten. Wenn ein Gesprächsabschnitt auf die Herausarbeitung der intrinsischen Motivation abzielt bzw. es vorrangig um offene Exploration geht, halten wir das aktive Zuhören für die Methode der Wahl. Der Therapeut kann in solchen Fällen kaum die Lenkung übernehmen, da das Ziel unklar ist. Vielmehr kann der Patient dann die Richtung vorgeben, weil er der Experte für diese Inhalte (seine intrinsischen Motive, seine persönliche Weltanschauung) ist.

Einen guten Kompromiss zwischen aktivem Zuhören und einem verhörartigen „Ausfragen" des Patienten stellen die offenen Fragen dar, die trotz der Frage-Form einen weiten Spielraum für die Antwortmöglichkeiten bieten. Ansonsten würden wir die grobe „Faustregel" empfehlen, aktives Zuhören eher in Phasen der Exploration zu nutzen (wenn der Therapeut hauptsächlich verstehen möchte und nicht weiß, worauf der Patient hinauswill), (offene) Fragen dagegen eher zur Konkretisierung bestimmter Punkte (z.B. wenn der Therapeut zumindest ein grobes Ziel verfolgt, wie z.B. bei der Förderung von „Change Talk“ [vgl. Kapitel 4.1.4] oder beim geleiteten Entdecken [vgl. Kapitel 4.1.8]). In einem gelungenen Gespräch wechseln sich die Techniken in der Regel ab.

4.1.2 Offene Fragen

Definition offene und geschlossene Fragen

Geschlossene Fragen lassen sich mit einem „ja“ oder „nein“ (z.B. „Möchten Sie Ihre Situation verändern?“) oder aber mit einer sehr klar festgelegten, kurzen Antwort (z.B. „Wie lautet Ihr Nachname?“) beantworten. Sie fokussieren dadurch und unterbinden weitere Ausführungen. Offene Fragen dagegen (z.B. „Wie kann ich Ihnen weiterhelfen?“) laden zu einer ausführlichen Darstellung der Sichtweise ein, wobei der Befragte in der Regel selbst den Schwerpunkt legen kann.

Zur Förderung der Selbstexploration und damit auch der intrinsischen Motivation sind offene Fragen grundsätzlich zweckmäßiger als geschlossene. Deshalb werden sie auch im MI zu den Kernkompetenzen („OARS“, vgl. Kapitel 4.1.1) gezählt. Bei der Beantwortung offener Fragen erhält der Therapeut häufig Informationen „am Rande“, auf welche er durch die hypothesengeleitete Vorgehensweise mithilfe geschlossener Fragen möglicherweise nie gestoßen wäre. Es ist bezüglich der geschlossenen Fragen unserer Erfahrung nach im Rahmen der motivationalen Arbeit eher hilfreich, dem Patienten hypothesengeleitete, geschlossene Fragen als Paraphrase (also im Sinne des reflektierenden Zuhörens) anzubieten, weil die Selbstexploration so weniger gestört wird. Die Überprüfung der Hypothese geschieht in der Regel auch in dieser Form, wenn auch im Falle einer Bejahung eher implizit.

Offene Fragen stellen

Es bietet sich also grundsätzlich an, zur Förderung der Selbstexploration und zum Erwecken intrinsischer Motive auf offene statt geschlossene Fragen zurückzugreifen. Dafür kann der Therapeut auch überlegen, wie er die ihm „auf der Zunge liegende“ geschlossene Frage offen formulieren kann. Tabelle 5 sind ein paar Beispiele zu entnehmen.

Tabelle 5: Geschlossene Fragen offen formulieren

Geschlossene Frage	Offene Frage
Sind die Probleme in Ihrer Partnerschaft der Anlass, warum Sie sich hier gemeldet haben?	Was führt Sie hierher?
Geht es Ihnen heute schon besser?	Wie geht es Ihnen heute?
Wieviel haben Sie diese Woche im Vergleich zur letzten Woche geraucht: Mehr, weniger oder ungefähr gleich?	Wie hat Ihr Zigarettenkonsum in der letzten Woche ausgesehen?

Tabelle 5: Fortsetzung

Geschlossene Frage	Offene Frage
Stimmen Sie mir zu, dass die Einnahme der Beruhigungsmittel langfristig problematisch ist?	Wozu führt die Einnahme der Beruhigungsmittel langfristig?
Mögen Sie es, Sport zu treiben?	Was mögen Sie am Sporttreiben?

4.1.3 Aktives Zuhören, offene Fragen und geschlossene Fragen im Verhältnis

Im Rahmen der Gesprächsführung kann der Therapeut eine eher lenkende oder folgende Rolle einnehmen (vgl. auch „Fokussierungsstil" bei Miller & Rollnick, 2015). Beim Lenken gibt er die Richtung des Gesprächs vor und geht von seinen Hypothesen bzw. Zielen aus, was ihn in der Regel mehr „bei sich" und „in seinem Kopf" sein lässt. Gleichzeitig wird der Patient so in der Regel zunehmend passiv, da er sich nicht aktiv mit den Inhalten auseinandersetzen muss. Nimmt der Therapeut dagegen eine folgende Rolle ein, bestimmt der Patient die inhaltliche Richtung des Gesprächs, was den Therapeuten in der Regel deutlich stärker beim Patienten sein lässt bzw. in seine Gedankenwelt eintauchen lässt. Der Patient wiederum wird so in eine viel aktivere Rolle gebracht, was für die Förderung der Änderungsmotivation in der Regel wünschenswert ist. Man kann sich diese zwei Stile als die Extreme eines Kontinuums vorstellen, zwischen denen Therapeuten sich mal mehr auf der einen, mal mehr auf der anderen Seite bewegen.

Gedanken des Patienten folgen

Wenn man die Techniken des aktiven Zuhörens, der offenen Fragen und der geschlossenen Fragen auf diesem Kontinuum einordnet, steht das aktive Zuhören auf der „folgenden" Seite, während geschlossene Fragen bei „lenkend" einzuordnen sind. Offene Fragen lassen sich in der Regel zwischen den beiden Extremen ansiedeln (vgl. Abbildung 3).

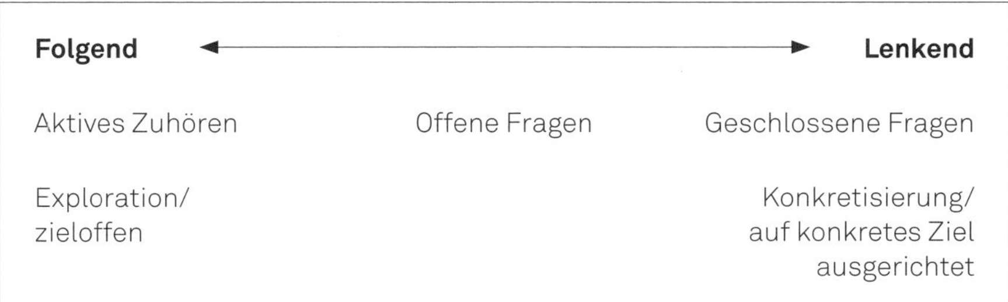

Abbildung 3: Kontinuum von folgender zu lenkender Gesprächsführung

Eine lenkende Art der Gesprächsführung ist nicht per se schlecht, sondern kann je nach Zweck sehr zielführend sein und absichtlich eingesetzt werden. Allerdings ist ein stark lenkender Gesprächsstil ungünstig, wenn es um die Klärung der intrinsischen Motivation geht: Er käme in dem Fall einer „Suche nach der Nadel im Heuhaufen" gleich. Mit dem folgenden Stil dagegen kann sich der Therapeut zu den relevanten Punkten des Patienten führen lassen und gelangt so vermutlich schneller zu den intrinsischen Motiven des Patienten.

4.1.4 Umgang mit und Förderung von „Change Talk"

Um einen ersten Ansatzpunkt zur Steigerung der Änderungsmotivation zu finden, wünschen sich Therapeuten in der Regel Aussagen von Patienten (z.B. zu Sorgen, Wünschen o.Ä.), die in irgendeiner Weise auf Veränderungsabsichten schließen lassen. Diese lassen sich gezielt wiederaufgreifen, um bestenfalls einen Veränderungsprozess in Gang zu setzen. Miller und Rollnick (2015) nennen solche Äußerungen „Change Talk" und definieren sie als „jede vom Klienten selbst kommende sprachliche Äußerung, die ein Argument für Veränderung ist" (S. 189).

Definition „Change Talk"

Auch wir wollen in diesem Buch auf den Begriff des „Change Talk" zurückgreifen. Solche Aussagen gilt es zu fördern, ganz grundsätzlich gesprochen. Den „Change Talk" beim Patienten zu evozieren, also über seine Gründe für die Veränderung ins Gespräch zu kommen und die Exploration dieser Gründe im besten Fall stetig voranzutreiben, ist im Grunde genommen das Ziel der motivierenden Gesprächsführung. Auch bei eigentlich allen der in diesem Buch beschriebenen Interventionen zur Steigerung der Änderungsmotivation geht es letztlich darum, über die persönlich bedeutsamen Aspekte der Veränderung ins Gespräch zu kommen (und zu bleiben).

Warum sollte man „Change Talk" fördern?

Es gibt mehrere Gründe, warum es für eine therapeutische Veränderung sinnvoll erscheint, „Change Talk" zu fördern. Zunächst einmal können wir uns die Ambivalenz wie eine Waage vorstellen, bei welcher der zunehmende „Change Talk" mehr Gewicht auf die Pro-Veränderungs-Seite wirft. Im MI wird prognostiziert, dass eine Veränderung bei zunehmendem „Change Talk" wahrscheinlicher wird: Die Gewichte auf der Pro-Veränderungs-Seite überwiegen somit letztlich. Diese Prognose lässt sich durch Forschungsbefunde bestätigen.

Widersprüchliche Meinungen können sich außerdem durch Dissonanzreduktion annähern oder ganz aufheben, was in einer Vielzahl von Experimenten gezeigt wurde. Ambivalenz stellt offensichtlich eine gute Basis zur Herstellung von kognitiver Dissonanz dar, welche sich bei Zunahme des „Change Talk" meistens in Richtung der Veränderung auflöst. Aufbauend darauf versuchen Therapeuten, Diskrepanzen mit ihren Patienten zwischen dem Problemverhalten einerseits und (langfristig) bedeutsamen anderen Wünschen und Zielen zu entwickeln, was mit gezieltem Auslösen kognitiver Dissonanz gleichzusetzen ist.

Die Theorie zur Selbstwahrnehmung postuliert darüber hinaus, dass Menschen sich selbst in ihrem Verhalten und in ihren Äußerungen beobachten und daraufhin auf ihre zugrundeliegende Einstellung schließen („Wenn ich Schokoladeneis esse, muss ich es wohl mögen."). „Change Talk" sollte dementsprechend also gefördert werden, damit der Patient sich selbst gute Gründe für ein funktionales Verhalten vortragen hört und daraus schlussfolgert, dass ihm dies wichtig ist.

Studien zur Reaktanzforschung sprechen ebenfalls für ein „Change-Talk"-förderliches Vorgehen: Erzählt sich der ambivalente Patient die Gründe für die Veränderung selbst, führt dies zu einer Reaktanzminderung bzw. es wird erst gar keine Reaktanz erzeugt. Dies ist wünschenswert, da der Patient sonst laut der Reaktanztheorie versuchen würde, sich aus der im Gespräch wahrgenommenen Einengung zu befreien, seine Autonomie wiederherzustellen und eben genau nicht das zu tun, wozu ihn der Therapeut bringen möchte. Miller und Rollnick (2015) sprechen in dem Zusammenhang von dem sogenannten „Righting Reflex" des Therapeuten, wenn er den Patienten unbedingt von etwas überzeugen möchte (z.B. dass eine große Menge Alkohol ungesund ist). Sie ordnen ein solches Verhalten des Therapeuten ebenfalls als dysfunktional ein. Es können sich im ungünstigsten Fall interaktionelle Probleme ergeben, welche eine sachliche Auseinandersetzung mit den Argumenten nahezu unmöglich machen. Der Therapeut würde den Patienten so in die Situation bringen, sich rechtfertigen oder dem Therapeuten erläutern zu müssen, warum eine Veränderung möglicherweise doch nicht hilfreich sein könnte. Letzteres wäre im Sinne der Theorie des „Change Talk" äußerst dysfunktional, weil es eine Festigung des Widerstands bzw. des „Sustain Talk" (= Argumente des Patienten für die Beibehaltung des Status quo) bedeuten würde.

„Change Talk" erkennen. Grundvoraussetzung für die „Change Talk"-Förderung ist zunächst das Erkennen solcher Aussagen. In manchen Fällen gestaltet sich dies als sehr einfach, beispielsweise in den folgenden Aussagen:

Beispiele

Pat.: *(1)* Man muss schon etwas für seine Gesundheit tun, wenn man ein langes Leben haben will.
Pat.: *(2)* So kann es einfach nicht weitergehen, ich bin ja den ganzen Tag nur noch am Reinigen und Desinfizieren!
Pat.: *(3)* War mir das heute Morgen vor den Kollegen peinlich, dass meine Hand nach dem Trinken gestern Abend so gezittert hat ...
Pat.: *(4)* Ich merke schon, dass mir mein Essverhalten so nicht guttut.
Pat.: *(5)* Vielleicht kann ich beim nächsten Mal ja doch mal über meinen Schatten springen und den ersten Schritt machen.

Versteckter „Change Talk"

In anderen Fällen ist der „Change Talk" versteckter, aber dennoch liefert uns der Patient bei genauerer Betrachtung einen Ansatzpunkt für Veränderungsabsichten (kursiv gedruckt):

Beispiele

Pat.: *(1)* Jeder Mensch und insbesondere jede Frau möchte doch schlank und erfolgreich sein! Das finde ich ganz normal. In unserer heutigen Welt Erfolg zu haben, das hat halt seinen *Preis*. *(Diese Aussage impliziert einen Preis, also ein Leiden durch das Schlankheitsstreben.)*

Pat.: *(2)* Ich *schaffe* es eh *nicht*, pünktlich zu sein. *(Diese Aussage impliziert, dass der Patient es sich nicht zutraut, bei ausreichender Selbstwirksamkeit aber ggf. motiviert wäre, pünktlich zu kommen und dies auch für erstrebenswert hält.)*

In beiden Fällen liefert der Patient mehr oder weniger offensichtliche Ansatzpunkte für Veränderungsabsichten, welche der Therapeut zwecks Steigerung der Änderungsmotivation aufgreifen kann.

„Tür" zur Problemeinsicht geöffnet halten

„Change Talk" fördern. Wir können uns „Change Talk" bildlich gesehen wie eine „Tür" zur Problemeinsicht vorstellen, die sich – ggf. nur für einen kurzen Moment – öffnet. Diese Tür gilt es, nicht direkt zufallen zu lassen, sondern einen „Fuß" hineinzubekommen. Einen anderen Vergleich stellt ein aufflackernder Funke dar, welchen es auflodern zu lassen gilt (sprichwörtlich sollte Öl ins Feuer gegossen werden). Umso länger die Tür geöffnet bleibt bzw. das Feuer brennt, desto besser.

Offene Fragen zur Förderung von „Change Talk"

Wie können wir dieses Bild in die Gesprächsführung übersetzen? Die naheliegendste und einfachste Art, den „Change Talk" zu fördern, besteht in einer offenen Nachfrage, z.B.:

- Wie meinen Sie das?
- Können Sie mir dafür ein Beispiel nennen?
- Was bringt Sie auf diese Idee?
- Können Sie mir das etwas genauer beschreiben?
- Warum denken Sie das?

Eine Haltung wie für den sokratischen Dialog beschrieben, nämlich naiv nachfragend, wertschätzend, respektvoll und um Verständnis bemüht, kann für die weitere Exploration hilfreich sein. Im konkreten Beispiel können idealerweise einzelne Punkte der Patientenaussage wieder aufgegriffen werden, um dem „Change Talk" genauer auf den Grund zu gehen (vgl. Tabelle 6).

Tabelle 6: Beispiele zur Förderung von „Change Talk"

„Change Talk"-Äußerung des Patienten	Mögliche offene Fragen zur „Change Talk"-Förderung durch den Therapeuten
Man muss schon etwas für seine Gesundheit tun, wenn man ein langes Leben haben will.	• Was müssten Sie denn Ihrer Ansicht nach für Ihre Gesundheit tun? • Warum wollen Sie ein langes Leben haben? Was haben Sie noch vor?

Tabelle 6: Fortsetzung

„Change Talk"-Äußerung des Patienten	Mögliche offene Fragen zur „Change Talk"-Förderung durch den Therapeuten
So kann es einfach nicht weitergehen, ich bin ja den ganzen Tag nur noch am Reinigen und Desinfizieren!	• Warum kann es so nicht weitergehen? • Was würden Sie denn lieber tun anstelle von Reinigen und Desinfizieren?
War mir das heute Morgen vor den Kollegen peinlich, dass meine Hand nach dem Trinken gestern Abend so gezittert hat ...	• Warum war Ihnen das vor den Kollegen peinlich? Was befürchten Sie? • Was für einen Eindruck hätten Sie Ihren Kollegen lieber vermittelt?
Ich merke schon, dass mir mein Essverhalten so nicht guttut.	• Woran genau merken Sie, dass Ihnen Ihr Essverhalten so nicht guttut? • Was heißt es für Sie, dass Ihnen Ihr Essverhalten so nicht guttut?
Vielleicht kann ich beim nächsten Mal ja doch mal über meinen Schatten springen und den ersten Schritt machen.	• Warum würden Sie das gerne schaffen? • Wie könnte ein solcher erster Schritt aussehen?

Reflexionen nutzen

Bei dem versteckten „Change Talk" ist es etwas schwieriger als in den oben genannten Beispielen. Möglicherweise kann eine zu offensive „Change Talk"-Förderung dabei zu Widerstand führen. Hier bietet sich daher ein behutsameres Vorgehen mit einer vorgeschalteten Reflexion an, die zunächst die zwei Seiten der vermutlich bestehenden Ambivalenz aufspannt (Widerspiegeln der Ambivalenz). Wird diese Reflexion vom Patienten akzeptiert, kann der „Change Talk" ähnlich wie in den Beispielen oben gefördert werden (vgl. Tabelle 7).

Tabelle 7: Beispiele zur Förderung von „Change Talk" mit vorgeschalteter Reflexion („Change Talk"-Hinweis in rechter Spalte kursiv geschrieben)

„Change Talk"-Äußerung des Patienten	Möglicher Umgang damit durch den Therapeuten
Jeder Mensch und insbesondere jede Frau möchte doch schlank und erfolgreich sein! Das finde ich ganz normal. In unserer heutigen Welt Erfolg zu haben, hat halt seinen Preis.	• Erfolg im Leben ist Ihnen wichtig. Gleichzeitig merken Sie, dass dies mit bestimmten Kosten verbunden ist. *(Reflexion)* • Wie sehen diese Kosten aus? Was sind das für Kosten? *(„Change Talk"-Förderung)*
Ich schaffe es eh nicht, pünktlich zu sein.	• Pünktlichkeit ist nicht gerade Ihre Stärke. Nichtsdestotrotz würden Sie es gerne schaffen, pünktlich zu sein. *(Reflexion)* • Warum würden Sie es gerne schaffen, pünktlich zu sein? *(„Change Talk"-Förderung)*

4.1.5 Förderung der Selbstwirksamkeitserwartung

Abgesehen davon, dass es hinreichender Argumente für eine Veränderung bedarf, benötigen Menschen auch das Vertrauen in ihre persönlichen Möglichkeiten, eine Veränderung umsetzen zu können. So manche Veränderung mag prinzipiell sinnvoll erscheinen, gleichzeitig praktisch aber unerreichbar sein. Es ist bekannt, dass Menschen nur dann eine Handlung initiieren, wenn sie dafür auch genügend Selbstwirksamkeitserwartung aufweisen.

Förderung von „Confidence Talk“. Aus diesem Grund gilt es – ganz ähnlich wie beim „Change Talk“ – Patientenaussagen zu fördern, die Selbstwirksamkeitserwartung erkennen lassen. Über diesen Weg kann der Therapeut im Rahmen der Gesprächsführung die Wahrscheinlichkeit erhöhen, dass der Patient bei grundsätzlich vorliegender Änderungsmotivation die Handlung aufgrund des Vertrauens in die eigenen Fähigkeiten auch durchführt.

Hier ein paar Beispiele für Aussagen, die Selbstwirksamkeit bzw. Vertrauen in die eigenen Fähigkeiten erkennen lassen:

- „Ich habe es schon einmal geschafft, mir eine unschöne Angewohnheit abzugewöhnen.“
- „Im Urlaub hat es funktioniert, dass ich weniger geraucht habe.“
- „Wenn ich mir etwas fest vornehme, schaffe ich es in der Regel auch.“
- „Früher habe ich mir einfach nicht so viele Gedanken um meinen Körper und darum, wie er aussieht, gemacht.“

Selbstwirksamkeit durch offene Fragen fördern

Die naheliegendste und einfachste Art, Selbstwirksamkeitsäußerungen zu fördern, besteht wie bei der „Change Talk“-Förderung in einer offenen Nachfrage, z. B.:

- Wie meinen Sie das? Können Sie mir das etwas genauer beschreiben?
- Wie genau haben Sie das in dem Fall geschafft?

Konkret können darüber hinaus über folgende Herangehensweisen „Confidence Talk“-Aussagen evoziert werden:

- Exploration von Ausnahmen (z. B. „Wie haben Sie es im Urlaub geschafft, ohne Cannabis zurechtzukommen?“).
- Rückblick auf die Zeit, in der es das Problem noch nicht gab (z. B. „Was haben Sie früher gemacht, um mit Langeweile und Anspannung umzugehen, als Sie noch keine Essanfälle mit Erbrechen hatten?“).

Thematisierung hypothetischer Änderungen

Die Wunder-Frage. In der lösungsorientierten Kurztherapie findet sich häufig der Einsatz der „Wunderfrage“ für die Thematisierung hypothetischer Änderung. Dieses Vorgehen kann so angepasst werden, dass es vorrangig auf die Exploration der Fähigkeiten einer Person ausgerichtet ist:

Nehmen Sie einmal an, Sie hätten Ihr Ziel erreicht: Was hat Ihnen geholfen? Wie haben Sie es geschafft?

Diese Technik wird häufig in Kombination mit anderen, imaginativen Verfahren genutzt (z. B. EPOS, vgl. Kapitel 4.2.1.2).

4.1.6 Umgang mit Widerstand

Widerstand beinhaltet „Sustain Talk" und „Dissonanz"

Verhaltenstherapeutisch orientierte Autoren verstehen Widerstand als Überbegriff für Phasen der therapeutischen Stagnation, für Schwierigkeiten beim Annähern an ein gemeinsam formuliertes (Veränderungs-)Ziel oder für eingeschränkte Kooperation seitens des Patienten im therapeutischen Arbeitsbündnis. Im MI bezeichnet „Sustain Talk" als Gegensatz zum „Change Talk" die Seite der Ambivalenz, welche die vom Patienten geäußerten Argumente *gegen* die Veränderung (bzw. *für* die Beibehaltung des Status quo) beinhaltet. „Dissonanz" dagegen beschreibt ein Interaktionsphänomen, was auf Unstimmigkeiten im Arbeitsbündnis zwischen Therapeut und Patient hinweist. Unserer Ansicht nach kann man einen fließenden Übergang vom „Sustain Talk" zur Dissonanz beobachten, wobei es sich bei ersterem eher um veränderungsablehnende oder -erschwerende Äußerungen handelt (z. B. „Ich rauche einfach zu gerne, weshalb ich nicht aufhören werde") und letzteres eher auf veränderungsbehindernde Verhaltensweisen und/oder interaktionelle Schwierigkeiten (z. B. „Sie werden mich nicht dazu bewegen, mit dem Rauchen aufzuhören!") bezogen ist (vgl. Abbildung 4).

Kontinuum vom „Sustain Talk" zur beziehungsbelastenden „Dissonanz"

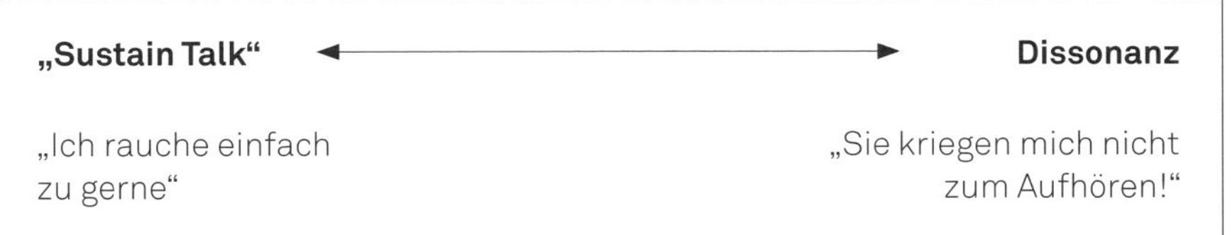

Abbildung 4: Kontinuum vom „Sustain Talk" zur beziehungsbelastenden „Dissonanz"

Beide Phänomene können in jeder Phase des therapeutischen Prozesses auftreten und sich sehr unterschiedlich auf explizite (z. B. Gegenargumente nennen, Vorschläge ablehnen, unterbrechen, bagatellisieren, Offensiv- oder Verteidigungsmanöver, ignorieren) oder implizite (z. B. Gegenargumente überhören, zu spät kommen zu den Therapiesitzungen, Hausaufgaben vergessen, Vereinbarungen nicht einhalten, Unterlagen verlieren) Weise äußern. Der Einfachheit halber wollen wir hier, wie im deutschsprachigen Raum üblich, auf den Begriff des Widerstands für solche Phänomene zurückgreifen. Für den Therapeuten können solche Zeichen des Widerstands als Hinweis darauf gedeutet werden, dass er den jeweiligen Interaktionsprozess noch einmal auf Unstimmigkeiten oder Missverständnisse prüfen sollte. Grundsätzlich gilt diesbezüglich die Regel „Störungen

Widerstand nicht ignorieren

haben Vorrang“, also den Widerstand nicht zu übergehen, sondern in irgendeiner Form darauf einzugehen. Im besten Fall sollte aufkommender Widerstand so behandelt werden, dass er schnell wieder abklingt. Dies ist unserer Ansicht nach aus zwei Gründen von großer Bedeutung: Einmal wäre es dysfunktional, wenn der Patient sich zunehmend in die Beibehaltung des Status quo „hineinredet“ und seine diesbezügliche Meinung festigt. Außerdem sollte ein ambivalenter Patient nicht das Gefühl haben, sein (Problem-)Verhalten vor seinem Therapeuten rechtfertigen zu müssen, da dieses Interaktionsproblem die inhaltliche Auseinandersetzung mit der Pro- und Contra-Seite ungünstig beeinflussen würde.

Implizites und explizites Reagieren

Der Therapeut kann dafür zunächst einmal *implizit* vorgehen und durch einen geschickten Umgang mit dem Widerstand bildlich gesprochen „die aufkommenden Wogen“ durch Gesprächsführungstechniken „glätten“. In solchen Fällen wird das eigentliche Problem nicht expliziert, also nicht offen zum Thema gemacht. Dafür bietet sich insbesondere das aktive Zuhören mit all seinen Abwandlungen an. Häufig nehmen allein diese Vorgehensweisen bereits „den Wind aus den Segeln“ und beseitigen mögliche Missverständnisse.

In bestimmten anderen Fällen mag es dagegen sinnvoller sein, das Problem *explizit* zu thematisieren, insbesondere bei sehr starkem bzw. wiederholt aufkommendem Widerstand. Mögliche Techniken dafür sind z. B. das Entschuldigen, das Wiederherstellen der Freiheit oder das Übernehmen von Verantwortung durch den Therapeuten. Die Übergänge zwischen dem impliziten und expliziten Vorgehen sind fließend.

Im Rahmen der Gesprächsführung bieten sich zum Umgang mit Widerstand einige Strategien an, die im Folgenden beschrieben werden.

4.1.6.1 Reflektierendes Zuhören

Eine einfache und gute implizite Möglichkeit bietet zunächst das bereits oben beschriebene aktive bzw. reflektierende Zuhören. Verhaltensweisen und Äußerungen des Patienten können durch den Therapeuten paraphrasiert werden, was verhärtete Fronten durch die gleichzeitige Vermittlung von Empathie, Akzeptanz, Wertschätzung und Interesse an der Person aufzuweichen vermag. Das reflektierende Zuhören stellt eine deeskalierende Alternative zum „Righting Reflex“ (z. B. Gegenargumente nennen) dar, welcher beim Therapeuten durch Widerstand getriggert werden könnte.

Reflektierendes Zuhören deeskaliert

Beispiele

Pat.: Meine Schmerzen haben eine körperliche Ursache. Ich weiß gar nicht, was ich bei Ihnen soll, Sie sind ja Psychologe.
Th.: Sie denken, dass Ihnen nur eine ärztliche Behandlung weiterhelfen könnte, nicht aber eine Psychotherapie.

Pat.: Ich kann jederzeit mit dem Kiffen aufhören, wenn ich will.
Th.: Sie haben das Kiffen unter Kontrolle.

Pat.: Ich vertrage deutlich mehr Alkohol als die meisten anderen, die ich kenne.
Th.: Sie sind stolz darauf, dass Sie so trinkfest sind.

Pat.: Mein Arzt sagt, ich soll zur Beratung gehen. Ich weiß nicht, was ich hier soll.
Th.: Sie sehen keinen Sinn in diesem Termin heute und würden Ihre Zeit lieber anders nutzen.

Pat.: Mein Problem ist eigentlich nur meine Mutter, die unbedingt wollte, dass ich zu einer Psychotherapie gehe.
Th.: Sie ärgern sich über Ihre Mutter und darüber, dass sie Sie hierhergeschickt hat.

Besonders nützlich für das weitere Vorgehen ist es, wenn sich durch die Reflexion ein Ansatzpunkt für den „Change Talk" finden lässt, wie bereits oben beschrieben. Dafür kann, falls Argumente für die Veränderung in der Patientenaussage erkennbar sind, die Ambivalenz widergespiegelt werden (vgl. Kapitel 4.1.4). Danach könnte die Pro-Veränderungs-Seite (im Beispiel kursiv gedruckt) zur Förderung des „Change Talk" in Form einer offenen Frage wiederaufgegriffen werden, beispielsweise folgendermaßen:

Beispiel

Pat.: Jetzt aber mal ehrlich: Ihr Vorschlag klingt ja sehr *vorbildlich*, aber das macht doch keiner wirklich so, oder? Nachts, wenn man nicht schlafen kann, aufstehen und das schöne warme Bett verlassen, wer will das denn? Niemand!
Th.: Einerseits halten Sie die Methode für absolut weltfremd, weil Sie sich nicht vorstellen können, dass das irgendjemand freiwillig macht. Anderseits schließen Sie nicht aus, dass das Aufstehen auch einen positiven Effekt haben könnte. *(Reflexion)* Warum könnte die Vorgehensweise Ihrer Ansicht nach trotzdem sinnvoll sein, mal angenommen, man würde sie in der Form durchführen? *(„Change Talk"-Förderung)*

4.1.6.2 Sich entschuldigen

Bemerkt der Therapeut, dass er seinem Patienten offensichtlich durch eine Aussage zu nahegetreten ist oder etwas Unbeabsichtigtes in ihm ausgelöst hat, kann er sich dafür explizit entschuldigen. Dies besänftigt in der Regel aufkommende „Wogen" und ermöglicht so relativ schnell ein weiteres inhaltliches Arbeiten.

Beispiel

Pat.: Sie wissen doch überhaupt nicht, was ich alles durchgemacht habe und wie schlecht es mir manchmal geht!
Th.: Bitte entschuldigen Sie! Ich habe den Eindruck, dass Sie sich von mir nicht richtig verstanden fühlen. Das tut mir leid, denn ich möchte Sie und Ihre Situation sehr gerne richtig verstehen.

4.1.6.3 Wiederherstellen der Freiheit

Reagiert der Patient an irgendeiner Stelle im Gespräch wie in die Enge getrieben, als ob er zu etwas gedrängt oder ihm die „Pistole auf die Brust gesetzt“ worden wäre, so lässt dieses Verhalten auf Reaktanz schließen. Es bedarf dann einer Wiederherstellung des Freiheitsspielraums durch den Therapeuten, wenn keine weiteren interaktionellen Probleme im therapeutischen Arbeitsbündnis riskiert werden sollen. Dies kann der Therapeut auf einfache Art und Weise erreichen, indem er die Autonomie des Patienten betont und klarstellt, dass die letzte Entscheidung immer bei ihm liegt.

Autonomie betonen

Beispiel

Pat.: Ich werde mir weiterhin so oft die Hände waschen, wie ich es will. Dabei bleibt es und damit basta!

Th.: Es ist letztlich natürlich allein Ihre Entscheidung, was Sie tun und lassen wollen. Alles, was wir hier besprechen, hängt schlussendlich ganz von Ihnen ab. Ich werde Sie zu nichts drängen, was Sie nicht wollen. Das ist absolut nicht meine Absicht.

4.1.6.4 Als Therapeut die Verantwortung übernehmen

Bemerkt der Therapeut, dass Widerstand aufgrund einer Überforderung des Patienten aufkommt, kann er diesen leicht verringern, indem er die Verantwortung dafür übernimmt. Der Therapeut kann sich sprichwörtlich selbst „den Schuh anziehen“ für beispielsweise zu hoch gesteckte Ziele.

Beispiel

Pat.: Ich soll mir nach dem Toilettengang bei der Expo gar nicht die Hände waschen? Wie stellen Sie sich das vor, von null auf 100? Das kommt gar nicht infrage!

Th.: Bitte entschuldigen Sie! Ich bin scheinbar etwas voreilig vorausgeprescht. Da hätte ich besser auf Sie aufpassen müssen und es ist gut, dass Sie hier Widerspruch einlegen.

4.1.6.5 Reframing

Manchen negativen Aussagen des Patienten lässt sich, aus einer anderen Perspektive betrachtet, auch etwas Gutes abgewinnen. Diesen Aspekt einer Aussage kann man Patienten im Gespräch rückmelden, was als „Reframing“ (= in einen neuen Rahmen gesetzt) bezeichnet wird bzw. das Umdeuten einer Aussage bedeutet. Die Methode wird häufig mit dem „Das Glas ist halb leer“ bzw. „Das Glas ist halb voll“-Beispiel verdeutlicht.

Beispiel

Pat.: Ständig nerven mich meine Kommilitonen mit der Frage, ob ich heute mit Ihnen in die Mensa essen komme.
Th.: Das ärgert Sie. Und gleichzeitig klingt es so, als ob Sie an der Uni Freunde haben, die Sie auch außerhalb des Lernens gerne dabeihätten.

4.1.6.6 Zustimmen auf einer höheren Ebene

In manchen Patientenaussagen lassen sich hierarchisch übergeordnete Probleme des Patienten erkennen. Ein Patient fordert beispielsweise häufig längere Therapiesitzungen aufgrund akuter Anliegen ein, mit denen er eigentlich das übergeordnete Bedürfnis nach Bindung befriedigen möchte. An solchen Aussagen wird deutlich, dass es dem Patienten letztlich nicht (nur) um das ursprüngliche Thema geht, sondern (auch) um ein damit verknüpftes, allgemeineres Problem (vgl. Kasten „Psychologische Grundbedürfnisse“ auf S. 13).

Die Schwierigkeit, ein bestimmtes dysfunktionales Problemverhalten aufzugeben, kann häufig besser im Zusammenhang mit der Bedeutung des Verhaltens für die Grundbedürfnisse nachvollzogen werden. Diese höhere Ebene (z. B. Bedürfnis nach Bindung) lässt sich therapeutisch in der Regel auch leichter validieren und normalisieren als die Ebene des konkreten Verhaltens (z. B. Versuch, über schlanke Figur Attraktivität zu steigern). Dies kann im Kontext bestimmter Widerstandsäußerungen genutzt werden, indem der höheren Ebene, nicht aber der konkreten Verhaltensebene, zugestimmt bzw. diese validiert wird. Im folgenden Beispiel wird so das Problemverhalten (z. B. stark restriktives Essen) auf der Ebene des Bedürfnisses nach Bindung verstanden:

Gefährdet erlebte Grundbedürfnisse

Beispiel

Pat.: Sie meinen, ich wiege zu wenig und sollte zunehmen? Wissen Sie, was ich mir da von meinem Partner anhören kann, wenn ich zunehme? Der hat keine Lust auf eine dicke Freundin.
Th.: Ihnen macht nicht das Zunehmen an und für sich Angst. Sie haben insbesondere die Sorge, dass eine Gewichtszunahme Ihre Partnerschaft negativ beeinflussen könnte. Diese Sorge kann ich gut nachvollziehen, denn Ihr Freund ist Ihnen als enge Bezugsperson natürlich sehr wichtig.

4.1.6.7 Den „Ball zuspielen“, damit der Patient aktiv wird

Als ein häufiges Problem im Rahmen der motivationalen Arbeit mit Patienten kann man das „Ja aber ...“-Phänomen betrachten. Dieses ist meistens dann zu beobachten, wenn die Therapiemotivation für ein grundsätzliches Aufsuchen der Therapie (wie zur Therapiesitzung zu erscheinen, sich bezüglich der besprochenen Themen zu öffnen etc.) gegeben ist (Handlungsphase), die Änderungsmotivation für das aktuell im Fokus stehende Kernproblem (z. B. Gewicht zunehmen bei Anorexia nervosa, weniger Alkohol trinken bei Substanzkonsumstörungen, mehr Sport treiben bei Übergewicht) aber deutlich geringer ausgeprägt ist (eingeschränktes Problembewusstsein oder Nachdenklichkeit). In dem Fall liegt zwar eine Therapiemotivation vor, jedoch keine Änderungsmotivation, was für die Therapie einen großen Unterschied macht.

Therapiemotivation vs. Änderungsmotivation

Viele Therapeuten sehen sich unserer Erfahrung nach in dieser Situation unter Zugzwang und werden selbst deutlich aktiver als der Patient (Therapeut in Handlungsphase, Patient in Phase des [eingeschränkten] Problembewusstseins). Macht der Therapeut nun viele Vorschläge bzw. versucht, die Handlung zu initiieren, lehnt der Patient diese Bemühungen und Ideen in der Regel ab. Pro- und Contra-Argumente reinszenieren sich in den beiden Akteuren, wobei jeder eine andere Seite einnimmt: Der Therapeut für die Veränderung, der Patient für die Beibehaltung des Status Quo. Miller und Rollnick (2015) sprechen hier auch von dem „Righting Reflex“, welcher Reaktanz auslöst und den „Sustain Talk“ festigt.

„Change Talk“ durch Patient

Für den Therapeuten ist es daher wichtig, nicht zu sehr in Richtung der Veränderung zu drängen. Er muss die Rollen tauschen und dafür die Verantwortung bzw. den „Ball“ für weitere Entscheidungen und Vorschläge bezüglich der nächsten Schritte an den Patienten „abspielen“ oder sprichwörtlich gesagt den „Spieß umdrehen“. Der Patient sollte in eine aktivere Rolle versetzt werden, nicht der Therapeut sollte weiter aktiv sein.

Beispiel

Pat.: Das habe ich alles schon ausprobiert, es funktioniert einfach nicht.

Th.: Sie sind eigentlich schon alle Möglichkeiten durchgegangen. Es gibt scheinbar keine andere Lösung mehr für Sie. *(Reflexion)* Wenn ich mir das so anhöre, fällt mir gerade auch nichts mehr ein. Aber Sie wissen wahrscheinlich am besten, was Sie schon ausprobiert haben und was nicht. Fällt Ihnen vielleicht doch noch etwas ein, was helfen könnte, was wir übersehen haben?

Patient „abholen“, wo er steht

Der Therapeut holt den Patienten bildlich gesprochen „dort ab, wo er steht“. Er lässt sich auf die aktuelle Phase der Veränderung des Patienten ein, ist ihm nicht schon einen Schritt voraus, sondern „bleibt eher hinter ihm“. Funktioniert dies und der Patient kommt aus der ablehnenden, passiven Rolle in eine aktivere, lässt sich in der Regel gut ein weiterer, daran anknüpfender „Change Talk“ evozieren.

Kontraindiziert ist dieses Verhalten im Falle von großer Hoffnungslosigkeit oder Demoralisierung auf Seiten des Patienten z. B. im Rahmen von depressiven Verstimmungen oder bei möglichen suizidalen Tendenzen.

4.1.6.8 Sich als Therapeut mit auf die Contra-Veränderungs-Seite stellen

Sich als Therapeut mit auf die Contra-Veränderungs-Seite zu stellen ist im Prinzip eine Weiterführung des „Ballzuspielens". Es scheint in manchen sehr hartnäckigen Fällen ein Ansatzpunkt zu sein, sich argumentativ auf die Seite des Patienten (bzw. die Contra-Veränderungs-Seite) zu stellen. In dem Fall stimmt der Therapeut dem Patienten ansatzweise zu, z. B. dass eine Veränderung unter den aktuellen Gegebenheiten möglicherweise kaum machbar ist (z. B. „Vielleicht ist es dann tatsächlich am besten, alles beim Alten zu belassen"). Diese Methode mag dann eine Option darstellen, wenn es sehr schwerfällt, den Patienten anderweitig aus seiner passiven Rolle herauszulocken und der Patient der Therapie grundsätzlich wenig Chancen einräumt. Im besten Fall argumentiert ein ambivalenter Patient dann doch noch für die Pro-Veränderungs-Seite.

„Letzte-Chance"-Methode

Beispiel

Pat.: Wirklich, Sie können mir glauben! Das habe ich alles schon ausprobiert, es funktioniert einfach nicht.

Th.: Sie sind eigentlich schon alle Möglichkeiten durchgegangen. Es gibt scheinbar keine andere Lösung mehr für Sie. *(Reflexion)* Wenn ich mir das so anhöre, fällt mir gerade auch nichts mehr ein. Vielleicht sollten Sie einfach alles so belassen, wie es ist, und sich nicht weiter mit der Suche nach einer nicht vorhandenen Lösung quälen.

Diese Vorgehensweise mag etwas befremdlich wirken und ist unserer Ansicht nach auch mit Bedacht anzuwenden. Sie sollte nicht mit der paradoxen Intervention verwechselt werden und sie ist auch nicht ironisch oder sarkastisch gemeint. Hier sei auf die im Rahmen der klientenzentrierten Gesprächsführung (Rogers, 1946) definierten notwendigen und hinreichenden Bedingungen für eine „konstruktive Veränderung" verwiesen (Wertschätzung/Akzeptanz, Empathie und Echtheit/Kongruenz), insbesondere, dass der Therapeut die Aussage „echt" meint.

Echtheit des Therapeuten

Außerdem sollte die Technik erst nach einer gewissen Zeit der Exploration/des Verständnisses bzw. des Beziehungsaufbaus angewandt werden und nicht etwa zu Beginn des Erstgesprächs ihren Einsatz finden. Eine solche Zustimmung zur scheinbaren Unveränderlichkeit stellt zu einem früheren Zeitpunkt vermutlich nur eine dysfunktionale Bestätigung für Änderungsresistenz dar. Die beste Wirkung entfaltet die Methode voraussichtlich beim Vorliegen von starker Ambivalenz. Abraten von diesem Vorgehen würden wir insbesondere bei schwer depressiven oder hoffnungslosen Patienten und natürlich auch in suizidalen Krisen, aber auch bei dependenten Personen.

4.1.6.9 Advocatus Diaboli

Mit dem Ausdruck „Advocatus Diaboli“ wird die rhetorische Strategie eines Redners bezeichnet, ganz bewusst die Gegenposition einzunehmen. Letztlich zielt die Gesprächstechnik jedoch darauf ab, die Gegenseite bzw. Gegenargumente zu widerlegen.

Advocatus Diaboli nur bei guter Therapiebeziehung

Der „Advocatus Diaboli“ kann in diesem Sinne zur gezielten Provokation eingesetzt werden. Dabei ist der Begriff „provokativ“ im herausfordernden oder herauslockenden Sinne gemeint und nicht als „beleidigend“ oder „verletzend“ falsch zu verstehen. In der Regel sollte die Technik aber nur bei einer gut funktionierenden Therapiebeziehung genutzt werden, sodass sie vom Patienten mit Humor genommen werden kann. So kann der Therapeut beispielsweise dysfunktionale Verhaltensweisen (z.B. selbstschädigendes Verhalten) des Patienten in einer Form persiflieren, dass beide darüber lachen können:

Beispiel

Pat.: Ich habe gestern Abend nach Ansicht meiner Kollegen aufgrund meines Alkoholpegels die Weihnachtsfeier gesprengt, was auch immer das genau heißen mag. Eigentlich habe ich nur versucht, ein bisschen Stimmung in die Bude zu bringen!

Th.: Da will man einmal Spaß haben, allen eine Freude machen und versucht sich nach ein paar Bier als professioneller Entertainer auf der Weihnachtsfeier, und dann findet das noch nicht einmal den kleinsten Funken von Anerkennung und Dankbarkeit!

Pat.: *(lacht)* Naja, Anerkennung und Dankbarkeit wäre vielleicht auch etwas hoch gegriffen, wenn man bedenkt, dass ich zumindest einem Kollegen mein halbes Bier über die Hose gekippt habe.

4.1.6.10 Ein Thema ruhen lassen

„Auszeit“ anstatt Verhärtung

Bezüglich mancher Themen kann sich innerhalb eines Gesprächsabschnitts herauskristallisieren, dass Patient und Therapeut auf keinen gemeinsamen Nenner kommen. Diese Gegebenheit muss nicht bedeuten, dass die beiden sich für diesen Punkt im Laufe der Therapie gar nicht mehr einig werden, sondern kann letztlich auch einfach auf ungünstige situative Rahmenbedingungen zurückzuführen sein (z.B. schlechter Zeitpunkt, ungünstige Ausgangssituation). In solch einem Fall bietet es sich an, den Fokus auf ein anderes Thema zu verschieben und das ursprüngliche, kritische Thema – im Sinne einer „Auszeit“ – eine Zeit ruhen zu lassen.

Würde der Therapeut auf die weitere Besprechung des ursprünglichen Themas bestehen, riskierte er möglicherweise eine Diskussion mit dem Patienten, die wiederum die Beziehung belasten oder zu Reaktanz führen könnte. Es würde dann vermutlich nicht mehr um die Inhalte an sich gehen, sondern um einen mehr oder weniger ausgeprägten Konflikt zwischen dem Patienten und dem Therapeuten (Interaktionsproblem).

Beispiel

Pat.: Frühstücken und Mittagessen gehören für mich zu einem normalen Essverhalten dazu. Das will ich gerne als Ziel im Rahmen der Therapie anstreben. Aber jeden Tag ein Abendessen zu mir nehmen? Nein, das kann ich mir irgendwie gerade nicht vorstellen. Auf dieses Ziel möchte ich mich nicht einlassen.

Th.: Ich bin mir nicht sicher, zu welchem Ergebnis wir für diesen Punkt kommen werden. Lassen Sie uns das hier doch vorerst so stehen lassen und später noch einmal aufgreifen. Ich würde jetzt zunächst gerne mit Ihnen über einen anderen Punkt sprechen, nämlich den Einfluss der Essstörung auf Ihre Partnerschaft.

Zu einem späteren Zeitpunkt bzw. einer späteren Therapiesitzung wiederaufgegriffen sind die situativen Rahmenbedingungen vielleicht günstiger und es lässt sich ohne beziehungsschädigende Diskussionen an dem Punkt weiterkommen:

Beispiel

Pat.: Mein Magen hat letzten Abend im Bett so geknurrt, dass ich nicht einschlafen konnte. Das war nicht schön. Mit leerem Magen einschlafen kann ich nicht gut.

Th.: Es hat sie gestört, dass Sie gestern Abend nicht einschlafen konnten, weil Sie so hungrig waren. *(Reflexion)* Wie würden Sie denn den Nutzen eines regelmäßigen Abendessens nach dieser Erfahrung gestern Abend beurteilen?

Pat.: Wahrscheinlich ist es einfach notwendig.

4.1.7 Um Erlaubnis bitten

Nachfragen mindert Reaktanz

Sollte der Therapeut über die Gesprächsführung hinaus Interventionen im Umgang mit Widerstand für sinnvoll erachten, ist das Einholen einer Erlaubnis für diese Interventionen eine einfache, aber sehr wirkungsvolle Methode. Bei der Vermittlung von Informationen (vgl. Kapitel 4.2.2.1.2) wird durch eine kurze Nachfrage zu Beginn – anders als beim unvermittelten „Überstülpen" einer Information – mögliche Reaktanz gemindert. Der Therapeut trifft so auf eine deutlich größere Bereitschaft für die Informationsaufnahme. Er stößt in der Regel bildlich gesprochen auf „offene Türen" beim Patienten.

Als Leitregel kann hier das Prinzip „nachfragen – Informationen anbieten – nachfragen" genutzt werden, wobei die Information natürlich nur im Falle einer Zustimmung durch den Patienten gegeben werden sollte, z. B.:

Wären Sie interessiert daran, zu diesem Punkt ein paar Informationen zu bekommen? *(Nachfragen)* Das Normalgewicht bei Frauen liegt laut der Deutschen Gesellschaft für Ernährung (DGE) im BMI (Body-Mass-Index)-Intervall von 19 bis 24 kg/m². *(Informationen anbieten)* Was halten Sie davon? Wie kommt Ihnen das vor? *(Nachfragen)*

Über neue Information ins Gespräch kommen

Durch die abschließende Nachfrage kann der Therapeut den Patienten die neue Information im Kontext seiner persönlichen Ansichten evaluieren lassen und wird somit direkt wieder „ins Boot" geholt. Therapeut und Patient können nun über die neue Information ins Gespräch kommen, wofür abermals die bereits erwähnten Gesprächsführungstechniken eingesetzt werden sollten. Der Therapeut sollte die Gedanken des Patienten durch aktives Zuhören wiederaufgreifen, ggf. mit offenen Fragen weitere Gedanken explorieren und bei veränderungsablehnenden Aussagen die „Wogen glätten" (Umgang mit Widerstand). Im Idealfall werden durch die neue Information auch „Change Talk"-Äußerungen evoziert, welche es dann, wie bereits oben beschrieben, zu fördern gilt.

4.1.8 Geleitetes Entdecken

Die verhaltenstherapeutische Gesprächsführungstechnik des „geleiteten Entdeckens" soll den Patienten in die Lage versetzen, selbst auf Zusammenhänge (z. B. zwischen Gedanken und Gefühlen) aufmerksam zu werden. Wir empfehlen den Einsatz insbesondere für den Übergang von der Phase des eingeschränkten Problembewusstseins zur Nachdenklichkeit, beispielsweise bei der Erläuterung eines Störungsmodells (vgl. Kapitel 4.2.2.1.4). Der Therapeut „lenkt" den Patienten durch gezieltes Fragen, was ihn auf bestimmte Erkenntnisse stoßen lassen soll.

Zusammenhänge entdecken

Das Vorgehen verringert die Gefahr, dass der Therapeut als „Besserwisser" dasteht und den Patienten durch Frontalunterricht in eine passive Rolle versetzt. Indem der Patient selbst aktiv wird und Zusammenhänge benennt, ist aufkommender Widerstand außerdem unwahrscheinlich. Häufig werden dafür bewährte Modelle als Gesprächsleitfaden bzw. Orientierung für den Therapeuten genutzt, deren Komponenten mit den Inhalten des Patienten gefüllt werden (z. B. Störungsmodelle, Vier-Felder-Schemata zu Vor- und Nachteilen eines Verhaltens mit kurz- und langfristiger Perspektive).

Hier ein Beispiel für das geleitete Entdecken im Fall einer Panikstörung, bei dem sich der Patient erstmalig mit den psychischen Aspekten seines Problems auseinandersetzt:

Beispiel

Th.: Wenn Sie eine Panikattacke erleiden, womit beginnt diese in der Regel? Was bemerken Sie als Erstes?

Pat.: In den meisten Fällen merke ich auf einmal, dass mein Herz plötzlich ganz schnell schlägt. [Modellkomponente „Körperliche Symptome"]

Th.: Sie haben also das körperliche Symptom „Herzklopfen" und nehmen diese Veränderung in Ihrem Körper wahr. [Modellkomponente „Wahrnehmung"] Und wie geht es dann weiter, was geht Ihnen in dem Moment durch den Kopf?

Pat.: Ich denke mir meistens, dass ich bestimmt einen Herzinfarkt erleide. Und dass mein letztes Stündlein geschlagen hat. [Modellkomponente „Gedanke: Gefahr"]

Th.: Sie bewerten das, was in dem Moment passiert, also als eine große Gefahr für sich. Sie sehen sich in Lebensgefahr schweben. Wenn Sie diese Gedanken haben, wie fühlen Sie sich dann dabei?

Pat.: Ich habe einfach wahnsinnige Angst. Mehr als Angst sogar: Panik! [Modellkomponente „Angst"]

Th.: Und wozu führt diese Panik? Was macht sie mit Ihrem Körper?

Pat.: Ich schwitze und habe das Gefühl, keine Luft mehr zu bekommen. [Modellkomponente „Physiologische Veränderungen"]

Th.: Das heißt, die Angst, die Sie erleben, führt letztlich zu noch weiteren, körperlichen Symptomen. [Modellkomponente „Körperliche Symptome"]

Pat.: Ja, das stimmt.

Th.: Wenn ich einmal versuchen darf, das Ganze als einen Kreislauf aufzuzeichnen: Könnte man dann sagen, dass sich hier der Kreis schließt, oder wie sehen Sie das?

Pat.: Ja, das könnte man so sagen.

Th.: Und wie kommt Ihnen dieser aufgezeichnete „Teufelskreis" insgesamt vor? Inwiefern können Sie sich darin wiederfinden?

Pat.: Er beschreibt meine Probleme eigentlich ziemlich gut auf den Punkt gebracht.

Th.: Schön, dass wir das dann scheinbar so klar auf dem Tisch haben. Ich würde dieses Modell gerne nutzen, um in den nächsten Sitzungen mit Ihnen daran anzuknüpfen.

4.1.9 Transparenz

Patient aufklären

Transparenz meint, den Patienten über Therapieinhalte, Vorgehensweisen etc. aufzuklären und Einblicke in bestimmte Zusammenhänge zu ermöglichen. Der Therapeut erläutert hierfür bei Bedarf beispielsweise, welchen Nutzen bestimmte Therapieanteile (z.B. Hausaufgaben) mit sich bringen. Transparenz erhöht die Compliance und regt „Hilfe zur Selbsthilfe" an, weil der Patient mit diesem Verständnis aktiver am Prozess teilnehmen kann. Außerdem beugt Transparenz (z.B. über die Rahmenbedingungen der Therapie) auch Widerstand dadurch vor, dass Missverständnisse vermieden oder schwierige Situationen vorweggenommen und vorab geklärt werden, ohne dass es zu negativen Gefühlen oder Enttäuschungen auf Seiten des Patienten kommt. Dies kann beispielsweise dann hilfreich sein, wenn das Setting oder die Leitlinien der Behandlung bestimmte Regeln/Empfehlungen bedingen (z. B. eine ambulante Therapie für Essstörungen ab einem Mindest-BMI von 15 kg/m^2 oder wenn die psychotherapeutische Behandlung eines bestimmten Störungsbildes eine ärztliche Mitbehandlung bedarf).

Konkrete Interventionen, die in starkem Zusammenhang mit Transparenz in der Gesprächsführung stehen, sind z. B. Informationsvermittlung/Psychoedukation, die Vermittlung von Störungsmodellen oder die Rückmeldung bestimmter individueller Daten (vgl. Kapitel 4.2).

4.1.10 Zusammenfassungen

Komprimierte Informationen

Zusammenfassungen werden für die Gesprächsführung sowohl in der Verhaltenstherapie als auch als vierte Kernkompetenz der „OARS" im MI betont. In einer Zusammenfassung werden Informationen über einen längeren Gesprächsabschnitt zusammengeführt und rückgemeldet. Man kann in gewisser Hinsicht auch von Paraphrasen oder Reflexionen über einen längeren Abschnitt sprechen (vgl. Kapitel 4.1.1), z. B.:

- Wenn ich Ihr Anliegen noch einmal zusammenfassen darf, wünschen Sie sich Hilfe für Ihre Schwierigkeiten in zwischenmenschlichen Beziehungen. Diese belasten Sie nämlich gerade besonders im Umgang mit Ihrer älteren Tochter und Ihrer Vorgesetzten.
- Sie sehen also, wenn ich es richtig verstanden habe, zwei Hauptursachen für Ihre schlechte Stimmung: Die aktuellen Probleme in Ihrer Partnerschaft und das derzeit erhöhte Arbeitspensum in der Firma.

Die Technik kann dem Therapeuten Bedenkzeit für die Auswahl weiterer Interventionen verschaffen, aber insbesondere auch – für Therapeut und Patient – das Gespräch strukturieren und auf der Suche nach Lösungsansatzpunkten hilfreich sein. Ähnlich wie beim reflektierenden Zuhören wird die Selbstexploration insbesondere hinsichtlich einer abschnittsweisen Bilanzierung gefördert.

4.1.11 Soziale Verstärkung und Lob vs. Würdigung

Loben, Verstärken

Erst Patienten evaluieren lassen

Lob und *soziale Verstärkung* sollen im Sinne operanter Konditionierung die Auftretenswahrscheinlichkeit wünschenswerter Verhaltensweisen erhöhen. Grundsätzlich ist es dabei empfehlenswert, zuerst den Patienten evaluieren zu lassen, ob er ein Verhalten als zielförderlich erlebt, bevor der Therapeut möglicherweise ein nicht vom Patienten als zielförderlich erlebtes Verhalten für gutheißt:

Beispiel

Th.: Sie sind bezüglich Ihrer Entscheidung scheinbar ein Stück weitergekommen. Wie finden Sie das, wie geht es Ihnen damit?
Pat.: Es geht auf jeden Fall in die richtige Richtung. Es fühlt sich gut an.
Th.: Sehr schön! Das freut mich.

Stärken und Bemühungen anerkennen

Die im MI beschriebene *Würdigung* (auch eine in den „OARS" definierte Kernkompetenz) ist davon abzugrenzen (vgl. Tabelle 8). Hier wird ein Lob als im Widerspruch zu der grundsätzlichen therapeutischen Haltung verstanden, da der Therapeut sich durch diese Bewertung über den Patienten stellen würde. Durch eine Würdigung dagegen wird der Patient ermutigt, indem seine Stärken und Bemühungen anerkannt und unterstützt werden.

Häufig beginnen diese Aussagen mit einem „Sie ..." (= der Patient) und beschreiben eine Wahrnehmung des Therapeuten ohne Wertung. Würdigungen überschneiden sich dadurch auch häufig mit Paraphrasen. Hier ein paar Beispiele:

- Da haben Sie bisher ja schon einiges an Anstrengungen auf sich genommen!
- Sie haben es scheinbar oft nicht leicht gehabt im Leben.
- Auf diese Art haben Sie zumindest eine kurzfristige Lösung für Ihr Problem gefunden.

Tabelle 8: Würdigung vs. Lob

Würdigung	Lob
• eher wahrnehmend (bemerken, wertschätzen)	• eher wertend (verstärken, fördern)
• eher übergeordnet als Wertschätzung und Respektierung der ganzen Person bzw. ihrer Situation genutzt	• eher verhaltenssteuernd auf Ziele der Person ausgerichtet eingesetzt
Patienten-Beispiel: „Der Alkohol stellt manchmal die einzige Lösung für mich dar."	
... als Würdigung denkbar: *Th.:* Sie haben im Alkohol ein Ventil für sich gefunden.	... als Lob *nicht* denkbar: *Th.:* Super, dass Sie im Alkohol ein Ventil für sich gefunden haben.

4.1.12 Der Umweg über andere Perspektiven als Einstiegshilfe ins Thema

Der Gesprächseinstieg über die Perspektive anderer Personen bietet sich insbesondere dann an, wenn der Patient selbst keine oder nur sehr geringe Problemeinsicht zeigt. Von einer solchen Ausgangslange kann in der Regel bei Fremdmotivation ausgegangen werden bzw. wenn eine vornehmlich extrinsische Motivation besteht. Dann ist es (beispielsweise im Erstgespräch) zunächst bedeutsam, überhaupt bezüglich des relevanten Themas ins Gespräch zu kommen. Im Idealfall wird als übergeordnetes Ziel ein akzeptabler Behandlungsauftrag für eine weitere Sitzung abgeleitet. Die Gesprächsführung durch die hier aufgeführten Methoden zielt wiederum auf Aussagen des Patienten ab, die „Change Talk" beinhalten.

4.1.12.1 „Verbünden" gegen Dritte

Beim „Verbünden" gegen Dritte versucht der Therapeut, kurzzeitig eine Art Allianz mit dem Patienten einzugehen, die sich beispielsweise gegen denjenigen richtet, der den Patienten in die psychotherapeutische Behandlung geschickt hat. Dies sind im Falle fremdmotivierter Jugendlicher insbesondere die Eltern. Bei Erwachsenen können diesbezüglich der Partner, Freunde, Familienmitglieder oder auch Arbeitskollegen, Arbeitgeber sowie Vertreter des Gesundheits- oder Rechtssystems in Betracht kommen.

„Therapie-Vermittler" zufriedenstellen

Letztlich gilt es, die Frage zu klären, wie der jeweilige „Therapie-Vermittler" zufriedengestellt werden kann. Dabei können unterschiedliche Punkte in Betracht gezogen werden, die der ursprüngliche Initiator des Gesprächs möglicherweise für wichtig erachtet: Bestimmte Themen, die besprochen werden sollten; Informationen, die gegeben werden sollten; Unterlagen, die angesehen werden sollten; Ziele oder Pläne, die vereinbart werden sollten etc.

Beispiele

Pat.: Mein Arzt sagt, ich soll zur Therapie gehen. Er will mich nicht weiter untersuchen.
Th.: Was müssten wir beide denn dann heute hier tun, damit Ihr Arzt Sie wieder ernst nimmt?

Pat.: Mein Problem ist eigentlich nur meine Mutter, die unbedingt wollte, dass ich diesen Termin wahrnehme.
Th.: Und wie sollten wir deiner Vermutung nach heute den Termin im Sinne deiner Mutter nutzen, damit sie dich danach in Ruhe lässt?

Pat.: Mein Partner hat scheinbar keine Lust mehr, mit mir zu sprechen. Deshalb will er wohl, dass ich mit Ihnen rede.
Th.: Was sollten wir beide denn dann jetzt wohl besprechen, damit Ihr Partner sagt, dass unser Gespräch sinnvoll war?

4.1.12.2 Zirkuläres Fragen

Das zirkuläre oder auch triadische Fragen entstammt der systemischen Therapie und wurde ursprünglich für die Arbeit mit Familien entwickelt. Die Technik besteht darin, die Gefühle und Reaktionen, die Person A infolge des Verhaltens von Person B entwickelt, nicht direkt von A zu erfragen, sondern von einer dritten Person C (z. B. „Simon, was glaubst du, wie es deiner Mutter geht, wenn sie deinen Vater so verzweifelt sieht?“). Der Therapeut eröffnet durch diese Art der Frage die Möglichkeit, sich in andere Positionen hineinzuversetzen, indem Vermutungen über z. B. Meinungen, Wünsche und Bedürfnisse anderer Personen indirekt exploriert werden. Das systemische Fragen bietet sich somit an, um durch einen Perspektivwechsel neue Sichtweisen und Zugänge zu erhalten.

Reaktionen indirekt explorieren

Die Technik kann sowohl triadisch (Einbezug von drei Personen) als auch dyadisch (Einbezug von zwei Personen) angewandt werden. Insbesondere für das Einzelsetting ist die dyadische Adaptation häufig besser geeignet, z. B.:

Triadisch oder dyadisch

- Was würde Ihr Partner sagen, wenn Sie ihn nach der Ursache Ihres Problems fragen würden?
- Wie reagiert Ihre Schwester, wenn Sie von Ihrer Diät berichten?
- Was würde Ihr bester Freund davon halten, wenn er erfahren würde, dass Sie wieder Alkohol getrunken haben?
- Was würde Ihr Vater sagen, wer am ehesten die Verantwortung trägt, Sie zu heilen?

4.1.12.3 Beeinflussung der Beziehung zu einer wichtigen Bezugsperson

Nennt der Patient zwar selbst keinen Änderungsbedarf, spricht aber in dem Zusammenhang Probleme in einer ihm wichtigen Beziehung an, kann diese im Gespräch aufgegriffen werden. Abgesehen davon, dass der Patient natürlich um eine eigene Evaluation des Problems in der Beziehung gebeten werden kann, lässt sich auf der Metaebene der Einfluss auf die Beziehung insgesamt erfragen:

Beispiele

Pat.: Meine Freundin sagt, dass sie den Geruch meiner Kleidung nach dem Rauchen als sehr unangenehm empfindet.
Th.: Wie beeinflusst das Rauchen die Beziehung zu Ihrer Freundin?

Pat.: Blöd an der Essstörung ist halt nur, dass ich mich ständig mit meinen Eltern deshalb streite.
Th.: Inwiefern beeinflusst die Essstörung die Beziehung zu deinen Eltern?

Über den Weg der Beziehung kann in solchen Fällen ggf. der „Change Talk“ initiiert werden, wenn der Patient auf den negativen Einfluss zu sprechen kommt.

4.1.12.4 Anteile des Patienten „sprechen lassen"

Auch gewisse Anteile des Patienten können einen Perspektivwechsel ermöglichen. Beispielsweise können emotionale Reaktionen, Gedanken, körperliche Aspekte oder Verhaltensweisen aufgegriffen werden. Hier ein paar Beispiele (vgl. auch Kapitel 4.2.2.2.5):

- Wenn Ihre Tränen sprechen könnten, was würden sie zu all dem sagen? (Emotionen)
- Manchmal sind Sie sich also nicht ganz sicher: Was würde der Teil in Ihnen sagen, der manchmal zweifelt? (Gedanken)
- Wo Sie nun kurz nach einem Herzinfarkt stehen: Was würde Ihr Herz sagen, wenn es die Chance hätte, zu Wort zu kommen? (Körper)
- Nun haben Sie trotz aller Zweifel den Weg in die Therapie gesucht: Was würde der Anteil von Ihnen sagen, der hier hinkommen wollte? (Verhalten)

Auch andere, „gesunde" Anteile des Patienten können genutzt werden, z. B. verinnerlichte Bezugspersonen:

- Was würde Ihr verstorbener Vater dazu sagen?
- Was würden Sie sich für Ihre eigene Tochter diesbezüglich wünschen?

4.1.13 Zuordnung der Gesprächsführungstechniken zu den Phasen der Veränderung

Für die Gesprächsführung sowie für den Einsatz konkreter Interventionen ist es wichtig, dass der Therapeut sich der jeweiligen Phase der Veränderung des Patienten anpasst. Grundsätzlich gilt dabei, den Patienten „dort abzuholen, wo er steht", und nicht schon einen Schritt voraus zu sein. Das bedeutet für die Gesprächsführung, sich auf die Aussagen des Patienten bzw. seine Phase der Veränderung einzulassen und nicht zu schnell in Richtung der Veränderung zu drängen, insbesondere wenn sich der Patient noch im eingeschränkten Problembewusstsein oder in der Nachdenklichkeit befindet. Ist diese Passung nicht gewährleistet, muss mit vermehrtem Widerstand gerechnet werden. Unserer Erfahrung nach liegt eine solche, nicht gegebene Passung häufig dann vor, wenn die Phase der Veränderung, die der Therapeut für den Patienten annimmt (nämlich insbesondere die Handlungsphase), nicht mit der tatsächlichen Phase der Veränderung des Patienten (nämlich insbesondere eingeschränktes Problembewusstsein oder Nachdenklichkeit) übereinstimmt: Der Therapeut macht viele Vorschläge und versucht, die Handlung zu initiieren, während der Patient sich der Entscheidung für die Veränderung noch gar nicht klar ist und deshalb alle Bemühungen des Therapeuten aus unterschiedlichen Gründen ablehnt.

4.2 Konkrete Interventionen zur Steigerung der Änderungsmotivation

Die konkreten Interventionen lassen sich in phasenübergreifende und phasenspezifische Interventionen einteilen (vgl. Phasen der Veränderung, Abbildung 1 in Kapitel 2.3.1). Die phasenübergreifenden Interventionen sind während jeder Phase der Veränderung (Prochaska & DiClemente, 1984) mehr oder weniger relevant und in leicht variierter Form anwendbar. Die phasenspezifischen Interventionen lassen sich hinsichtlich ihres Einsatzes bestimmten Phasen der Veränderung zuordnen (vgl. z. B. „Matching-Hypothese" in Kapitel 2 oder Jones-Smith, 2016).

4.2.1 Phasenübergreifende Interventionen

In diesem Kapitel zu den phasenübergreifenden Interventionen möchten wir zunächst einen kurzen Überblick über Möglichkeiten zur Förderung der Selbstwirksamkeitserwartung geben, bevor wir ausführlich auf die Arbeit mit Zielen und Werten eingehen (s. a. Abbildung 2 auf S. 29).

4.2.1.1 Förderung der Selbstwirksamkeitserwartung

Unter Selbstwirksamkeitserwartung versteht Bandura (1977) die Überzeugung einer Person, schwierige Situationen oder Herausforderungen aufgrund eigener Kompetenzen erfolgreich bewältigen zu können; „... that one can successfully execute the behavior required" (Bandura, 1977, S. 193). Eine besonders wichtige Erkenntnis Banduras besteht darin, dass Menschen nur dann eine Handlung initiieren, wenn sie dafür genügend Selbstwirksamkeitserwartung aufweisen. Schätzen Patienten also die angedachte Veränderung, z. B. den Alkoholkonsum oder die Essstörung aufzugeben, als durchaus erstrebenswert ein, sehen sich aber aufgrund ihrer Ressourcen (eigene Kompetenzen, soziale Unterstützung usw.) nicht in der Lage, dieses Ziel zu erreichen, werden sie nicht für die Veränderung aktiv werden.

Zur Initiierung der Veränderung

Erwartungs-mal-Wert-Modelle

Erwartungs-mal-Wert-Modelle versuchen, die Entwicklung von Handlungsabsichten zu erklären. Die Motivation für ein Verhalten ist demnach das Produkt aus folgenden Faktoren:

- Erwartung, dass das Verhalten zu einem bestimmten Ergebnis führt (Wahrscheinlichkeit).
- Wert dieses Ergebnisses (Relevanz bzw. Ausmaß der Bedeutung).

Die Erwartung kann dabei sowohl positiv (Ergebnis: Motivation steigt) als auch negativ (Ergebnis: Motivation sinkt) sein. Je wichtiger jemandem ein bestimmtes Ergebnis ist (Wert) und je mehr derjenige glaubt, dass das Ziel – ggf. mit Anstrengung – erreichbar ist (Erwartung), desto höher ist die Motivation. Dahinter steht letztlich die Annahme, dass eine Person ihre Handlungen bewusst in Abhängigkeit von der subjektiv wahrgenommenen Erfolgswahrscheinlichkeit wählt, welche sie mit der Attraktivität des jeweiligen Ergebnisses „verrechnet". Allerdings wird eine schnelle und unbewusste „Berechnung" angenommen.

Derartige Modelle stehen in engem Zusammenhang mit dem Konstrukt der Selbstwirksamkeit, weil demnach für die Initiierung einer Veränderung auch die Erwartung bestehen muss, diese Änderung überhaupt vollziehen zu können: Ist einer der beiden Faktoren gleich „0", ist das Gesamtergebnis „0" und die Handlung wird demnach nicht initiiert.

Veränderungen müssen realisierbar erscheinen

Ein zur Veränderung motivierendes Ziel sollte demnach nicht unerreichbar schwierig bzw. unkontrollierbar sein (es sollte natürlich auch nicht zu einfach sein; vgl. Kapitel 4.2.1.2.1.2). Auch die Formulierung von Teilzielen, also das Herunterbrechen eines Ziels in mehrere Etappen, kann dafür hilfreich sein. Im Zusammenhang mit dem „stimmigen" Ziel wird auch von dem Goldilocks-Prinzip gesprochen, nämlich dem Prinzip des gesunden Mittelmaßes, wo es „gerade richtig" ist. „Gerade richtig" kann im übertragenen Sinne als stimmige Passung zwischen den Ressourcen (z. B. Fähigkeiten, Unterstützung in materieller oder sozialer Hinsicht) einer Person und den in einer Situation gestellten Anforderungen verstanden werden. Dabei kommt es auf die subjektive Einschätzung des Patienten (und nicht des Therapeuten) an, ob die angestrebte Veränderung realisierbar ist.

Ressourcenaktivierung und Lösungsorientierung

Der Therapeut kann den Patienten jedoch darin unterstützen, mehr Vertrauen in seine eigenen Möglichkeiten zu erlangen und so die Wahrscheinlichkeit erhöhen, dass eine Veränderung letztlich initiiert wird. Zu diesem Zweck lässt sich beispielsweise auf ressourcenorientierte bzw. ressourcenaktivierende Ansätze oder Interventionen aus der lösungsorientierten Kurzzeittherapie zurückgreifen.

Skalierungsfragen. Skalierungsfragen bieten als ressourcenorientierte Technik einen guten Ansatzpunkt, um den Fokus auf die Fähigkeiten einer Person zu richten. Das ausführliche Vorgehen ist unter Kapitel 4.2.2.1.5 dargestellt. Die Fragen müssten zur Förderung der Selbstwirksamkeit folglich auf das Erleben der eigenen Fähigkeiten zugeschnitten werden (z. B. „Auf einer Skala von 0 bis 10, wie überzeugt sind Sie da davon, dass Sie das gewünschte Verhalten ausführen können?").

Ausnahmen als „Change Talk" nutzen

Exploration von Ausnahmen. Bei der Thematisierung von Ausnahmen bewegen wir uns automatisch auf der Seite des „Change Talk" bzw. des „Confidence Talk" (z. B.: „Im Urlaub habe ich es abends irgendwie mehrmals hinbekommen, keinen Ess-Brechanfall zu haben/gelassener mit meinen Kindern umzugehen"; vgl. Kapitel 4.1.4). Werden dem Therapeuten solche Ausnahmen auf dem „Silbertablett serviert", sollte er sie durch genauere Exploration (z. B. hinsichtlich der relevanten Ressourcen) „ausschlachten“. Aber auch, wenn der Patient keinerlei Ausnahmen von sich aus benennt, können sie durch konkrete Nachfrage hervorgelockt werden. Grundsätzlich lässt sich dabei ein in den wesentlichen Bestandteilen dreistufiges Vorgehen empfehlen:

1. *Ausnahme aktivieren:* „An welche Ausnahmen von Ihrem Problem können Sie sich erinnern? Wann machen Sie etwas schon jetzt – wenn auch nur in Teilen – so, wie Sie es gerne machen möchten?“
2. *Identifizieren der Unterschiede zum „normalen“ Verhalten/Denken:* „Wie haben Sie das hinbekommen? Also was haben Sie dabei genau anders gemacht? Inwiefern haben Sie dabei anders gedacht als sonst?“
3. *Weiterführende Nutzung der identifizierten Ressourcen für Therapieziel:* „Wie könnte uns diese Fähigkeit von Ihnen bei der weiteren Verfolgung Ihrer Therapieziele helfen? Was können wir daraus lernen und wie können wir es weiter nutzen?“

Fortschritte als „Change Talk“ nutzen

Umgang mit Fortschritten. Wenn wir mit Patienten über Fortschritte sprechen, befinden wir uns – auf ganz ähnliche Art wie bei den Ausnahmen – ebenfalls auf der Seite des „Change Talk“ bzw. des „Confidence Talk“ (z. B.: „Bei der Party am Wochenende habe ich es zum ersten Mal geschafft zu widerstehen, als der Wunsch nach einer Zigarette aufkam und die anderen rauchen gegangen sind.“). Geht ein Verhalten bzw. eine Veränderung des Patienten in Richtung des angedachten Ziels, sollte der Therapeut dies loben bzw. würdigen (vgl. Kapitel 4.1.12). Dabei ist es sinnvoll, zuerst den Patienten eine Evaluation seines Verhaltens bzw. der Veränderung vornehmen zu lassen, indem man beispielsweise einen Bezug zu den Therapiezielen herstellt. Die Bezugnahme zu den Therapiezielen ist vor allem dann hilfreich, wenn der Patient selbst den Fortschritt gar nicht als solchen bewertet:

Evaluation über Therapieziele

Beispiel

Pat.: Gestern Abend habe ich meinem Chef gesagt, dass ich die Deadline bis Freitag nicht schaffen werde, sondern eine Woche mehr brauchen werde. Ich wusste zwar, dass er enttäuscht sein würde, und es tat mir auch leid, aber ich hatte einfach keine Energie mehr für eine weitere Nachtschicht.

Th.: Wie finden Sie es, dass Sie Ihrem Chef gestern Abend unter den Umständen mitgeteilt haben, dass Sie für das Projekt länger brauchen werden?

Pat.: Ich weiß nicht ... Es tat mir schon irgendwie gut und heute Morgen habe ich mich deutlich erholter gefühlt. Aber er ist immerhin mein Chef und es ist mir nicht leichtgefallen.

Th.: Wie passt es denn zu den Zielen, die wir für die Therapie vereinbart haben? Wir haben ja u. a. das Ziel „Bei meiner Tagesplanung mehr auf meine Bedürfnisse achten und anderen dafür auch mal eine Bitte abschlagen können“ formuliert.

Pat.: Ja, dafür ging das gestern Abend schon in die richtige Richtung. Ich habe das geschafft.

Th.: Das heißt, Sie haben für gestern Abend einen Fortschritt zu verzeichnen. Wenn ich Sie richtig verstanden habe, haben Sie im Sinne Ihrer Ziele gehandelt. Das freut mich für Sie.

Fortschritte internal attribuieren

So oder in ähnlicher Form sollten Fortschritte vom Therapeuten markiert werden. Sie können im Anschluss wie im Vorgehen mit Ausnahmen (siehe oben) beschrieben bearbeitet werden. Der Therapeut sollte dabei eine internale Fortschrittszuschreibung fördern (z.B.: „Was haben Sie selbst dazu beigetragen, dass es so gelaufen ist? Wie haben Sie das gemacht?"), damit der Patient Fortschritte nicht ausschließlich auf äußere Rahmenbedingungen oder Zufälle attribuiert.

Beobachtung alltäglicher Kompetenzen

Fokussierung von Stärken und vorhandenen Fähigkeiten. Häufig lenken Patienten ihre Aufmerksamkeit auf die Dinge im Leben, die sie nicht so „hinbekommen", wie sie es sich wünschen würden. Dies heißt allerdings nicht, dass sich keine Erfolge verzeichnen oder Fähigkeiten auffinden lassen. Die Wahrnehmung ist lediglich verzerrt, was sich negativ auf die Selbstwirksamkeitserwartung auswirken kann. Dieser Verzerrung kann durch Beobachtungsaufgaben entgegengewirkt werden. Positive Ereignisse/Erlebnisse bezüglich der eigenen Fähigkeiten sollten dafür vom Patienten fokussiert und protokolliert werden. Dabei sollte die Aufmerksamkeit insbesondere auf dem Kleinen und Alltäglichen liegen, nicht auf der Suche nach großen Leistungen/Erfolgen. Dies kann beispielsweise durch das Führen eines Positiv-Tagebuchs erfolgen, in welchem der Patient für jeden Tag seine positiven Erfahrungen bezüglich seiner eigenen Kompetenzen notiert. Auch ein Brainstorming zu eigenen Stärken und das Auflisten derselben kann der Verzerrung entgegenwirken. Wenn es dem Patienten sehr schwerfällt, eigene Fähigkeiten zu benennen, kann auch eine Umfrage zum Thema „Was denken andere darüber, was Sie gut können?" im engeren Bekannten- und Freundeskreis zurückgegriffen werden. Außerdem lässt sich die Fokussierung von persönlichen Fähigkeiten als „Confidence Talk" gut im Rahmen der Gesprächsführung fördern (vgl. Kapitel 4.1).

4.2.1.2 Die Arbeit mit Zielen und Werten

Ziele und Werte haben einen großen Stellenwert in unterschiedlichen Therapieverfahren, so auch im MI und der Verhaltenstherapie. Werte unterscheiden sich insofern von Zielen, als dass sie in der Regel langfristig, häufig ein Leben lang, bestehen bleiben und niemals – im Gegensatz zu Zielen – ganz erreicht oder „abgehakt" werden. Ziele sind dagegen vergleichbar mit Wegetappen, die absolviert werden, um das Leben nach bestimmten Werten auszurichten. So gesehen stellen Ziele die Operationalisierung von Werten dar. Die Arbeit mit Zielen ist somit im Vergleich zur Wertearbeit konkreter umrissen, während Letztere allgemeinerer Natur sein und in der Anwendung auch weiter gefasst zum Einsatz kommen kann.

4.2.1.2.1 Ziele

„Es ist keine Schande sein Ziel nicht zu erreichen, aber es ist eine Schande kein Ziel zu haben!"
(Frankl, 2006, S. 155)

Explizite vs. implizite Ziele

Innerhalb der motivationspsychologischen Forschung wird ein duales Motivsystem angenommen, welches sich in implizite, dem Bewusstsein nicht zugängliche *Motive* und selbstattribuierte explizite *Ziele* differenziert. Diese voneinander unabhängigen Subsysteme wirken laut der Theorie durch ihre Interaktion handlungsleitend und verhaltensregulierend.

Implizite Motive werden als unbewusste, handlungssteuernde Instanzen verstanden, welche – sofern sie durch Umweltreize angeregt werden – menschliches Verhalten energetisieren, orientieren und selegieren. Sie stellen hoch generalisierte, vorsprachlich entwickelte Präferenzen für emotionale Erfahrungen dar und manifestieren sich im Erleben und/oder Verhalten. Ausgehend von dem Verständnis, dass implizite Motivstrukturen genetisch fundiert, von frühen Lernerfahrungen abhängig, nichtsprachlich repräsentiert und somit dem Bewusstsein prinzipiell nicht zugänglich sind, entziehen sie sich weitgehend der Introspektion.

Die persönlichen Ziele eines Menschen werden dagegen dem *expliziten Motivationssystem* zugeordnet. Bei ihnen handelt es sich um bewusstseinsfähige, kognitive Repräsentationen dessen, was eine Person in ihrer aktuellen Lebenssituation erreichen oder vermeiden möchte. Die persönlichen oder expliziten Ziele machen somit das menschliche Verhalten kausal nachvollziehbar und verleihen dem Leben – auch hinsichtlich der Zukunft – Struktur und Sinn.

Dieser Definition bzw. Kategorisierung nach lassen sich Ziele in einer Psychotherapie wie die Lebensziele eines Menschen den expliziten Zielen zuordnen.

Explizites Motivsystem

Zieltheoretische Ansätze gehen davon aus, dass das menschliche Denken, Fühlen und Verhalten eng mit dem Verfolgen von persönlichen Zielen assoziiert ist. Diese werden dem expliziten Motivsystem zugeordnet. Persönliche oder explizite Ziele sind bewusstseinsfähige, kognitive Repräsentationen dessen, was eine Person in ihrer aktuellen Lebenssituation erreichen oder vermeiden möchte, wodurch sie das menschliche Verhalten kausal nachvollziehbar machen und dem Leben Struktur und Sinn verleihen.

Annäherungs- und Vermeidungsziele

In der Grundlagenforschung sowie in der klinisch-psychologischen Forschung lassen sich deutliche Zusammenhänge zwischen expliziten Zielen und psychi-

Konsistenztheorie

scher Gesundheit bzw. potenziellen pathologischen Auswirkungen nachweisen. Nach der Konsistenztheorie von Grawe (2000) werden *Annäherungsziele* wie z.B. Intimität/Bindung, Status und Leistung sowie *Vermeidungsziele* wie z.B. Alleinsein/Trennung, Geringschätzung und Versagen unterschieden. Bei der Entwicklung von Psychopathologie und gering ausgeprägtem subjektiven Wohlbefinden kommt der Theorie nach insbesondere stark ausgeprägten Vermeidungstendenzen eine wichtige Rolle zu, während Patienten mit funktionaleren annäherungsbezogenen Zielen in Studien ein geringeres Ausmaß an Psychopathologie aufweisen. Ebenfalls ist auch sogenannten *Zielkonflikten* auf der expliziten Ebene bzw. dem Ausmaß der Zielintegrität innerhalb einer Person eine bedeutsame Rolle beizumessen.

Verhältnis von Annäherungs- und Vermeidungszielen

Auch im Rahmen anderer wichtiger Theorien der Selbstregulation (s. S. 10) wird zwischen Annäherungs- und Vermeidungszielen unterschieden, so in der Theorie des regulatorischen Fokus (Higgins, 2005). Dabei heißen die Vermeidungsziele hier „prevention goals“ (deutsch: Präventions- oder Sicherheitsziele) und werden nicht so negativ wie in der Theorie von Grawe (2000) konnotiert. Während es bei den Annäherungszielen eher um das Erreichen eines positiven Endzustands geht, zielen Präventionsziele auf das Verhindern negativer Konsequenzen oder Risiken ab. Die meisten Menschen haben sowohl Annäherungs- als auch Präventionsziele, wobei Menschen mit psychischen Störungen sich laut Forschung teilweise durch ein Ungleichgewicht auszeichnen. So finden sich bei Angststörungen häufig sehr viele Präventionsziele und bei Menschen mit Depressionen zu wenig Annäherungsziele. Eine problematische Zielstruktur kann also auch aus einem Zuviel an Vermeidungszielen oder einem Zuwenig an Annäherungszielen resultieren.

Kurz- und langfristige Ziele

Darüber hinaus kann auch die Dimension der Abstraktheit (vs. der Konkretisierung) sowie die zeitliche Dimension von nahen und weiter in der Zukunft liegenden Zielen als relevant betrachtet werden. Eine gesunde Zielsetzung beinhaltet den Theorien nach sowohl abstrakte, weiter in der Zukunft liegende Ziele als auch konkrete, zeitlich nähere Ziele. Eine psychisch gesunde Regulation zeichnet sich durch eine Flexibilität in der Zielsetzung aus, indem in manchen Situationen abstrakte und weiter entfernte Ziele anvisiert werden (z.B. ein Studienabschluss), was Menschen z.B. hilft, schwierige Phasen durchzustehen und kurzfristig aversive Aufgaben in Kauf zu nehmen. In anderen Situationen wiederum ist es sinnvoll, sich konkrete und genau operationalisierte Ziele zu setzen, da dies mit positiverem Affekt und mehr Verhaltensänderung einhergeht. Menschen mit psychischen Problemen zeichnen sich laut Studien durch eine Inflexibilität in den von ihnen anvisierten Zielen aus. Dabei sind zu abstrakte und wenig konkret operationalisierte Ziele eher mit Depressionen, Grübeln und Vermeidungsverhalten assoziiert, wohingegen eine zu starke Fixierung auf konkrete und sehr kurzfristige Ziele oft mit Problemen in der Impulskontrolle (Substanzkonsum, Binge-Eating o.Ä.) einhergeht.

4.2.1.2.1 Therapieziele

Die große Bedeutung von Therapiezielen liegt demnach auf der Hand: Sie geben der Therapie einen Sinn (und somit auch eine Motivation) für den Patienten, einen Behandlungsauftrag für den Therapeuten und bieten gleichzeitig einen wichtigen Strukturierungsansatz für den Therapieverlauf.

Therapieziele als Leitfaden

Wenn nötig, vorläufige Ziele formulieren

Die Benennung von (Therapie-)Zielen ist daher in der Regel bereits zu Beginn der Therapie, häufig schon im Erstgespräch, ein wichtiges Thema, um einen groben Leitfaden zu erhalten. In manchen Fällen ist es erforderlich, vorläufige Ziele oder Aufträge zu formulieren und diese dann später, wenn der Patient in der Phase der Vorbereitung ist, zu überarbeiten.

Ein extrinsisch motivierter Patient beispielsweise, der fremdmotiviert (z.B. auf Anraten von Angehörigen) in die Therapie kommt und sich in der Phase des eingeschränkten Problembewusstseins befindet, wird (zunächst) kaum intrinsisch motivierte Zielabsichten berichten. Aber möglicherweise kann ein für eine gewisse Zeit vertretbarer Arbeitsauftrag abgeleitet werden, z.B. im Rahmen des „Verbündens“ gegen Dritte (vgl. Kapitel 4.1.12.1), welcher sich zu einem späteren Zeitpunkt überarbeiten lässt.

In der Phase der Nachdenklichkeit sind zwei Szenarien gängig: Entweder ist dem Patienten klar, dass er ambivalent ist und er formuliert direkt ein Klärungsziel (vgl. Kapitel 4.2.1.2.1.2) als Anliegen (z.B. „Ich möchte herausfinden, ob ich mein Studium fortsetzen möchte oder nicht“). Häufiger ist jedoch, dass ein Veränderungsziel (im Sinne einer Seite der Ambivalenz) formuliert wird (z.B. „Ich möchte gesund werden, die Essstörung überwinden und mich selbst auch mögen, wenn ich Kleidergröße 40 habe“), in der therapeutischen Arbeit jedoch schnell deutlich wird, dass dies nur eine Seite der Ambivalenz ist und sich der Patient tatsächlich noch nicht in der Handlungsphase befindet. In dem Falle können die benannten Ziele als eine Möglichkeit genutzt werden, mit dem Patienten Diskrepanzen zu entwickeln (vgl. Kapitel 4.2.1.2.2.6). Einfacher stellt sich die Ausgangssituation dar, wenn der Patient in der Phase der Vorbereitung (oder auch bereits weiter) ist und direkt ein intrinsisch motiviertes Anliegen als Arbeitsauftrag an den Therapeuten heranträgt.

4.2.1.2.1.2 Therapieziele formulieren

Ebenfalls unterscheiden sich Patienten darin, wie konkret oder elaboriert ihre Zielvorstellungen sind. An diesem Punkt kann der Therapeut unterstützend eingreifen, um die Ziele auf eine für den Therapieprozess nützliche Art zu formulieren. Zum Einstieg in die Zielformulierung bieten sich beispielsweise die folgenden Fragen an:

- Was genau möchten Sie durch diese Therapie erreichen?
- Woran genau könnten Sie am Ende unserer Zusammenarbeit feststellen, dass diese Therapie für Sie erfolgreich war?

Für das weitere Vorgehen lassen sich in der Literatur bewährte Kriterien eindeutig definierter Ziele ausfindig machen. Die S. M. A. R. T.-Regel – ursprünglich aus dem Bereich der Personalentwicklung – besagt, dass Ziele „specific, measurable, assignable, realistic, time-related" sein sollen.

Kriterien für eindeutige Ziele

Für eindeutig definierte Therapieziele ist es hilfreich, folgende Kriterien bei der Formulierung zu beachten: Therapieziele sollten

- *positiv* (also das beinhalten, was man machen/denken wird und nicht ausschließlich, was man *nicht* machen/denken wird; keine „Ich möchte nicht mehr ..."-Formulierungen, sondern durch Beantwortung der Frage „Wie wären Sie stattdessen?"),
- *prozesshaft/handlungsorientiert* (als Prozess im Gegensatz zu einem „unbewegten Bild", unter der Benutzung von Verben; z. B. durch Beantwortung der Frage „Wie werden Sie das tun? Was werden Sie dafür tun?"),
- *im Hier und Jetzt* (und nicht in einer zu fernen Zukunft; z. B. durch Beantwortung der Frage „Was wäre ein erstes Zeichen dafür, dass Sie erfolgreich in Richtung Zielerreichung unterwegs sind?"),
- so *spezifisch* wie möglich (auf Handeln und Denken bezogen; z. B. durch Beantwortung der Fragen „Was für konkrete Schritte sind dafür notwendig?", „Wie würden Sie sich dann verhalten?", „Wie würden Sie dann denken?"),
- im *Kontrollbereich* des Patienten liegend (worauf unmittelbar Einfluss genommen werden kann, ohne dass z. B. eine andere Person dafür geändert werden muss; z. B. „Ich werde mein Verhalten so verändern, dass es wahrscheinlicher für mich wird, einen Partner zu finden" anstatt „Ich möchte einen Partner finden") und
- in der *Sprache des Patienten*/persönlich relevant (mit seinen Worten, was er wirklich will, d. h. der Patient ist der Überzeugung, dass sein Leben bei Zielerreichung besser wäre) sein.

Abgesehen davon sollten dem Patienten die angestrebten Ziele erreichbar erscheinen, da er sie sonst selbst bei hoher Bedeutsamkeit nicht in Angriff nehmen wird, wenn er kaum Selbstwirksamkeit bezüglich der Zielerreichung aufweist (vgl. Kapitel 4.2.1.1). Der Therapeut kann den Patienten bei der Zielkonkretisierung durch folgende Fragen unterstützen:

- Wie möchten Sie ganz konkret am Ende unserer Arbeit mit dem Problem umgehen?
- Was genau möchten Sie bei solchen Schwierigkeiten demnächst anders machen?

Eine möglichst spezifische Formulierung kann schlussendlich die Messbarkeit bzw. Evaluation der Ziele vereinfachen. Dafür bietet sich der Einbezug des „Dreiecks" der Verhaltenstherapie bestehend aus den Aspekten „Denken", „Fühlen" und „Verhalten" an (vgl. Abbildung 5).

Diese drei Ebenen können insbesondere bei global (im Gegensatz zu spezifisch) formulierten Zielen mit dem Patienten exploriert werden. Beispiele für globale

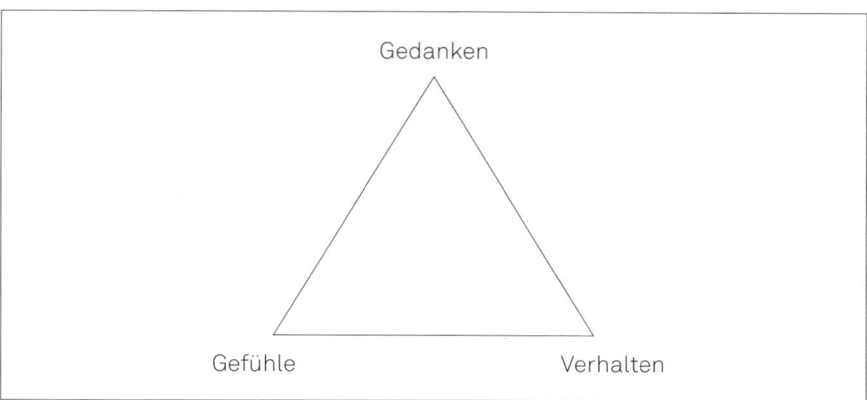

Abbildung 5: Dreieck der Verhaltenstherapie als Suchraum für Ziele

Ziele wären „ein besseres Selbstwertgefühl haben wollen" oder „endlich wieder glücklich sein":

> Ihr Ziel ist es also, ein besseres Selbstwertgefühl zu erreichen. Was das für Sie bedeutet, würde ich gerne noch etwas genauer verstehen. Wie würden Sie wohl (über sich) *denken*, wenn Sie ein besseres Selbstwertgefühl hätten? Was für ein *Gefühl* wäre insbesondere spürbar, wenn Sie ein besseres Selbstwertgefühl hätten? In welchen Situationen würden Sie so fühlen? Und wie würden Sie sich wohl *verhalten*, wenn Sie ein besseres Selbstwertgefühl hätten?

Ergänzt werden können diese Fragen noch um die Außenperspektive bzw. Fremdwahrnehmung:

> Was würden wohl andere an Ihnen bemerken, wenn Sie ein besseres Selbstwertgefühl hätten?

Unterschiedliche Arten von Zielen

Patienten können grundsätzlich unterschiedliche Arten von Zielen verfolgen. So gibt es Ziele, die auf die konkrete *Veränderung* wie die Bewältigung eines Problems oder eine Verhaltensänderung ausgerichtet sind. Manchmal kann das Ziel aber auch noch einen Schritt davor liegen, wenn es sich um ein *Klärungsziel* handelt. Liegt das Ziel nach der bereits erreichten Veränderung und zielt auf deren Aufrechterhaltung ab, spricht man dagegen von einem *Erhaltungsziel*. In der Literatur lassen sich zur Unterscheidung auch die Begriffe *Ergebnisziele* (haben einen definitiv erreichbaren Endpunkt) und *Prozessziele* (erfordern kontinuierliches Streben bzw. Vermeiden) finden.

Zusammenhänge zwischen Zielen

Außerdem sollten mögliche Zusammenhänge zwischen den Zielen Beachtung finden. Dies ist zunächst einmal im hierarchischen Sinne (vertikale Zusammenhänge) von Ober- und Unterzielen gemeint, aber auch im Sinne der Frage, wie sich die Ziele gegenseitig – positiv oder negativ – beeinflussen (horizontale Zusammenhänge).

Für die Therapie ist es außerdem empfehlenswert, eine Priorisierung der Ziele sowie eine Abstufung ihrer Wichtigkeit (z. B. auf einer Skala von 0 bis 10) durch den Patienten vornehmen zu lassen. Ebenfalls kann der Patient skalieren, wo er sich aktuell für dieses Ziel befindet (z. B. „0" für „ganz am Anfang" und „10" für „Ziel in vollem Umfang erreicht").

Therapeuten sollten besonders bei Patienten mit Depressionen auf die Formulierung von Annäherungszielen (Zustände, die man positiv erreichen möchte) achten und bei Patienten mit Angststörungen gemeinsam mit dem Patienten prüfen, ob ggf. zu viele Präventionsziele (aversive Zustände, die man verhindern möchte) verfolgt werden (vgl. auch Kasten „Annäherungs- und Vermeidungsziele" auf S. 63). Dabei gilt aber kein einfaches „Je mehr Annäherungsziele, desto besser".

Ausgewogene Zielstruktur anstreben

Eine ausgewogene Zielstruktur zeichnet sich sowohl durch abstrakte und konkrete Ziele sowie Annäherungs- und Vermeidungsziele (im Sinne von sicherheitsorientierten Zielen/Präventionszielen) aus. Auch wenn bestimmte Störungsbilder mit unterschiedlichen Problemen in der Zielstruktur in Verbindung gebracht worden sind, müssen die Ziele des Patienten im Einzelfall mit ihm gemeinsam betrachtet werden und es sollte geprüft werden, ob sowohl Annäherungs- als auch Präventionsziele vorhanden sind. Gerade bei Patienten mit Störungen der Impulskontrolle kann es sinnvoll sein, auch Präventionsziele aufzubauen bzw. zu stärken. Das entspricht auch dem, was mit der Psychoedukation über Konsequenzen ungesunder Verhaltensweisen wie Substanzgebrauch oder Essstörungen vermittelt wird.

Präventionsziele

Empfehlenswert ist es unserer Erfahrung nach, mit dem Patienten gemeinsam zu prüfen, ob zu jeder wichtigen Lebensdomäne (Familie, Partnerschaft, Beruf, Selbstbild, Gesundheit, Freizeit usw.; vgl. Kapitel 4.2.1.2.2.3) neben Präventions- auch Annäherungsziele vorhanden sind. Dabei stellen Sicherheits- oder Präventionsziele oft die Voraussetzung für positive Annäherungsziele dar. So kann man beispielsweise mit ängstlich-geprägten Patienten das Ziel „verhindern, dass meinen Kindern etwas passiert" umformulieren in „für meine Kinder eine ausreichend sichere Umgebung schaffen". Damit bleibt es ein Präventionsziel. Dieses Ziel ist letztlich nicht an und für sich problematisch, sondern wird sicherlich von vielen Menschen verfolgt (auch wenn im Laufe der Therapie ggf. erneut überprüft werden kann, welche konkreten Verhaltens- und Denkweisen zu diesem Ziel angemessen sind). Wichtig ist, dass es nicht das einzige Ziel zu diesem Thema bleibt.

Um Annäherungsziele in dieser Domäne zu entwickeln, können z. B. die folgenden Fragen gestellt werden:

- Was möchten Sie denn gerne mit Ihren Kindern erleben, wenn Sie sich vorstellen, dass diese Sicherheit hergestellt ist?
- Warum haben Sie Kinder bekommen?
- Woran möchten Sie (oder Ihre Kinder) sich später einmal erinnern, wenn Sie an diese Zeit zurückdenken?

Analog dazu kann hinterfragt werden, wozu Gesundheit gut ist bzw. was man mit der Lebenszeit, in der man gesund ist, tun möchte. Cox und Klinger (2004) schlagen dazu vor, bei sehr vielen extrinsisch motivierten Zielen (die die vermeintlichen Erwartungen anderer befriedigen sollen) so lange nach dem Zweck dieses Ziels zu fragen, bis sich ein intrinsisch motiviertes Ziel finden lässt.

Gut formulierte Ziele sind immer eine Möglichkeit, den „roten Faden" im Verlauf einer Psychotherapie als Therapeut und als Patient wiederzufinden. Sie können – insbesondere bei aufkommenden „Randthemen" – den Verlauf strukturieren und dem Therapeuten auf eine gewissermaßen dienstleistungsorientierte Art die Möglichkeit bieten, den Patienten sanft auf die therapierelevanten Themen (zurück) zu lenken („Wie hängt dieses Thema mit Ihren Zielen zusammen? Wie würden Sie mit diesem Problem umgehen, wenn Sie Ihr Ziel erreicht hätten?"). Außerdem lassen sich von ihnen häufig konkrete Interventionen ableiten (z. B. „meinem Partner meine Bedürfnisse respektvoll mitteilen": Kommunikations- oder soziales Kompetenztraining). Zu einem späteren Zeitpunkt können die (Therapie-)Ziele wieder aufgegriffen werden, insbesondere um Fortschritte zu messen und Bilanz zu ziehen. Aber auch das für die Steigerung der Änderungsmotivation wichtige Entwickeln von Diskrepanzen ist auf Basis der eingangs formulierten (Therapie-) Ziele möglich (vgl. Kapitel 4.2.1.2.2.6). Demnach erfüllt die Arbeit mit und an (Therapie-)Zielen im Laufe einer Behandlung unterschiedliche Zwecke. Sich in der Therapie die Zeit zur Formulierung geeigneter Ziele zu nehmen, halten wir daher für unabdingbar.

4.2.1.2.1.3 Die „Goal Attainment Scale"

Zielerreichungs-skalierung

Die „Goal Attainment Scale" (GAS; Kiresuk & Sherman, 1968) stellt ein Hybrid zwischen einer Ziel-Intervention und einem diagnostischen Ansatz dar. Sie bietet eine Möglichkeit, Ziele individuell zu erfassen und dennoch relativ standardisiert zu evaluieren. Aus diesem Grund ist sie auch gut für Forschungszwecke nutzbar. Der ursprüngliche Gedanke der Autoren dabei war es, die Zielerreichung bei unterschiedlichen Patienten in verschiedenen Bereichen des Gesundheitssystems trotz aller Unterschiede miteinander vergleichbar zu machen. Außerdem sollte durch die in Kooperation mit dem Patienten individuell formulierten Ziele – im Unterschied zu einem völlig standardisierten Vorgehen – der Bezug (und dadurch auch motivationsförderliche Aspekte) zur Problematik des Patienten sichergestellt werden.

Extrem-Pole und wahrscheinlichsten Ausgang definieren

Für das Vorgehen müssen zu Beginn des Prozesses (also z. B. zu Beginn der Therapie, wenn der Patient mindestens in der Phase der Nachdenklichkeit ist) mindestens ein Ziel oder mehrere individuelle Ziele definiert werden. Optional können diese vom Patienten auf einer zehnstufigen Skala nach subjektiver Wichtigkeit eingeschätzt werden, um die wichtigsten Ziele auszuwählen. Zur Konkretisierung der ausgewählten Ziele sollen außerdem spezielle Indikatoren formuliert werden, um letztlich die Zielerreichung zu überprüfen. Die Indikatoren werden mit einer fünfstufigen Skala in Beziehung gebracht, in deren Mitte der wahrscheinlichste bzw. erwartete Ausgang abgebildet ist. Die Werte −2/−1 ((viel) weniger als erwartet) steht in Abgrenzung dazu für das am wenigsten und +2/+1 ((viel) mehr als erwartet) für das am meisten wünschenswerte Ergebnis. Dabei muss nicht jede Stufe der Skala durch Indikatoren spezifiziert werden, es reicht auch die Definition der Extrem-Pole.

Beispiel

Ein Patient mit einer Agoraphobie mit dem Ziel „Ich möchte mich wieder unabhängig in meinem Umfeld bewegen können."

- −2 = gar nicht das Haus verlassen, Notfallmedikation immer in greifbarer Nähe (z. B. in der Hosentasche).
- 0 = nur gemeinsam mit dem Partner das Haus verlassen, Notfallmedikation immer in erreichbarer Nähe (z. B. durch Vorrat im Haus oder unterwegs mit dem Wissen, dass eine geöffnete Apotheke in der Nähe ist).
- +2 = ohne Begleitung das Haus verlassen, ohne Notfallmedikation in der Nähe.

Sind Ziele bzw. Indikatoren formuliert und in die Skala eingepflegt worden, sollte vor dem (Therapie-)Beginn der Status mithilfe der GAS erfasst werden. In der Regel erfolgt eine solche Messung zur Erfolgsüberprüfung erneut zum (Therapie-)Ende. Allerdings kann die GAS auch gut zwischenzeitlich zur Verlaufsmessung eingesetzt und in den Behandlungsprozess eingebunden werden.

4.2.1.2.1.4 Entwicklung positiver Zielperspektiven (EPOS)

Für Patienten, die Probleme bei der Zielformulierung haben, bietet sich ggf. die Methode „Entwicklung positiver Perspektiven in der Psychotherapie" (EPOS; Willutzki & Koban, 2011) an. EPOS eignet sich insbesondere für Patienten, die an dem Nichtvorhandensein einer Zielperspektive leiden, deren Probleme sehr komplex erscheinen, bei denen behindernde Zielkonflikte bestehen oder die sehr demoralisiert und hoffnungslos bezüglich einer positiven Veränderung sind. Die Intervention kann solchen Patienten dabei helfen, günstige Ziele für ihr Leben und die Therapie zu formulieren. EPOS stellt somit eine Möglichkeit der strukturierten Zielentwicklung mit der Hilfe von Imaginationen dar. Es wurde auf der Basis handlungstheoretischer und ressourcenorientierter Modelle entwickelt. In seinen Ursprüngen geht die Methode zurück auf die lösungsorientierte Therapie.

Imagination als Hilfe

EPOS besteht aus einer Imaginations- und einer zweigeteilten Zielsetzungsphase (auch Auswertungsphase genannt). In der Imaginationsphase wird der Patient dazu angeregt, positive (auch unrealistische) Zukunftsvisionen zu entwickeln und in der Sitzung zu schildern (mit Ton- bzw. Bild- und Tonaufzeichnung). In der Vorbereitung der Zielsetzungsphase analysieren Patient und Therapeut zunächst getrennt die im Rahmen der Imagination erstellten Ton- oder Videoaufzeichnungen. Die Auswertungen werden dann gemeinsam besprochen, um schlussendlich in der eigentlichen Zielsetzungsphase positive Ziele abzuleiten. Die Autoren veranschlagen zwei bis drei Sitzungen für die Intervention.

Konkret können folgende Schritte unterschieden werden:

1. *Vorbereitung:* Dem Patienten wird vermittelt, dass es im Folgenden um die Beschäftigung mit positiven Zukunftsperspektiven gehen soll. Der Therapeut sollte ihn darauf hinweisen, dass man bei der dafür vorgesehenen Übung, in welcher er sich positive Situationen in der Zukunft vorstellen soll, nichts richtig oder falsch machen kann. Außerdem sollte er darüber informiert werden, dass die Vorstellungen, die aufgezeichnet werden müssen, später weiter bezüglich wünschenswerter Elemente ausgewertet werden sollen. Zusätzlich muss die Ton- oder Bild- und Tonaufzeichnung vorbereitet werden.
2. *Imagination:* Der Patient sollte zunächst eine entspannte Sitzposition einnehmen. Zum Einstieg in die Imagination sollte dem Patienten dann eine Form der sogenannten Wunderfrage gestellt werden, beispielsweise die folgende Fünf-Jahres-Frage: „*Mal angenommen, wir würden uns in fünf (beziehungsweise in drei oder auch 15) Jahren wiedersehen. Bis dahin ist Ihr Leben ganz in Ihrem Sinne verlaufen. Sie haben die Dinge erreicht, die Ihnen von großer Bedeutung waren. Alles Wichtige hat sich so gefügt, wie Sie es sich gewünscht haben. Wo treffe ich Sie, was tun Sie, wie sind Sie?*"

   Wunderfrage stellen

   Andere Möglichkeiten sind die Inselfantasie (z.B. „*Stellen Sie sich vor, Sie hätten eine wunderschöne Insel irgendwo im Ozean geschenkt bekommen, auf der Sie das alleinige Bestimmungsrecht darüber haben, wer in welcher Weise dort mit Ihnen lebt. Wer darf dort mit Ihnen leben, wie leben Sie dort, was treiben Sie den Tag über so …?*") oder die gute Fee (z. B. „*Stellen Sie sich vor, Sie treffen eine gute Fee, die Ihnen Ihre Probleme und Belastungen einfach wegzaubern würde, wenn Sie ihr im Anschluss nur genau beschreiben, wie Ihr Leben dann aussehen würde. Was erzählen Sie der Fee?*").

   Imagination begleiten

   Während der Imagination sollte der Therapeut bei der Begleitung des Patienten darauf achten, dass dieser in der Gegenwart sowie im Indikativ spricht und möglichst konkrete Vorstellungen durch die Fokussierung auf konkrete Sinneswahrnehmungen, Gedanken und Gefühle in der imaginierten Situation entwickelt (z.B. „*Sie sitzen also am Strand. Was sehen Sie? Was hören Sie? Wie geht es Ihnen?*"). Der Therapeut sollte sich an das Tempo des Patienten anpassen und abgesehen von wenigen offenen Fragen so wenig wie möglich unterbrechen, außerdem keine inhaltliche Stellungnahme machen. Ggf. muss er die Imagination zunächst etwas „in Schwung" bringen oder wieder zu ihr zurückführen, da nicht alle Patienten problemlos imaginieren können.

   Nach 30 bis 40 Minuten kann die Übung beendet und kurz nachbesprochen werden.
3. *Vorbereitung der Zielsetzungsphase:* Die Aufzeichnung soll dem Patienten zur Vorbereitung der nächsten Sitzung mit etwa folgender Aufgabe mit nach Hause gegeben werden: „*Während Sie sich die Aufzeichnung anhören, denken Sie bitte über Folgendes nach: Was könnte für mich wichtig sein? Welche der Dinge, die ich anspreche, könnten einen Einfluss auf mich haben?*"

   Auch der Therapeut sollte sich die Aufzeichnung zur Vorbereitung der nächsten Sitzung anhören und sich Notizen bezüglich möglicherweise relevanter Elemente der Imagination machen. Diese können später die Ideen des Patienten vervollständigen.

4. *Zielsetzungsphase:* In dieser Phase sollten konkrete Ziele – sowohl Lebens- als auch Therapieziele – herausgearbeitet werden. Auch implizite Ziele lassen sich im Rahmen von EPOS möglicherweise explizieren. Die Ableitung der Ziele aus der Imagination ist meist nicht einfach und wird erleichtert, wenn zwischen Werten, Zielen und Utopien (Utopie meint dabei eine möglichst plastisch ausgestaltete, problemunbelastete, positive Zielperspektive, aber nicht direkt ein Therapieziel) unterschieden wird (Kanfer et al., 2012). Nicht alle dieser Ziele weisen einen gleichermaßen klaren Handlungsbezug oder Veränderungswunsch auf. Aus Werten können ggf. handlungsleitende Ziele abgeleitet werden. Dies lässt sich ggf. durch die Frage nach der Wichtigkeit bzw. der Bedeutung erreichen (z. B. *„Was ist hieran wichtig für Sie? Was bedeutet es für Sie, diesen Zustand zu erreichen? Warum ist dies wichtig für Sie? Woran erkennen Sie, dass dieser Zustand für Sie wichtig ist?"*). Auch die Frage nach Konsequenzen kann diesbezüglich hilfreich sein (z. B. *„Wenn dieser Zustand eintreffen würde, wozu würde das für Sie führen?"*).

Werte, Ziele und Utopien

Eine mögliche Entwicklung bzw. Ableitung von Zielen mithilfe von EPOS ist in Tabelle 9 dargestellt.

Tabelle 9: EPOS-Auswertung – Beispiel

Teil der Imagination bzw. Bildausschnitt	Relevante Elemente daraus	Daraus abgeleitete, mögliche Ziele
Abends mit Freunden, die spontan vorbeigekommen sind, draußen im Garten am Lagerfeuer sitzen	• Gemeinschaft erleben bzw. sich verbunden fühlen • In der Natur sein • Freiheit oder Abenteuer erleben • Spontan sein können	• Ich möchte mehr Zeit mit meinen Freunden verbringen (mindestens drei Abende pro Woche). • Ich möchte naturverbunden leben (z. B. jede Woche Zeit im Wald mit Spaziergängen verbringen, eigenes Gemüse anbauen). • Ich möchte einen Urlaub planen, in dem nicht alles von vornherein feststeht.

Bei der anschließenden, weiteren Formulierung der Ziele sollten die in Kapitel 4.2.1.2.1.2 aufgeführten Punkte berücksichtigt werden.

Die Wirksamkeit der Methode konnte in Evaluationsstudien belegt werden. Bei schweren Depressionen ist EPOS kontraindiziert, weil das Diskrepanzerleben zwischen dem gegenwärtigen Zustand und wünschenswerten, zukünftigen Perspektiven den Zustand verschlimmern kann.

4.2.1.2.1.5 *Die „Zieltreppe"*

Zur Erarbeitung von Zielen – auch mit ggf. demoralisierten Patienten, die vielleicht nicht mehr an die Erreichung bestimmter Lebensziele glauben – bietet sich beispielsweise ein Vorgehen nach Mehl und Lincoln (2014) aus der Behandlung von Psychosen an, die „Zieltreppe" (vgl. Abbildung 6). Für dieses Vorgehen werden langfristige Lebensziele erarbeitet, aus welchen dann Teilziele abgeleitet werden, die u. a. innerhalb der Therapie realisiert werden können bzw. sollen. Therapieziele werden dadurch in größerem Zusammenhang betrachtet, indem die Notwendigkeit für weiter entfernte Ziele verdeutlicht wird.

Teilziele ableiten

Für diese Technik können auch weit entfernt liegende oder möglicherweise kaum erreichbare Lebensziele aufgegriffen werden und auf die oberste Stufe gesetzt werden. Dabei sollte der Therapeut jedoch darauf hinweisen, dass die Realisierung unsicher ist. Dann sollen Zwischenziele als Stufen bis zum obersten Ziel formuliert werden. Außerdem können mögliche Hindernisse auf jeder Stufe überlegt werden, welche auf die einzelnen Treppenstufen „gelegt" werden können.

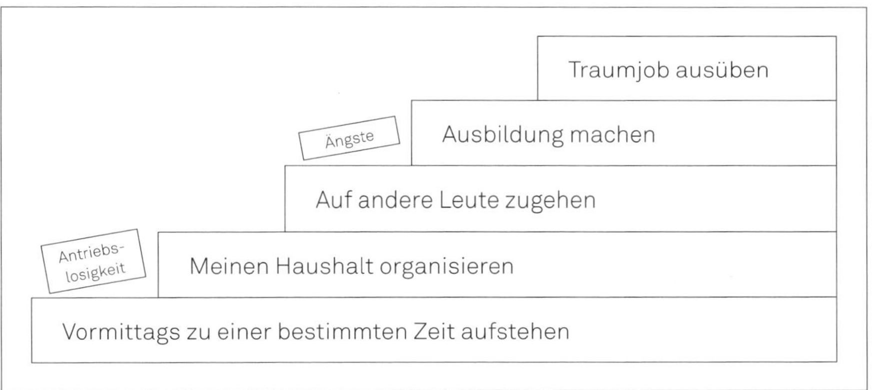

Abbildung 6: Beispiel für eine „Zieltreppe"

Das Vorgehen kann beispielsweise folgendermaßen eingeleitet werden:

Beispiel

Th.: Was möchten Sie in Ihrem Leben erreichen?

Pat.: Irgendwann würde ich gerne meinen Traumjob, Musiker zu werden, realisieren.

Th.: Dass dieser Wunsch Realität wird, kann ich Ihnen leider nicht versprechen. Aber wenn wir „Musiker werden" mal auf die oberste Stufe einer „Treppe" setzen: Was wären dann für Zwischenstufen notwendig, um dorthin zu gelangen? Was wäre ein erster Schritt, an dem wir für den möglichen Weg dahin in der Therapie arbeiten könnten?

Pat.: Naja, auf andere Leute zugehen müsste ich schon, sonst kriege ich ja keine Jobs. Das vermeide ich momentan aufgrund meiner Selbstzweifel. Außerdem müsste ich regelmäßig zum Gitarrenunterricht.

Es können auch Stufen frei gelassen werden, wenn sich noch nicht alle Zwischenziele formulieren lassen. Diese können ggf. zu einem späteren Zeitpunkt ergänzt werden.

Unrealistische Ziele in funktionale Teilziele aufsplitten

Grundsätzlich lassen sich mit dieser Methode auch Ziele aufgreifen, die zunächst sehr unrealistisch erscheinen, z.B. ein berühmter Schauspieler werden. Dabei sollte, wie bereits beschrieben, darauf hingewiesen werden, dass die Zielerreichung letztlich nicht in der Hand bzw. im Kontrollbereich des Therapeuten (und auch nicht direkt in der des Patienten) liegt.

Für das Ziel an oberster Stufe ist es abgesehen davon wichtig, dass dieses zumindest ansatzweise das Potenzial zur Ableitung gesunder Zielabsichten beinhaltet. Für eine Patientin mit einer Essstörung ist das Ziel, „Germany's next Top Model" zu werden, vermutlich keine gute Idee: Unterstufen wären folglich „abnehmen", „mehr Sport machen" usw. Für eine Patientin mit einer sozialen Angststörung dagegen wäre es vermutlich gut geeignet: Diese würde möglicherweise Unterstufen wie „auf Menschen zugehen", „sich mit Gruppen konfrontieren" und/oder „vor Personen etwas aufführen" als Zwischenziele formulieren. Ebenso könnte das Ziel „Germany's next Top Model" werden möglicherweise für eine depressive Person nützlich sein: Es würde in dem Fall vielleicht „morgens rechtzeitig aufstehen", „regelmäßig duschen gehen", „sich bewegen" und/oder „Sport treiben" beinhalten. Wichtig bei diesem Vorgehen ist zu betonen, dass jede einzelne Stufe wertvoll ist und ihr Erreichen als Erfolg gesehen werden kann. Dabei kann sich auf den Wert kleiner, alltäglicher Handlungen berufen werden (vgl. Kapitel 4.2.1.2.2.2).

4.2.1.2.1.6 *Matrix zur Aufdeckung von Zielkonflikten*

Unvereinbarkeit von Zielen aufdecken

Ein Instrument zur Bearbeitung von Konflikten zwischen expliziten Zielen stellt die sogenannte Zielmatrix dar. Durch die Methode kann der Patient ggf. durch geleitetes Entdecken auf die Unvereinbarkeit (einiger) seiner Ziele hingewiesen werden. Dafür wird der Patient gebeten, aktuelle idiosynkratische Ziele zu formulieren und diese dann in eine Matrix einzutragen (vgl. Tabelle 10). Mithilfe einer fünfstufigen Skala (-2 = sehr hinderlich bis +2 = sehr förderlich) soll dann eingeschätzt werden, welche Auswirkungen der Erfolg in einem Ziel auf die anderen Ziele hat. So kann der Patient evaluieren, ob sich das Erreichen eines Ziels hinderlich oder förderlich auf das Erreichen der anderen Ziele auswirkt.

Durch die Mittelung aller Zellenwerte kann für die Matrix ein Gesamtkonfliktwert berechnet werden, der angibt, wie konflikthaft oder integriert die Zielstruktur des Patienten ist. Ein hoher Wert steht für eine höhere Integriertheit, während ein niedriger Wert auf eine höhere Konflikthaftigkeit hinweist (Emmons &

Tabelle 10: Zielmatrix (angelehnt an Emmons & King, 1988)

	Ziel 1	Ziel 2	Ziel 3	Ziel 4	Ziel 5	Ziel 6	Ziel 7	Ziel 8	Ziel 9	usw.
Ziel 1	X									
Ziel 2		X								
Ziel 3			X							
Ziel 4				X						
Ziel 5					X					
Ziel 6						X				
Ziel 7							X			
Ziel 8								X		
Ziel 9									X	
usw.										X

King, 1988). Daher ist die Methode eigentlich zur Diagnostik von Zielkonflikten gedacht, aber auch sehr gut als Intervention zur Aufdeckung von unvereinbaren Zielen nutzbar.

4.2.1.2.2 Werte

Wertebezogene Verhaltensweisen wirken verstärkend

Werte sind für die Motivation insofern bedeutsam, als dass sie wie ein innerer Motor das individuelle Verhalten steuern und ihm eine Richtung geben. Menschen sind motiviert, bestimmte Verhaltensweisen auszuführen, wenn sie es als für sich sinnhaft (d. h. besonders wertebezogen) erleben. Wertekompatibles Verhalten wirkt – wenn es als solches wahrgenommen wird – verstärkend und selbstwertstärkend.

In unterschiedlichen therapeutischen Konzepten wird die motivationale Bedeutung von Werten betont. In der Logotherapie Viktor Frankls (2006) wird beispielsweise davon ausgegangen, dass jeder Mensch ein Bedürfnis nach Sinn hat, also motiviert ist, seinen Alltag sinnhaft zu gestalten und wahrzunehmen. Diese Motivation resultiert in sinnerfüllenden Tätigkeiten und Beziehungen. Sinnerfüllende Tätigkeiten können dabei wertbezogene Handlungen sein. Personen erleben sich dann als motiviert und stimuliert, wenn es eine gesunde Spannung zwischen ihrem Status quo und einem zu erfüllenden Sinn gibt, d. h. wenn klar ist, was die Person in dieser Situation mit einem Gefühl von Sinnhaftigkeit verbindet und diese Tätigkeit für sie erreichbar scheint. In Fällen, in denen Personen Situationen keine Sinnhaftigkeit aberkennen können oder nicht wissen, was Sinnhaftigkeit für sie bedeutet, erleben sie existenzielle Frustration. Diese Frustration wird häufig als innere Leere

Mangelnde Sinnhaftigkeit frustriert

wahrgenommen, führt zu einer Fokussierung auf diese Leere bzw. das eigene Erleben und demnach weg von der äußeren Umwelt oder Beziehungen zu anderen und kann somit depressive Symptome auslösen bzw. aufrechterhalten. Das Anstreben von Sinnerfüllung im Sinne der Logotherapie wirkt also motivierend und lenkt den Fokus auf eigene Handlungen, andere Menschen bzw. ganz einfach nach außen. Sinnerfüllung schützt vor Depression und sogar Suizidalität. Mit anderen Worten:

„Wer ein Warum zum Leben hat,
erträgt fast jedes Wie.“
(Nietzsche, 1889)

Annäherung an das „wahre Selbst“

In humanistischen Ansätzen (z. B. Gesprächspsychotherapie nach Rogers, 1946) geht es deshalb darum herauszufinden, welche Werte zu der eigenen Persönlichkeit passen: „Werde der du bist!“ Manche sprechen auch von der Suche nach dem „wahren Selbst“. Es wird also angenommen, dass es dieses „wahre Selbst“ gibt und es in der Therapie entdeckt werden kann. Erste Studien legen nahe, dass Menschen die Metapher einer Suche nach dem „wahren Selbst“ hilfreicher bewerten und diese zu mehr Kohärenzerleben führt als die Vorstellung, man könne Werte beliebig wählen und sich selbst einfach „erfinden“. Das „wahre Selbst“ wird dabei als moralisch und gut wahrgenommen und empirisch finden sich viele Belege dafür, dass Menschen gewillt und motiviert sind, Diskrepanzen zu ihrem „wahren Selbst“ aufzulösen. In der Entwicklung von Diskrepanzen, wie in Kapitel 4.2.1.2.2.6 dargestellt, ist es deshalb wichtig und hilfreich, problematische Verhaltensweisen daraufhin zu überprüfen, inwieweit sie mit dem „wahren Selbst“ der Person kompatibel sind.

Warum Wertvorstellungen explorieren?

Die Thematisierung von Werten kann bereits im Erstgespräch bzw. zu Beginn einer Therapie sinnvoll sein, und zwar unabhängig davon, ob eine Person änderungsbereit ist oder nicht. Das therapeutische Ziel läge dann vorrangig im *Beziehungsaufbau* (jemanden als Person mit seinen Prioritäten kennenlernen, Exploration). Durch die Erfragung persönlicher Werte vermittelt der Therapeut Wertschätzung und Interesse an seinem Patienten. Außerdem wird das Thema in der Regel als angenehm erlebt und kann ressourcenaktivierend wirken.

Gleichzeitig birgt die Arbeit mit Wertvorstellungen das Potenzial zur Förderung des Problembewusstseins bzw. zur *Steigerung der Änderungsmotivation*. Die Thematisierung von Werten kann aufgegriffen werden, um Ambivalenz zu erzeugen oder um dieselbe zu bearbeiten bzw. aufzulösen. Dies kann allein durch die Förderung der Selbstexploration erzielt werden, wenn der Therapeut das Gespräch durch z. B. aktives Zuhören begleitet. Ein solches Vorgehen allein kann veränderungsförderlich sein, wenn es den Patienten auf Diskrepanzen zwischen seiner aktuellen Lebensführung und den eigentlich von ihm angestrebten Idealen stoßen lässt. Derartig wahrgenommene Inkonsistenzen können Verhaltens-/Einstellungsänderungen auslösen.

Ist die Änderungsmotivation bereits gegeben, kann der Aufbau eines *werteorientierten Handelns* als nächster Schritt angegangen werden. Die erarbeiteten Werte können Richtungsweiser dafür sein, konkrete und sinnhaft erlebte Verhaltensweisen abzuleiten. Insofern können sie auch durch den therapeutischen Prozess hindurch als Leitlinie für Verhaltensänderungen genutzt werden: „Wie passen die Veränderungen, die Sie in Angriff genommen haben, zu Ihren Werten?"

Auch im Rahmen der *Rückfallprophylaxe*, wenn es um die Aufrechterhaltung erzielter Erfolge geht, können ebendiese Werte erneut genutzt werden, um die erreichten Veränderungen zu stabilisieren und die Bedeutung dieser neuen Verhaltensweisen salient zu halten.

Abgesehen davon bieten Werte auch einen Ansatzpunkt zur *Ableitung der Therapieziele*: „Diese Werte sind Ihnen also im Leben wichtig. Woran können wir hier in der Therapie als Teil-Etappe arbeiten, damit es in diese Richtung geht?"

4.2.1.2.2.1 Metaphern zur Bedeutung von Werten

Leuchtturm oder Kompass

Grundsätzlich eignen sich Metaphern oder bildliche Vergleiche gut, um die Wichtigkeit von Werten zu betonen und somit das Rational zu verdeutlichen. Werte werden häufig mit einem Leuchtturm oder einem Kompass verglichen (z.B. in der ACT), weil sie uns eine Orientierung geben und in eine bestimmte Richtung weisen. So kann mithilfe des Leuchtturms – auch wenn der „Ozean des Lebens durch Sturm und Regen aufgewühlt ist oder Dunkelheit herrscht" – ein bestimmter Kurs in Richtung der wesentlichen „Landmarken" beibehalten werden. Der Kompass hingegen ermöglicht es, in die richtige Richtung zu laufen, auch wenn kaum die eigene Hand vor den Augen gesehen werden kann.

Leuchtturm-Metapher

Um dem Patienten die Bedeutung einer Werteklärung anhand der Leuchtturm-Metapher zu veranschaulichen, bietet sich z.B. folgende Formulierung an:

Stellen Sie sich eine Person in einem Boot auf dem Meer vor. Es ist Nacht und ein Unwetter mit Sturm und Regen wühlt das Meer auf. Wie ein Spielball wird das Boot in den Wellen umhergeworfen. Die Person versucht, es zu steuern, aber ohne eine Orientierung erscheint jeder Versuch dieser Art sinnlos. Auf einmal erblickt die Person in der Ferne das Licht eines Leuchtturms. Der Leuchtturm hat zwar Mühe, durch das Unwetter und die Dunkelheit zu dringen, aber er strahlt stetig und gibt der Person eine sichere Orientierung. Der Kampf mit den Wellen und das Boot durch das aufgewühlte Meer zu manövrieren, ergibt plötzlich wieder einen Sinn.

Ganz ähnlich ist auch die Segelbootmetapher, die von verschiedenen Vertretern der positiven Psychologie genannt wird, um die Bedeutung positiver Aspekte wie Werte in der Psychotherapie als Abgrenzung von einer reinen symptom- und pathologieorientierten Vorgehensweise zu verdeutlichen (angelehnt an Biswas-Diener, 2010):

Segelboot-Metapher zur Problematisierung eines symptomorientieren Vorgehens

Stellen Sie sich Ihr Leben als eine Reise mit einem Segelboot auf dem Meer vor. Manchmal ist das Meer glatt und manchmal kommen hohe Wellen, die das Boot ganz schön ins Schwanken bringen. Dabei bekommen Sie manchmal nasse Füße und merken, dass Wasser ins Boot gelaufen ist. Dann nehmen Sie einen Eimer und schöpfen das Wasser wieder heraus. Eines Tages merken Sie, dass das Boot nun ein Leck hat, durch das viel Wasser hereinläuft. Das Leck lässt sich auf dem Meer nicht gründlich stopfen, also schöpfen Sie nun ständig Wasser heraus, damit das Boot nicht untergeht.

Es ist sicherlich wichtig und sinnvoll, das Wasser herauszuschöpfen und immer wieder zu versuchen, das Leck (behelfsmäßig) zu flicken. Trotzdem sollte man nicht vergessen, die Segel zu setzen und dem Boot eine Richtung zu geben, um den nächsten Hafen anzusteuern. Wenn man sich ausschließlich mit dem Leck beschäftigt, wird das Boot ziellos auf dem Meer herumtreiben und wahrscheinlich niemals oder sehr viel später einen sicheren Hafen erreichen. Auch wenn es wichtig und verständlich ist, sich erst einmal um das Leck zu kümmern, ist es gleichfalls wichtig, die Segel zu setzen und das Boot zu navigieren.

Orientierung an eigenen Werten

Werte helfen uns zu erkennen, was uns im Leben wirklich wichtig ist oder sein sollte. Durch die Orientierung an ihnen können wir leichter erkennen, welche Handlungen sinnvoll oder hilfreich sind und welche nicht. Hat ein Patient die für ihn bedeutsamen Werte geklärt, kann er sich dementsprechend fragen, welche bestimmten Verhaltensweisen kompatibel mit seinen Werten sind.

4.2.1.2.2.2 Beurteilung „guter" Werte

Nach allem, was wir aus Studien wissen, sollten „gute" Werte, d.h. solche, deren Verfolgen mit höherer Wahrscheinlichkeit zu Wohlbefinden, allgemeiner Lebenszufriedenheit und psychischer Gesundheit führen, folgende Charakteristika haben:

Hedonismus und Sinnhaftigkeit

1. *Sie sollten ausbalanciert sein, uns eine Richtung geben und sowohl Anstrengung als auch Entspannung zulassen.* Diese Idee findet sich in vielen psychologischen Theorien, wie z.B. im Zusammenhang mit dem Grundbedürfnis der Lustgewinnung/Unlustvermeidung nach Grawe (2000). Ein reines „verkopftes" Verfolgen langfristiger Werte ohne unmittelbaren Verstärkerwert ist für Menschen in der Regel nicht ausreichend für ein erfülltes Leben. Auf der anderen Seite zeigen Studien aber auch, dass Menschen, die ihr Leben einfach nur dem Spaßhaben verschreiben, ebenfalls weniger glücklich sind als Menschen, die ihr Leben auch noch anderen Bedeutungen neben der Maximierung von Lust und der Minimierung von Unlust widmen. Der Mensch ist ein Wesen mit komplexen Bedürfnissen, darunter auch ein solches nach dem Finden von Sinn bzw. einer Bedeutung des eigenen Lebens. Dementsprechend zeigen Studien, dass Menschen, die in ihrem

Leben Werte verfolgen, glücklicher sind. Doch auch das kann gesundheitsschädlich werden, wenn man sich überanstrengt und in ein Burnout läuft. Oder wenn man „alles auf eine Karte setzt" und das Projekt scheitert.

2. *Es sollten prosoziale Werte darunter sein.* Der Mensch ist ein soziales Wesen. Er hat ein Bedürfnis nach Nähe, Liebe, Zuneigung und Freundschaft. Es tut gut, nett zu sein. Menschen, die prosoziale Werte verfolgen, d.h. sich engagieren, um anderen zu helfen, jemandem etwas beizubringen oder Gutes zu tun, sind zufriedener als Menschen, die das nicht tun. Dabei ist es egal, ob man sich um seine direkten Angehörigen, Nachbarn, um die Bürger der eigenen Stadt, des Landes oder um die gesamte Menschheit kümmert. Wichtig ist auch hier wieder, dass man sich freiwillig dazu entschlossen hat (und nicht, weil man sich z.B. gezwungen fühlt, die Pflege für ein krankes Elternteil zu übernehmen). Und wichtig ist, dass man dieses Engagement wieder um seiner selbst willen tut (z.B. aus Liebe der Menschheit gegenüber) und nicht um Anerkennung, Dankbarkeit o.Ä. von anderen dafür zu erhalten. Die Freiwilligkeit und der Aspekt des Selbstzwecks sind besonders wichtig für Patienten, die eine Verbitterung aufweisen, den Eindruck haben, ständig ausgenutzt zu werden und meinen, sich stärker abgrenzen zu wollen. Es kann in einigen Fällen sinnvoll sein, dass Nein-Sagen zu üben, aber Patienten sollten darauf hingewiesen werden, dass man nur durch Abgrenzung allein wahrscheinlich auf Dauer nicht glücklich wird. Es ergibt unserer Erfahrung nach Sinn, auch mit diesen Patienten kleinschrittig zu besprechen, wann und wo sie „nett" zu welchen anderen Personen sein möchten.

Soziales Engagement

3. *Es sollte möglichst wenig darum gehen, was andere denken.* Die Werte (und daraus abgeleiteten Ziele/Handlungen) sollten die menschlichen Grundbedürfnisse nach Beziehungen, Autonomie und Kompetenzerleben befriedigen. Es gibt eine ganze Reihe von Untersuchungen, die zeigen, dass Menschen, die (intrinsische) Werte wie persönliches Wachstum, Gesundheit, enge Beziehungen und ein wertvolles Mitglied einer Gesellschaft sein verfolgen, mehr Wohlbefinden, Vitalität, Selbstverwirklichung, bessere Stimmung und mehr Zufriedenheit erleben. Im Gegensatz dazu scheinen (extrinsische) Werte wie finanzieller Erfolg, Anerkennung/Ruhm und das Anstreben eines Schönheitsideals mit mehr Depression, Angst und weniger der o.g. positiven Aspekte von Wohlergehen und Beziehungsqualität verbunden zu sein. Es gibt sogar erste Studien, die zeigen, dass das Erreichen von Zielen, die aus diesen maladaptiven Werten abgeleitet wurden, sogar das Wohlbefinden direkt reduzieren kann.

Bedeutung intrinsischer Werte

4. *Es sollte kein Leistungsstress entstehen.* Von Seiten des Therapeuten sollte darauf geachtet werden, dass kein Leistungsdruck beim Patienten entsteht, und verdeutlicht werden, dass wertebezogenes Handeln auch im Kleinen stattfindet. Man muss kein einflussreicher Mensch sein, um seine Handlungen nach bestimmten Werten auszurichten. Tatjana Schnell (2016) liefert hier das Beispiel einer Reinigungskraft, die sich entscheidet, ein ökologisches Putzmittel zu verwenden. Ein passendes Bild ist auch das zweier Handwerker, die an einer Mauer arbeiten. Als ein Passant vorbeikommt und sie fragt, was sie da tun, antwortet der erste „Ich ziehe eine Mauer hoch", der andere aber sagt „Ich baue ein Krankenhaus".

Wertebezogenes Handeln im Kleinen

Was tun, wenn die Wertvorstellungen das Problem begünstigen?

Falls die Werte (oder auch Ziele) des Patienten für das Problem ungünstig (aufrechterhaltend) sind oder sein grundsätzliches Wohlbefinden oder das Dritter beeinträchtigen, schließen wir uns verschiedenen Autoren an, die in dem Fall ein *shared-decision-making* vorschlagen. Zunächst sollten implizit erschlossene Werte explizit versprachlicht werden. Dies kann z. B. durch Auswerten der relevanten Situationen mithilfe der Bottom-up-Technik erfolgen. Im Anschluss sollten Therapeut und Patient gemeinsam prüfen, inwieweit bestimmte Werte hilfreich oder hinderlich in der Überwindung des aktuellen Problems und in der Erreichung des gewünschten (gesunden) Zielzustands bzw. für die relevanten Beziehungen und das allgemeine Wohlbefinden des Patienten sind. Therapeuten sollten hier auf einen symmetrischen Dialog achten und eine naiv-fragende statt einer dozierenden Haltung einnehmen.

Menschen, die intrinsische Werte wie Gemeinnützigkeit verfolgen, sind laut Längsschnittstudien langfristig glücklicher. Ergänzend belegen experimentelle Studien, dass Menschen auch dann mehr Wohlbefinden empfinden, wenn sie aufgefordert werden, sich großzügig zu verhalten oder Dankbarkeit zu empfinden. In diesen Experimenten wurden Probanden zufällig zu einer Großzügigkeits- oder Dankbarkeitsintervention (Geld mit anderen teilen, Dinge notieren, die einen dankbar machen) oder Kontrollbedingungen zugeteilt. Dabei zeigten sich die Probanden in der Großzügigkeits- oder Dankbarkeitsbedingung zufriedener als die Probanden in den anderen Bedingungen. Das bedeutet, dass prosoziales Verhalten auch dann zufriedener macht, wenn es (zunächst) nicht völlig freiwillig (also intrinsisch) ausgeführt wurde. In diesem Fall führt sogar eine extrinsische Motivation, die ein prosoziales Verhalten bewirkt, das in vielen Studien als intrinsisch bezeichnet wird, zum Ziel.

Wegen der oben dargelegten Gründe sollten die Werte des Patienten insbesondere gemeinsam daraufhin überprüft werden, ob das Verfolgen dieser Werte zu Handlungen führt, die die Grundbedürfnisse befriedigen und inwieweit sie mit anderen Werten im Konflikt stehen. Unserer Erfahrung nach ist es sehr hilfreich, extrinsische Zielverfolgung bzw. extrinsische Werte, wie z. B. „Status“, in ihrer Funktion zu hinterfragen, da sie oftmals einen dysfunktionalen Versuch darstellen, Grundbedürfnisse, wie z. B. Liebe/Zuneigung, zu befriedigen. Sie können dann dahingehend bewertet werden, ob die wertbezogenen Handlungen wirklich befriedigend sind und ggf. durch funktionalere Werte ersetzt werden oder anders benannt/konnotiert werden. Manchmal reicht auch ein Gegengewicht zu Werten wie Leistungsorientierung, sodass Balance im Alltag zwischen hedonistischen Tätigkeiten auf der einen Seite und anstrengenden Tätigkeiten andererseits wiederhergestellt wird. Im Falle problematischer Werte kann auch eine Aufklärung über empirische Befunde zu „vielversprechenden“ Werten wie Dankbarkeit, sozialem Engagement usw. im Sinne der Informationsvermittlung (vgl. Kapitel 4.2.2.1.2) erfolgen, um Problembewusstsein bezüglich dieser Werte herzustellen.

4.2.1.2.2.3 Offene Exploration von Werten

Grundsätzlich sind bei der Exploration von Werten verschiedene Szenarien zu unterscheiden: Das erste Szenario ist, dass der Patient (relativ) sicher benennen kann, welche Werte ihm aktuell wichtig sind und dass diese Werte nicht im Widerspruch mit seinen Grundbedürfnissen stehen oder anderweitig problematisch für seine aktuelle Lebenssituation sind. Dann können diese Werte mit dem Patienten exploriert und konkretisiert werden. Dabei besteht die einfachste und naheliegendste Art, Wertvorstellungen zu explorieren, in der direkten Erfragung im Gespräch.

Offene Exploration oder mit Hilfestellung

Im zweiten Szenario hat der Patient Schwierigkeiten, Werte explizit zu benennen. Dann sind Hilfestellungen durch z. B. Wertekartensätze, imaginative Verfahren etc. oftmals ein besserer Ansatzpunkt. Bei größeren Unsicherheiten können auch Verhaltensexperimente durchgeführt werden, indem der Patient z. B. an einzelnen Tage nach bestimmten Werten zu handeln versucht und gleichzeitig sein Wohlbefinden bzw. seine Zufriedenheit oder sein Sinnerleben protokolliert.

Für eine direkte Erfragung der Wertvorstellungen bieten sich – wie bei der Exploration üblich (vgl. Kapitel 4.1) – offene Fragen an:

- Was ist Ihnen im Leben am wichtigsten?
- Welche Werte haben in Ihrem Leben einen hohen Stellenwert?
- Was sind Ihre persönlichen Regeln im Leben, an denen Sie sich orientieren?
- Was würden Ihre engsten Bezugspersonen sagen, worauf es für Sie im Leben ankommt?

Suchräume für Werte

Manchmal kann es hilfreich sein, dem Patienten dafür bestimmte Suchräume oder Bereiche vorzugeben, innerhalb derer Menschen wünschenswerte Aspekte benennen können, z. B.:

- Freundschaften,
- Partnerschaft,
- Eigene Kinder/Elternschaft,
- (Ursprungs-)Familie,
- Arbeit/Ausbildung/Karriere,
- (Aus-)Bildung/(Persönliche) Weiterentwicklung/Lernen,
- Freizeitgestaltung/Hobby,
- Gesundheit/Fitness/Körper,
- Spiritualität,
- Gesellschaftliches/Soziales Engagement,
- Finanzen/Materielle Aspekte,
- usw.

Im Rahmen der Werte-Konkretisierung ist es ein wichtiges Ziel, den Patienten zum „Change Talk“ zu bewegen. Deshalb sollte der Therapeut mit dem Patienten über die Begrifflichkeiten ins Gespräch kommen, wenn die wichtigsten Werte erarbeitet worden sind:

- Was meinen Sie mit diesem Wert/Begriff?
- Was heißt ___ für Sie?
- Warum ist dieser Wert von so großer Bedeutung für Sie?

Daran anknüpfend kann unterschiedlich weitergearbeitet werden (vgl. Kasten „Warum Wertvorstellungen explorieren?“ auf S. 76).

Werte über die Lebensspanne

Werte (und auch Ziele) verändern sich über die Lebensspanne. Dies kann therapeutisch vermittelt werden, indem diese Änderungen positiv konnotiert werden und auch Therapie als Möglichkeit dargestellt wird, die eigene aktuelle Werteausrichtung anzupassen. Möglich ist beispielsweise das Erstellen einer Lebenslinie mit dem Patienten, auf der sich auf der X-Achse die Zeit und auf der Y-Achse das Wohlergehen befindet. Mit einer zweiten Farbe soll der Patient nun die Prioritäten bzw. Werte, die er zu diesem Zeitpunkt verfolgt hat, an allen Extrempunkten eintragen. Dies kann genutzt werden, um den Zusammenhang zwischen bestimmten Werten und mehr oder weniger Wohlergehen zu verdeutlichen. Ebenso eignet sich diese Übung dazu, persönliche Veränderungen und persönliches Wachstum zu betonen und damit eine positiv-hoffnungsvolle Perspektive für weitere Veränderungen zu eröffnen.

Werte beziehen sich häufig (auch) auf andere Menschen: Sie enthalten Vorstellungen davon, wie man mit anderen umgehen möchte, was man weitergeben möchte und sie haben ihren Ursprung im Lernen am Modell oder dem Wunsch nach Abgrenzung von anderen. Dies wird auch in der Auseinandersetzung mit Wertvorstellungen deutlich: Je nach Alter und Lebensphase des Patienten steht dementsprechend z. B. eher Identitätsfindung oder der Aspekt von Generativität im Vordergrund.

4.2.1.2.2.4 Exploration von Werten mit Wertekartensätzen

Es gibt unterschiedliche Autoren, die sogenannte Wertekartensätze zusammengestellt haben. Einige davon sind frei verfügbar im Internet erhältlich.[2] Auf jeder dieser Karten (ca. 50 bis 100 Karten je nach Set) ist ein Wert genannt und definiert, der für Menschen unterschiedlich bedeutsam sein kann, z. B. Autonomie, Gerechtigkeit, Loyalität, Mitgefühl oder Verantwortung. Durch einen solchen Kartensatz können bestimmte Werte systematisch thematisiert und u. a. für die motivationale Arbeit aufgegriffen werden.

2 vgl. beispielsweise https://www.gp-probst.de/pdf/buecher/Werte-Karten.pdf

Systematisches Vorgehen mithilfe von Wertekarten-sätzen

Für die Arbeit mit solchen Wertekartensätzen bieten sich unterschiedliche Vorgehensweisen an:

- *Rating-Verfahren:* Die Karten werden in Stapel sortiert bzw. die darauf genannten Werte nach Wichtigkeit geratet. Dies kann beispielsweise durch eine Aufteilung in drei oder fünf Stapel geschehen bzw. anhand einer drei- oder fünfstufigen Skala von „gar nicht wichtig" bis „sehr wichtig". Mögliche Instruktion:

> Auf jeder dieser Karten ist ein Wert beschrieben, der Menschen wichtig sein kann. Bitte legen Sie die Karten jeweils auf einen der drei Stapel! Wenn Ihnen ein Wert eher nicht wichtig ist, legen Sie die Karte auf den Stapel „unwichtig" nach links. Was Ihnen „mittel-wichtig" ist, gehört auf den Stapel in der Mitte. Sortieren Sie auf den rechten Stapel bitte die Werte, die Ihnen eher „wichtig" sind! Wenn es am Ende noch Werte gibt, die Ihnen in dem Kartensatz fehlen, können Sie die leeren Karten benutzen und sie ergänzen.

- *Auswahl-Verfahren:* Eine bestimmte Anzahl (z. B. fünf oder zehn Karten) an besonders wichtig erscheinenden Werten wird direkt ausgewählt und alle übrigen werden direkt beiseitegelegt bzw. nicht weiter beachtet. Mögliche Instruktion:

> Auf jeder dieser Karten ist ein Wert beschrieben, der Menschen wichtig sein kann. Bitte schauen Sie sich die Karten an und wählen die zehn Werte aus, die Ihnen für Ihr Leben am wichtigsten sind! Wenn es am Ende noch Werte gibt, die Ihnen in dem Kartensatz fehlen, können Sie die leeren Karten benutzen und sie ergänzen.

Ggf. kann in einem zweiten Durchlauf ein weiteres Aussortieren stattfinden. Wenn die wichtigsten Werte ausgewählt sind, sollte der Therapeut mit dem Patienten über die Begrifflichkeiten ins Gespräch kommen (vgl. S. 82 zur Exploration von Werten) bzw. kann die Ergebnisse anderweitig nutzen (vgl. Kasten „Warum Wertvorstellungen explorieren?" auf S. 76). Zur weiteren Klärung können beispielsweise folgende Fragen (angelehnt an la Cour & Schnell, 2016) hinzugezogen werden:

> - An was haben Sie gedacht, als Sie diese Karte ausgewählt haben? (Interpretation)
> - Warum ist dieser Wert für Sie so bedeutsam? (Bedeutsamkeit)
> - Hat sich diese Bedeutung im Laufe Ihres Lebens verändert? Wie ist es heute? (Wichtigkeit)
> - Leben Sie momentan im Einklang mit diesem Wert oder gibt es etwas, das Sie daran hindert? (Bedrohung)
> - Was müsste sich ändern, damit dieser Wert in Ihrem Leben mehr zum Tragen kommt? (Veränderung)

4.2.1.2.2.5 *Imaginative und kreative Verfahren zur Exploration von Werten*

Brauchen wir Todessalienz? Die Terror-Management-Theorie

In vielen der aus der ACT sowie aus der existenziellen Therapie entliehenen Übungen findet sich eine Konfrontation mit der Sterblichkeit bzw. Endlichkeit des Lebens zur Exploration von Werten. Vertreter der existenziellen Psychotherapie betonen die klärende und sinnstiftende Rolle der Konfrontation mit der eigenen Endlichkeit. Erst angesichts der Tatsache, dass wir Menschen nicht unendlich viel Zeit haben, unser Leben zu leben, sondern durch die zeitliche Begrenzung des eigenen Todes gezwungen sind, Prioritäten zu setzen, bekommen unsere Handlungen Sinn. Deswegen hilft uns der Gedanke des eigenen Todes zu erkennen, was wichtig ist und was nicht. Dieser Effekt lässt sich möglicherweise mit der Erfahrung von Menschen vergleichen, die mit dem eigenen Tod durch schwere Krankheit oder ein traumatisches Ereignis konfrontiert wurden und daraufhin den Eindruck haben, sich ihrer Wünsche und Werte im Leben nun bewusster zu sein.

Im Rahmen der *Terror-Management-Theorie* wird der Effekt beschrieben und empirisch umfassend belegt (Solomon et al., 2015). Wichtig ist dabei aber anzumerken, dass die Werte, die Menschen angesichts des Todes stärker wahrnehmen oder die ihr Handeln bestimmen, nicht nur positiv sind, sondern es auch viele Studien gibt, in denen die Konfrontation mit dem Tod Menschen ihre Vorurteile gegenüber Angehörigen anderer Gruppen verstärkt erleben ließ. Das hängt natürlich davon ab, ob diese Vorurteile Teil des individuellen Wertesystems sind oder nicht. In vielen Studien hat sich ebenso gezeigt, dass Menschen nach Konfrontation mit der eigenen Endlichkeit besonders Werte bevorzugen, die in der Situation salient waren (in sozialpsychologischen Experimenten wurden die Probanden beispielsweise geprimt). Im therapeutischen Kontext sind bei vielen Übungen wie beispielsweise einer imaginierten Beerdigungsrede gerade Werte wie Familie/Freundschaften oder Beziehungen salient. Es könnte also sein, dass wir damit implizit (wie bei einem Priming) nahelegen, diese Werte stärker zu betonen.

Auch wenn unseres Wissens nach noch niemand die Rolle der Todessalienz bei der Exploration von Werten im therapeutischen Kontext direkt mit der Exploration ohne Todessalienz verglichen hat, gibt es also aus sozialpsychologischen Experimenten viele Hinweise auf eine positiv-klärende Wirkung. Insbesondere auf depressiven Patienten sowie auf Menschen mit einer geringen Selbstwirksamkeit, Verbitterung oder mit der direkten Bedrohung durch den Tod, z.B. im Rahmen einer schweren Erkrankung, kann die Übung durch das Thema „Tod“ überwältigend wirken, weshalb Eifert und Gloster (2016) ab einem BDI-Wert von 29 Abwandlungen der Übung empfehlen. Bei diesen „seichteren“ Übungen sollte der eigene Tod nicht so stark im Fokus stehen wie bei der Grabsteinfrage. Auch bei Patienten, die ihr Leben als sehr sinnlos wahrnehmen oder stark verbittert sind, kann diese Konfrontation starke Ängste auslösen und sollte engmaschig begleitet oder abgewandelt werden. Es sei an dieser Stelle auch angemerkt, dass Patienten mit Depressionen unabhängig von der Todessalienz der Übung Schwierigkeiten haben, positive Zukunftsvorstellungen zu entwickeln. Für manche Patienten ist es deswegen sinnvoll, diese Übungen erst nach einer ersten Verhaltensaktivierung und Rückgang der depressiven Stimmung durchzuführen.

Grabinschrift oder Geburtstagsansprache

Die Grabsteinfrage, das Beerdigungsszenario und Abwandlungen davon. Die Grabsteinfrage, das Beerdigungsszenario und Abwandlungen davon werden häufig vorgeschlagen, um Werte zu erkennen, die bei Einnahme einer langfristigen bzw. endlichen Perspektive (z. B. Wofür möchte ich am Ende meines Lebens gestanden haben?) von Bedeutung sind. Dahinter steckt grundsätzlich der Gedanke, dass die Konfrontation mit dem eigenen Tod und die damit verbundene Endlichkeit des eigenen Lebens Menschen dazu zwingt, Bilanz zu ziehen und dadurch aufzurütteln vermag. Hier eine Beispielinstruktion für die *Grabsteinfrage* angelehnt an Eifert (2011):

Stellen Sie sich bitte folgende Situation vor: Eines Tages wird ein Grabstein auf Ihrem Grab stehen. Die Grabinschrift ist jedoch noch nicht eingetragen. Die Worte, die Ihr Leben beschreiben sollen, sind noch nicht in Stein gemeißelt. Die wichtigste Frage ist deshalb jetzt: Welche Inschrift hätten Sie gerne auf Ihrem Grabstein? Was möchten Sie dort gerne über Ihre Person lesen? Denken Sie vielleicht an einen Satz oder stichwortartige Angaben, um die Essenz des Lebens, das Sie führen möchten, widerzuspiegeln. Woran soll man sich erinnern, wenn man an Sie zurückdenkt? Was hätten Sie gerne mit Ihrer Lebenszeit und Energie angestellt?

Nehmen Sie sich etwas Zeit, um über diese Fragen nachzudenken. Wenn Sie eine Antwort – oder auch mehr als eine – finden, dann schreiben Sie sie (ggf. in der nächsten Woche) als Zeilen Ihres Grabsteins auf. Dabei gibt es für die Dinge, an die man sich Ihretwegen erinnern soll, grenzenlose Möglichkeiten.

Eine abgeschwächte Abwandlung der Grabsteinfrage stellt die *Ansprache zum 85. Geburtstag* dar. Dafür wird der Patient gebeten, sich eine Ansprache anlässlich seines Geburtstages (in einem relativ hohen Alter, z. B. 85 oder 90 Jahre) vorzustellen:

Bitte stellen Sie sich vor, dass Sie ein hohes Alter erreicht haben und im Großen und Ganzen damit zufrieden sind, wie Ihr Leben verlaufen ist und wie Sie mit Ihren Schwierigkeiten umgegangen sind. Nun werden Sie 85 Jahre alt und feiern Ihren Geburtstag. Bitte stellen Sie sich vor, wie diese Feier aussieht. Wo befinden Sie sich ...? Wer kommt zu Ihrem Geburtstag ...? Stellen Sie sich nun vor, eine Ihnen nahestehende Person sagt einige Worte über Sie, hält eine kleine Ansprache. Was würden Sie sich wünschen ...? Wer sollte das sein ...?

Und was sollte die Person über Sie sagen ...? Möchten Sie, dass noch andere Personen etwas ergänzen ...?

Rückblick aus hohem Lebensalter

Eine weitere, abgeschwächte Variante ist die Übung *Zurück aus der Zukunft* (Hötzel et al., 2014). Ähnlich wie bei der Geburtstagsrede soll die Betrachtung des eigenen Lebens aus einem hohen Lebensalter erfolgen:

Bitte stellen Sie sich folgende Situation vor: Sie sind 85 Jahre alt und damit in einem Alter, in dem Sie den Großteil Ihres Lebens gelebt haben. Sie sind insgesamt sehr zufrieden damit, wie Ihr Leben bis dahin verlaufen ist und wie Sie mit Ihren Schwierigkeiten umgegangen sind. Wenn Sie nun auf Ihr Leben zurückblicken, an welchen Punkten machen Sie dann fest, dass Ihr Leben so zufriedenstellend war?

Bitte schreiben Sie Ihre Gedanken, Vorstellungen oder Bilder dieses „gelungenen Lebens" auf! Lassen Sie sich in Ihren Vorstellungen möglichst nicht durch gedankliche Barrieren einschränken, sondern stellen Sie sich vor, dass alles möglich ist! Benutzen Sie dabei bitte die Gegenwartsform und schreiben Sie so, als ob Sie sich tatsächlich gerade in der Situation befinden und viel älter als heute sind!

Beginnen Sie beispielsweise mit den Worten „Ich bin jetzt 85 Jahre alt. Wenn ich rückblickend auf mein Leben schaue, gefällt mir daran vor allem ..." oder „In meinem Alter bin ich sehr zufrieden damit, wie mein Leben verlaufen ist. Das liegt an mehreren Dingen, die ich nun genauer erläutern werde."

Hausaufgabe nachbesprechen

Diese Übungen bieten sich gut als Hausaufgabe an. In der darauffolgenden Therapiestunde kann die Aufgabe nachbesprochen werden. Dafür kann der Patient gebeten werden, den selbst verfassten Text vorzulesen. Zum Einstieg in die Hausaufgabe bzw. Nachbesprechung bieten sich beispielsweise die folgenden Fragen an:

- Wie ist es Ihnen beim Schreiben des Textes zu Hause ergangen?
- Wie geht es Ihnen, wenn Sie diesen Text hier vorlesen?
- Haben Sie beim Verfassen/Vorlesen des Textes neue Erkenntnisse für sich gewonnen? Wenn ja, welche?
- Welche Dinge oder Werte sind Ihnen im Leben scheinbar wirklich wichtig und warum?
- Wie passen diese Werte mit Ihrem momentan gelebten Leben zusammen?

Einen Mörder überzeugen. Folgendes Gedankenexperiment aus der Logotherapie erlaubt die Reflexion eigener Werte und deren existenzieller Bedeutung:

Stellen Sie sich vor, ein Mörder bedroht Sie und bietet Ihnen an, Sie am Leben zu lassen, wenn Sie ihm einen guten Grund dafür nennen. Welchen Grund würden Sie nennen?

Der Grund sollte dabei etwas sein, was die Bedeutung des jeweiligen Menschen ausmacht, was sein Leben lebenswert macht. Therapeuten sollten deutlich machen, dass in dem fiktiven Szenario der Mörder keinen anderen Menschen umbringt, wenn er den Patienten verschont. Es geht also in keinster Weise darum, zu argumentieren, warum man *wertvoller* als andere sein sollte, sondern nur darum, herausstellen, was das eigene Leben für einen selbst oder andere Menschen so einzigartig und damit schützenswert macht. Wir haben die Erfahrung gemacht, dass es den meisten Menschen schwerfällt, diese Frage spontan zu beantworten und ggf. eine gewisse Bedenkzeit gegeben werden sollte (z. B. die Frage als Hausaufgabe überdenken). Um Leistungsstress vorzubeugen, sollte man die Patienten darauf hinwiesen, dass als Begründung durchaus auch ein bis drei Sätze reichen.

Existenzielle Bedeutung der Person

Werteauktion. Bei dieser Übung wird dem Patienten eine begrenzte Menge an fiktivem Geld zur Verfügung gestellt. Er soll sich anschließend eine Auktion vorstellen, auf der verschiedene Werte versteigert werden und soll dann entscheiden, auf welchen Wert er welche Summe setzen möchte (Schulenberg et al., 2008). Zum systematischen Einbezug unterschiedlicher Werte kann hier auf Listen mit Werten bzw. Wertekartensätze (vgl. Kapitel 4.2.1.2.2.4) zurückgegriffen werden.

Geld auf Werte setzen

Die Gebirgsübung. Diese Übung (Cooper, 2017) eignet sich zur Exploration und Bewusstmachung von Werten, positiven Eigenschaften und z. T. auch zur Entwicklung von Veränderungswünschen. Hierbei wird konkret auf prägende Bezugspersonen aus der Biografie eingegangen. Patienten werden dabei gebeten, ein Gebirge mit verschieden hohen Gipfeln zu zeichnen. Auf diese Gipfel sollen dann verschiedene Personen mit Bedeutung im Leben des Patienten eingetragen werden. Personen mit besonders viel Bedeutung kommen auf die höchsten Berge (vgl. Abbildung 7). Die Patienten sollen dann beschreiben, was sie mit diesen Leuten gemeinsam haben und benennen, auf welchem Gipfel sie selbst auch gerne stehen würden. Die Übung kann folgendermaßen eingeleitet werden:

Prägende Bezugspersonen als Gebirge

> Um eine Übersicht über die Werte, die Ihnen besonders wichtig sind, zu bekommen, möchte ich Sie bitten, sich ein Gebirge vorzustellen. Stellen Sie sich vor, sie haben einen hohen Berg erklommen und genießen eine Panoramaaussicht über ein schönes Gebirge, mit hohen Gipfeln, weniger hohen Gipfeln und einigen kleineren Hügeln! Ich möchte Sie bitten, dieses Gebirge nach und nach mit mir zu zeichnen und dabei auf jeden Gipfel eines Berges oder Hügel den Namen einer Person, die in Ihrem Leben eine Bedeutung hatte, zu schreiben. Besonders wichtige Personen kommen dabei auf die höchsten Gipfel, Personen mittlerer Bedeutung kommen entsprechend auf die mittelhohen Berge und Personen, die zwar eine Rolle spielen oder spielten, aber nicht so zentral waren, kommen auf die kleinen Hügel.

Der Patient kann nun in der Therapiesitzung oder als Hausaufgabe ein solches Gebirgspanorama zeichnen. Dabei soll betont werden, dass es natürlich nicht um eine künstlerische Leistung geht. Falls es der Patient wünscht, kann er aber auch Per-

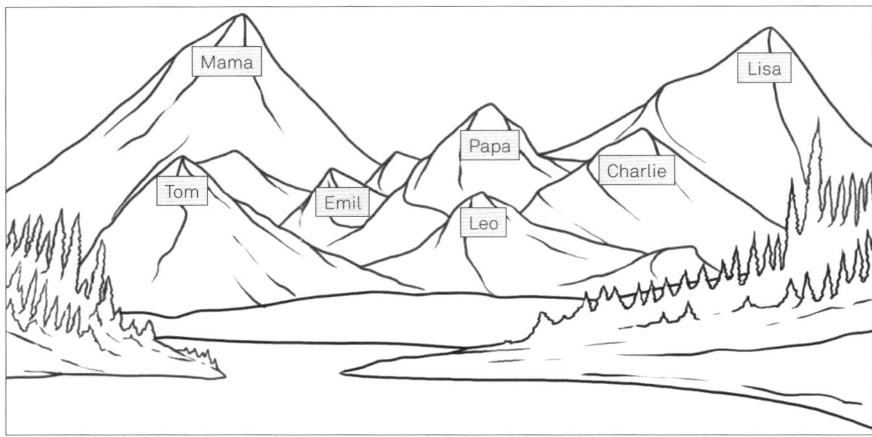

Abbildung 7: Beispiel für die Gebirgsübung

sonen malen, Fotos aufkleben usw. Dies wird besonders von Jugendlichen gerne gemacht. Manche Patienten erstellen auch in einem ersten Schritt eine Liste mit bedeutsamen Personen und zeichnen das Panorama dann in einem zweiten Schritt.

Übernommene Werte ableiten

Ist das Panorama fertig mit Personen bestückt, exploriert der Therapeut, welche Werte bzw. Leitsätze der Patient von dieser Person gelernt oder übernommen hat. Hilfreiche Fragen können dabei sein:

- Wenn Sie die zentrale Botschaft dieser Person an Sie in einem Satz formulieren müssten, was wäre das dann? (Patienten können in dem Zusammenhang auch aufgefordert werden, Sätze zu ergänzen, wie z. B. „Sei immer ...!", „Sei niemals ...!" oder „Achte auf ...!")
- Was haben Sie von dieser Person gelernt, zu tun oder nicht zu tun?
- Welchen Wert hat diese Person Ihnen vermittelt?
- Was möchten Sie gerne von dieser Person übernehmen?
- Was möchten Sie auf keinen Fall übernehmen?

Im Sinne eines Real-Wunsch-Vergleichs (vgl. Kapitel 4.2.2.2.6) kann das Gebirgspanorama auch genutzt werden, um zu diskutieren, welche Berge zu hoch erscheinen (diese können dann z. B. in einer anderen Farbe kleiner schraffiert werden) und welche Berge der Patient gerne wachsen lassen möchte (auch diese können dann verändert werden).

Generativität

Stein im Wasser. Diese Übung versinnbildlicht Ericksons Idee der Generativität als eine Entwicklungsaufgabe im mittleren bis späten Erwachsenenalter. Sie veranschaulicht Yaloms „Rippling effect", welcher beschreibt, dass wir (z. T. unwissentlich) andere Menschen beeinflussen, manchmal über Generationen hinweg. So gesehen sind wir wie ins Wasser fallende Steine, die konzentrische Kreise schlagen. Es geht in der Übung darum zu überlegen, welchen Einfluss man auf andere haben möchte und welche Werte man gerne weitergeben will. Sie eignet sich auch sehr gut zur Entwicklung von Diskrepanzen, wenn Patienten sich als Stein im Wasser einmal mit und einmal ohne ihr aktuelles Problem vorstellen und überlegen, welche Wellen sie in jedem der Szenarien schlagen würden. Die Übung kann folgendermaßen eingeleitet werden.

> Manche Personen stellen sich ein Menschenleben vor wie einen Stein, den man ins Wasser wirft. Auch wenn der Stein untergeht und weg ist, schlägt er Wellen, sogenannte konzentrische Kreise. Die ersten sind groß, die nächsten schon kleiner, bis es schließlich noch klitzekleine Wellen gibt. Ich möchte Sie einladen, einmal zu überlegen, welche Wellen Sie gerne schlagen würden, wenn Ihr Leben von nun an im Großen und Ganzen so verläuft, wie Sie es sich wünschen.

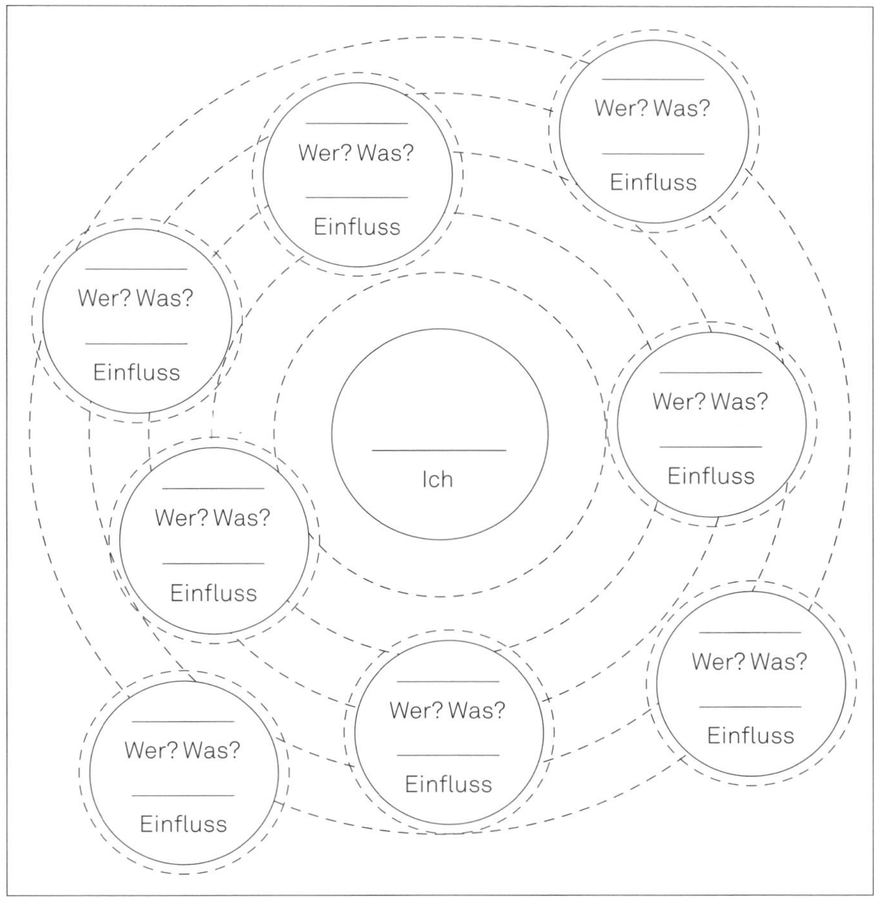

Abbildung 8: Stein im Wasser (angelehnt an Hanning & Chmielewski, 2019)

Der Patient wird dann aufgefordert, die Kreise in der Sitzung mit dem Therapeuten auszufüllen (vgl. Abbildung 8). Zum Entwickeln von Diskrepanzen kann im Anschluss dasselbe Schaubild noch einmal ausgefüllt werden, während der Patient nun aufgefordert wird, sich sein Leben als Stein im Wasser mit den konzentrischen Wellen vorzustellen, wenn er so weiterlebt wie bisher.

Ab dem mittleren Erwachsenenalter

Unserer Erfahrung nach sprechen einige Patienten sehr stark auf diese Übung an. Wir empfehlen sie deshalb nicht bei verbitterten Patienten oder bei Patienten zu nutzen, die unter massiven Schuldgefühlen leiden und den Eindruck haben, hauptsächlich „negative Wellen" geschlagen zu haben. Ebenso ist Suizidalität hier eine klare Kontraindikation. Bei anderen Patienten ab dem mittleren Alter eignet sie sich jedoch sehr gut, um Werte zu explorieren und um Diskrepanzen zu entwickeln.

Weniger Rückschau, mehr Zukunftsplanung

Exploration von Werten mit Jugendlichen und jungen Erwachsenen. Junge Patienten unterscheiden sich in ihren Entwicklungsaufgaben von Patienten mittleren oder hohen Alters. Beispielsweise steht eher die Ablösung von der Ursprungsfamilie im Vordergrund. Interventionen, die sich hier besonders anbieten, sind z. B. der Familien-Schuhkarton (vgl. Abbildung 9). Rückschau erhält in der Therapie mit jungen Patienten in Bezug auf die Wertexploration meist weniger Raum und die Zukunftsplanung dementsprechend mehr. Wong und Wong (2013) schlagen für diese Patientengruppe u. a. folgende Fragen bzw. Übungen zur Exploration von Sinnhaftigkeit und zur Erhöhung des Selbstverständnisses sowie des Engagements in wertbezogene Aktivitäten vor:

- Benennen Sie eine konkrete Mission für Ihr Leben, Ihre Karriere oder Ausbildung! Beschreiben Sie diese möglichst konkret! Fragen Sie sich selbst eine Reihe von „Warum"-Fragen und beantworten Sie diese, bis Sie zufrieden mit Ihrem Statement sind!
- Fragen Sie sich, was Ihr Traum für Ihr Leben als Kind war und was Ihr Traum für Ihr Leben aktuell ist! Schreiben Sie über diese Träume und bewerten Sie ihre Bedeutung und Wichtigkeit heute für Sie!
- Wenn Sie einen magischen Wunsch frei hätten, was wäre der? Warum?
- Wenn Sie nur ein einziges Ding auf eine weite und lange Reise mitnehmen könnten, was wäre das? Warum?
- Spiegelfragen (Teil 1): Schauen Sie in den Spiegel und fragen sich: „Mag ich, was ich dort sehe? Was mag ich an mir? Was mag ich nicht an mir? Gibt es ein dunkles Geheiminis, um das ich mich kümmern muss? Welche Veränderungen müsste ich vornehmen, um mein Leben sinnvoller und erfüllender zu machen?"
- Spiegelfragen (Teil 2): „Was sehen andere Menschen in mir? Was sagen andere über mich? Was sind die geläufigsten Komplimente, die ich bekomme? Was sind die geläufigsten Kritiken?" (Wenn Sie gläubig sind, können Sie sich ebenfalls fragen, was Gott in Ihnen sieht.)
- Beschreiben Sie bedeutungsvolle Momente, die Ihr Leben bereichert haben oder Ihnen Einsichten über sich selbst und das Leben gegeben haben!

- Erfolgsstory: Beschreiben Sie (mindestens) eine Situation im Leben, in der Sie eine Schwierigkeit oder ein Problem durchstehen oder meistern mussten! Beschreiben Sie, was Sie daraus gelernt haben!
- Team-Arbeit: Werden Sie ein engagiertes Mitglied einer Gruppe! Das kann eine interessenbasierte Gruppe, eine Gruppe für soziales Engagement oder eine Meet-up-Gruppe sein. Bleiben Sie mindestens so lange in dieser Gruppe, bis Sie das Gefühl haben, ein wichtiges Mitglied zu sein, das etwas beiträgt und von den anderen wertschätzt wird!
- Tun Sie jede Woche etwas Gutes! Manche dieser Taten können für Sie anstrengend sein oder von Ihnen Opfer verlangen, damit andere profitieren.

Bildliche Darstellung innerer und äußerer Werte

Für den *Familien-Schuhkarton* (Cooper, 2017) wird ein Schuhkarton mit Bildern aus Zeitschriften, Fotos oder Postkarten beklebt, welche die Werte der jeweiligen (Ursprungs-)Familie symbolisieren sollen. Werte, die von der Familie nach Außen dargestellt werden, werden dabei entsprechend auf die Außenseiten des Kartons geklebt. Bilder, die nach innen geklebt werden, können besonders wichtig für das Leben innerhalb der Kernfamilie sein. Außerdem können versteckte Anteile unter den Karton geklebt werden (vgl. Abbildung 9). Diese Übung hat ihren Ursprung in der Familientherapie, kann aber auch im Einzelsetting sehr gut eingesetzt werden.

Spielerisches Vorgehen für jüngeres Klientel

Ebenfalls kann zur spielerischen Gestaltung für ein jüngeres Klientel eine *Collage* zum Thema „Welche Dinge sind mir im Leben wichtig?“ erstellt werden. Dafür können Zeitungsausschnitte, Fotos etc. genutzt werden, aber auch Stifte,

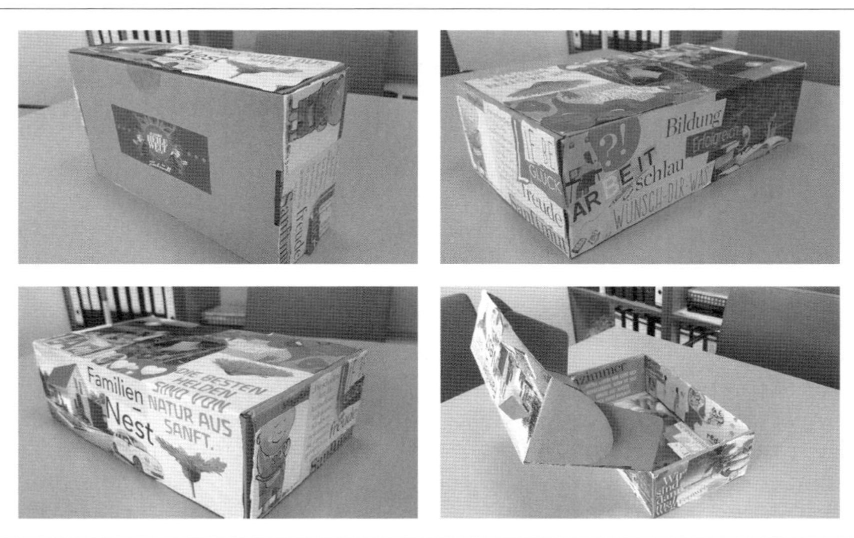

Abbildung 9: Beispiel für einen Familien-Schuhkarton

Pinsel/Farben und weitere Bastelutensilien. Letztlich kann ein großes Bild aus den unterschiedlichen Materialien gestaltet werden.

Werteexploration in Gruppen: Das Johari-Fenster

Auch psychotherapeutische Gruppen können genutzt werden, um eine Auseinandersetzung mit Wertvorstellungen (und ggf. Kurskorrekturen) vorzunehmen. Viele der hier genannten Übungen lassen sich gut in Gruppen durchführen, indem jeder Teilnehmer simultan in der Durchführung angeleitet wird oder einzelne Fokuspatienten Übungen durchführen und die anderen Teilnehmer diese dann zu Hause durchführen. In der Gruppe kann ein wertvoller Austausch, Lernen am Modell und Probehandeln für verschiedene Wertvorstellungen stattfinden.

Die Übung des Johari-Fensters ist für die Anwendung in Gruppen entwickelt worden und dient ursprünglich der Demonstration von Unterschieden zwischen Eigen- und Fremdwahrnehmung bzw. dem Abbau dieser Diskrepanzen. Die Gruppenteilnehmer werden dabei gebeten, drei bis vier Wertvorstellungen, die sie mit ihren Handlungen verfolgen bzw. die ihnen wichtig sind, zu nennen (vgl. Tabelle 11, Feld 1 „Öffentliche Person"). Günstig ist es hierbei auch, Wertvorstellungen aus dem „geheimen" Bereich zu offenbaren (vgl. Tabelle 11, Feld 2 „Geheimnisse") mit der Idee, dadurch mehr Freiheit zu erlangen und diese auch leben bzw. zeigen zu können. Die anderen Gruppenteilnehmer werden auch gebeten, drei bis vier Werte, die sie in den Handlungen des Fokuspatienten als wichtig erachten und die noch nicht genannt wurden, zu beschreiben (vgl. Tabelle 11, Feld 3 „Blinder Fleck"). Alle diese Werte werden nun in die jeweiligen drei Kästchen eingetragen.

Tabelle 11: Johari-Fenster

	Mir bekannt	Mir unbekannt
Anderen bekannt	1. Öffentliche Person	3. Blinder Fleck
Anderen unbekannt	2. Geheimnisse	4. Unbekannt

Ziel ist dabei die Reflexion von Fremd- und Selbstbild mit der Integration des „blinden Flecks" und dem Preisgeben bisher verheimlichter Prioritäten.

4.2.1.2.2.6 Diskrepanzen entwickeln

Wenn die Wertvorstellungen (aber auch Zielvorstellungen bzw. Therapieziele) durch die offene Exploration oder ein anderes Vorgehen mit dem Patienten geklärt worden sind, besteht ein Hauptziel der therapeutischen Arbeit (auch im Rahmen der Förderung von „Change Talk") darin, mögliche Diskrepanzen zwischen den Wertvorstellungen (bzw. den Zielen) und dem aktuellen problematischen Verhalten aufzudecken:

Was ist Ihnen im Leben wichtig? Und inwiefern passt dies mit Ihrer aktuellen Lebenssituation zusammen bzw. kollidiert mit dieser?

Problemverhaltensweisen infrage stellen

Persönliche Werte geben eine langfristige Ausrichtung auf die Dinge, die Menschen im Leben wichtig sind. Dadurch werden manche dysfunktionalen, kurzfristigen Strategien/Problemverhaltensweisen automatisch infrage gestellt bzw. als nicht dazu passend aufgedeckt:

Beispiele

- *(1)* Wenn ich eigentlich langfristig dem Wert, friedlich und gewaltfrei mit meinen Mitmenschen zu leben, nacheifere, unter Alkohol jedoch kurzfristig immer wieder aggressiv reagiere, kann der Verzicht auf Alkohol eine Lösungsmöglichkeit im Sinne meiner Werte sein.
- *(2)* Wenn ich als Frau langfristig Kinder haben und eine Familie gründen möchte, steht mein aktuell selbst herbeigeführtes Untergewicht und die dadurch bedingte Amenorrhoe (Ausbleiben der Regelblutung für mehr als 3 Monate) vermutlich im Widerspruch zu zumindest einem meiner Werte.

Das kann durch eine Mischung aus aktivem Zuhören/Zusammenfassen und offenen Fragen realisiert werden (vgl. auch Kapitel 4.1):

- Also, eigentlich verabscheuen Sie Gewalt. Ein friedliches Miteinander ist für Sie die Basis dafür, sich gut zu fühlen, weil Sie grundsätzlich nach Harmonie streben. *(aktives Zuhören/Zusammenfassung)* Welche Rolle spielt nun der Alkohol in Ihrem Leben? *(offene Frage/Förderung von „Change Talk")*
- Eine Familie zu gründen, Fürsorge und Liebe zu empfinden und zu geben: Das ist es, wofür Sie eigentlich leben. *(aktives Zuhören/Zusammenfassung)* Wie passt die Essstörung zu diesem Lebensentwurf? *(offene Frage/Förderung von „Change Talk")*

Der Therapeut kann auch – behutsam und sensibel für mögliche Reaktanz – von sich aus auf wahrgenommene Unvereinbarkeiten eingehen:

Ich kann mir vorstellen, dass sich das schwierig vereinbaren lässt. Wie sehen Sie das?

Zur systematischen Aufdeckung solcher Diskrepanzen zwischen Zielen bzw. Zielkonflikten kann auch eine Matrix erstellt werden (vgl. Kapitel 4.2.1.2.1.6). Die erlebte Diskrepanz zwischen dem aktuellen Problemverhalten und den langfristig relevanten Werten kann verständlicher Weise zu negativen Gefühlen beim Patienten führen. Gleichzeitig vermag sie, den Antrieb für den „Change Talk" und letztlich die Verhaltensänderung zu geben. Patienten sollten durch diese Arbeit aus der Phase des eingeschränkten Problembewusstseins, der Nachdenklichkeit und der Vorbereitung in die Handlungsphase bewegt und zu einem, den persönlichen Werten entsprechenden Handeln, bewegt werden.

„Motor" der Veränderung

Was ist Ihnen im Leben wichtig? Und was (welcher Weg) lässt sich besser damit vereinbaren: Die mögliche Veränderung oder die Beibehaltung des Status Quo?

Akzeptanz für die emotionale Seite von Diskrepanz und Ambivalenz

In der Psychotherapie geht es unter anderem darum, Akzeptanz für die Dinge im Leben zu üben, die wir nicht beeinflussen können. Unsere ambivalenten Patienten, die sich bestimmter Diskrepanzen bewusstwerden, haben häufig zumindest teilweise Einflussmöglichkeiten auf ihre Situation (durch eine Änderung ihres Verhaltens), wenn auch die Situation wie eine Zwickmühle erlebt werden mag. Aber für genau diesen Zustand, dass sich bestimmte Dinge eben nicht „unter einen Hut kriegen lassen" bzw. die mit diesem Zustand verbundenen Gefühle, kann Akzeptanz angestrebt werden. Wenn eine schwierige Entscheidung im Sinne der eigenen Werte getroffen wurde und sich dann dieser Entscheidung entsprechend werteorientiert verhalten wird, kann dies insbesondere kurzfristig negative Gefühle auslösen.

Lebenskompass als Motivationshilfe

Der „Lebenskompass". Die Erstellung eines „Lebenskompasses" (auch „Verhaltenskompass") ist eine weitere, relativ strukturierte Methode zur Entwicklung von Diskrepanzen und letztlich auch zum Aufbau werteorientierten Handelns. Bei der Erstellung eines solchen „Kompasses" kann folgendermaßen vorgegangen werden (angelehnt an Timko, Eifert & Harres, 2013; vgl. Abbildung 10):

1. *Vorgabe möglicher Bereiche:* Nach der Werteklärung werden dem Patienten – z. B. anhand des Arbeitsblatts „Mein Lebenskompass" (vgl. Anhang, S. 169) – mögliche relevante (Lebens-)Bereiche (vgl. Kapitel 4.2.1.2.2) vorgelegt. Dabei steht die Person als das „ICH" in der Mitte, während Pfeile sternförmig von der Mitte ausgehend auf die unterschiedlichen Bereiche deuten.
2. *Wichtigkeitseinschätzung:* Alle Bereiche sollen bezüglich der Wichtigkeit eingeschätzt werden. Dabei steht die „0" für „überhaupt nicht wichtig", die „1" für „ziemlich wichtig" und die „2" für „sehr wichtig".

Absichten für wichtige Lebensbereiche benennen und mit Handlungen abgleichen

3. *Absichtsklärung:* An alle „sehr wichtigen" Bereiche soll ein kurzer, stichwortartiger Vermerk zur Absicht darüber notiert werden, wie der Patient sein Leben diesbezüglich gerne leben möchte (z. B. „zuverlässiger Freund" beim Bereich „Freundschaft").

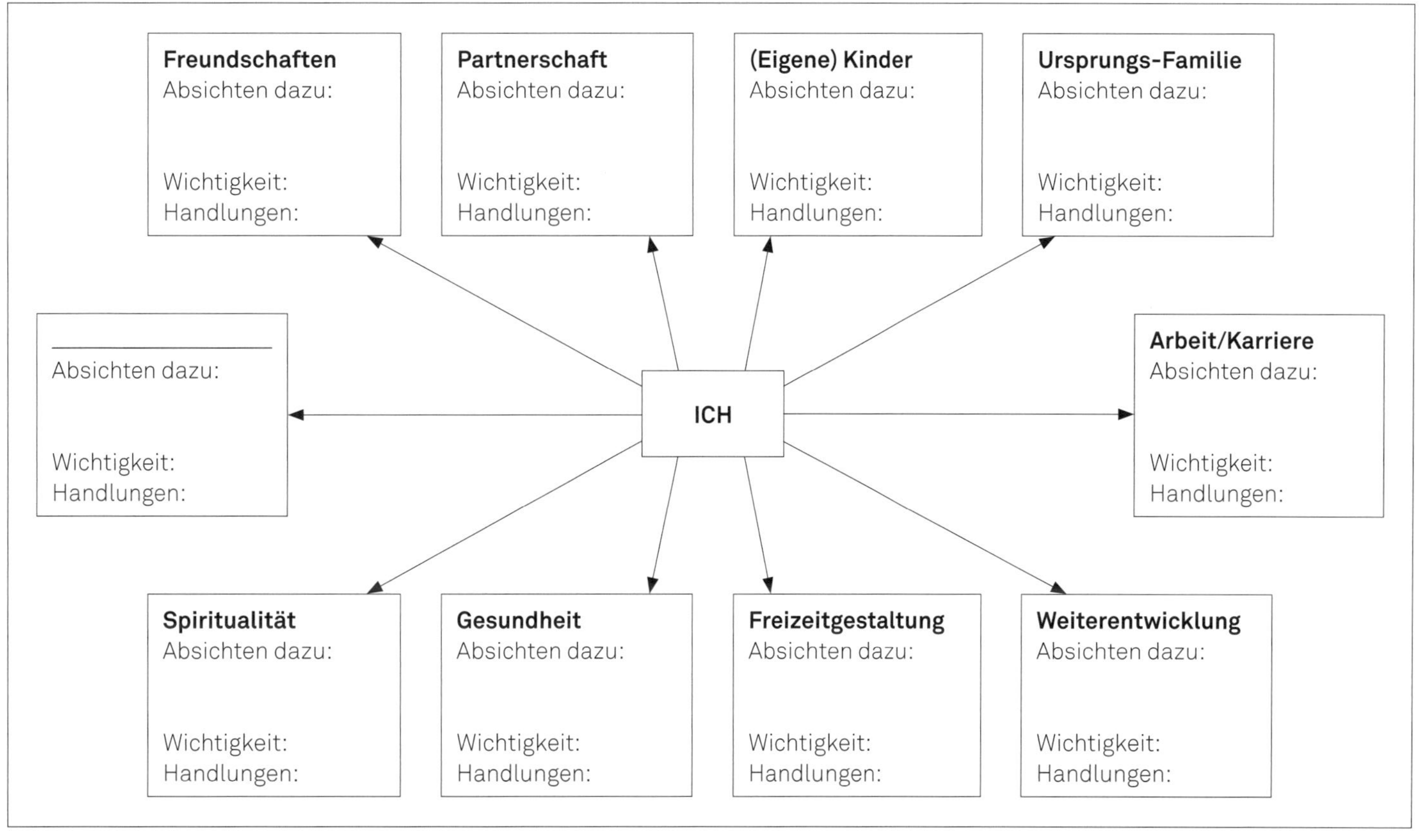

Abbildung 10: Der Lebenskompass (angelehnt an Timko et al., 2013)

4. *Förderliche Handlungen einschätzen und Diskrepanzen aufdecken:* Nun soll der Patient für jeden „sehr wichtigen“ Bereich einschätzen, wie oft er in den letzten zehn Tagen etwas für die gewählte Absicht getan hat. Dabei steht die „0“ für „nichts bzw. keine Handlung“, die „1“ für „ein oder zwei Handlungen“ und die „2“ für „drei oder mehr Handlungen“. Ist auch diese Einschätzung vorgenommen, wird der Patient gebeten, nach Diskrepanzen zwischen der persönlichen Wichtigkeit und den vollzogenen Handlungen zu schauen.
5. *Hindernisklärung:* Da Diskrepanzen oft mit bestimmten Störfaktoren zusammenhängen, sollen auf Grundlage der Diskrepanzen im Anschluss Hindernisse ausfindig gemacht werden. Derartige Hindernisse sollen an dem Pfeil, der vom „ICH“ auf den Bereich verweist, vermerkt werden.

Zur weiteren Bearbeitung können z. B. folgende Fragen gestellt werden:

- Was fällt Ihnen auf, wenn Sie Ihren Lebenskompass betrachten?
- Wo sehen Sie besondere Schwierigkeiten?
- Was würden Sie gerne als Erstes ändern, wenn Sie könnten?
- Was würden Sie z. B. Ihrem besten Freund raten, wenn er Ihnen dieses Bild zeigen würde?

4.2.1.2.2.7 Wertebezogenes Handeln

Der letzte Schritt stellt die Umsetzung wertbezogener Tätigkeiten als Gegenpol zu problemimmanenten Tätigkeiten oder dysfunktionalen Tätigkeiten dar. Exemplarisch möchten wir den sogenannten „Choice Point“ nach Harris (2019) vorstellen.

Handlungsoptionen

Der „Choice Point“ ist eine Intervention zur Verdeutlichung von Handlungsoptionen. Dabei werden zwei Arten von Handlungen unterschieden: Die unliebsamen „Weg-Bewegungen“ und die erstrebenswerten „Hin-Bewegungen“. Ersteres sind solche Handlungen, die das Individuum von seinen eigentlichen Wünschen entfernen. Letzteres sind Handlungen, die es in Richtung der ihm wichtigen Aspekte im Leben (z. B. in Richtung seiner Ziele und Werte) führen. Personen können in unterschiedlichsten, alltäglichen Situationen, in denen unterschiedlich schwierige Gedanken und Gefühle relevant sind, am „Choice Point“ stehen. Dann teilt sich der Weg auf in die beiden Optionen und je nachdem ob man sich von den schwierigen Gedanken etc. vereinnahmen lässt, vollzieht man (mehr oder weniger unfreiwillig) eine „Weg-Bewegung“ oder – im Falle eines sich Freimachens von den schwierigen Gedanken etc. – eine „Hin-Bewegung“. Damit ein Individuum im Sinne seiner Werte etc. handeln kann, also eine „Hin-Bewegung“ vollziehen kann, müsse es sich unter anderem über die eigenen Wünsche, wie es sich verhalten möchte, bewusstwerden (vgl. Abbildung 11 und Kapitel 4.2.1.2.2).

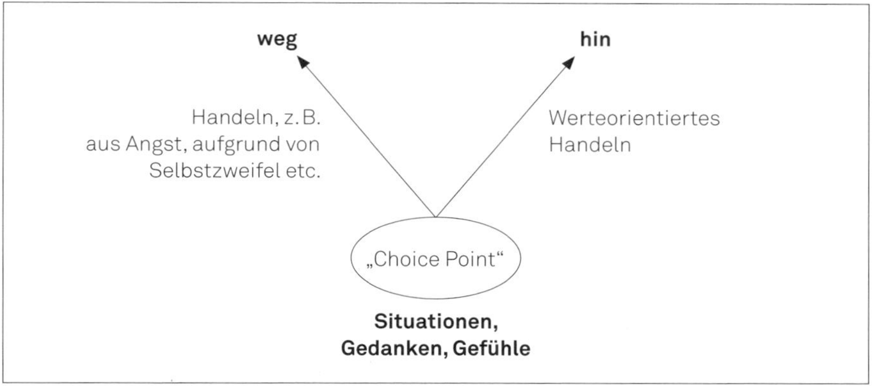

Abbildung 11: Skizzierung des „Choice Point" angelehnt an Harris (2019)

Wertebezogenes Handeln fühlt sich nicht immer gut an

Wertebezogenes Handeln ist nicht in jeder Situation unmittelbar verstärkend und kann sogar (kurzfristig) aversiv sein: Wenn Eltern Verbote gegenüber ihren Kindern aussprechen und durchsetzen (Wert: z. B. Orientierung geben); wenn Kinder pflegebedürftiger Eltern diese versorgen (Wert: z. B. ein fürsorglicher Mensch sein); wenn man einen Fehler zugibt (Wert: z. B. Gerechtigkeit leben) etc. Aber Werte ohne Handlung sind wertlos. Am Ende zählen Taten (wobei dies physische und psychische Handlungen meint) und keine bloßen Vorsätze. Auch wenn manche Handlungen kurzfristig aversiv sind, können sie doch später zunehmend als verstärkend erlebt werden, wenn Patienten zunehmend zufrieden mit sich werden, da sie sich „selbst treu" geblieben sind. Letztlich geht es darum, neues Verhalten auszuprobieren und den eigenen Werten entsprechend zu handeln, auch wenn unangenehme Gefühle und Gedanken auftauchen; das zu tun, was für die eigenen Werte nötig ist: Tue etwas Bedeutungsvolles, was es dir wert ist! Oder erneut mit den Worten von Friedrich Nietzsche (1889, S. 54): „Wer ein *warum* zum Leben hat, erträgt fast jedes *wie*."

4.2.2 Phasenspezifische Interventionen

Die folgenden Interventionen lassen sich phasenspezifisch entsprechend dem TTM zuordnen.

4.2.2.1 Das eingeschränkte Problembewusstsein („Precontemplation")

Patienten im eingeschränkten Problembewusstsein („Precontemplation") empfinden ihr Problem nicht als ein solches. Die Ursache dafür kann u. a. in einem

Mangel an Informationen liegen. Häufig lassen sich hier auch Patienten einordnen, die fremdmotiviert (z. B. auf Anlass des Partners, der Eltern, des Hausarztes oder des Arbeitgebers) den Weg in die Therapie finden.

Beispiele

Pat.: *(1)* Mein Arzt sagt, ich müsste für meine Körpergröße mehr wiegen. Dabei kenne ich viele, die viel dünner sind als ich.

Pat.: *(2)* Mein Vater hat jahrelang geraucht und ist steinalt geworden. Diese Anti-Raucher-Kampagnen sind doch reine Panikmache!

Herstellen von Problembewusstsein

Gesprächsführung bedeutsam

In der therapeutischen Arbeit während dieser Phase geht es insbesondere um die Herstellung eines Problembewusstseins. Da ein zu voreiliges Handeln des Therapeuten an diesem Punkt leicht zu Widerstand führen kann, ist ein behutsames und beziehungsförderliches Vorgehen ratsam. Dafür sind insbesondere in dieser Phase der Veränderung die Techniken der Gesprächsführung (vgl. Kapitel 4.1) von großer Bedeutung (z. B. reflektierendes Zuhören, Umgang mit Widerstand, Umweg über andere Perspektiven als Einstiegshilfe ins Thema, um Erlaubnis bitten, geleitetes Entdecken). An konkreten Interventionen sind die Möglichkeiten gleichzeitig beschränkt, da der Einsatz vieler Interventionen zu Widerstand in der therapeutischen Beziehung führen kann. Von einem zu konfrontativen Vorgehen ist während dieser Phase abzuraten.

4.2.2.1.1 Die Arbeit mit Zielen und Werten im eingeschränkten Problembewusstsein

Ressourcenorientierte Exploration von Werten

Die Arbeit mit Werten bietet sich in der Phase des eingeschränkten Problembewusstseins insbesondere zum Beziehungsaufbau an. Werte zu explorieren bzw. zu explizieren kann das therapeutische Arbeitsbündnis stärken. Die Thematisierung bedeutsamer Aspekte des Lebens wird als ressourcenorientiertes Vorgehen im Allgemeinen als angenehm empfunden. Der Therapeut vermittelt so gleichzeitig Interesse am Patienten unabhängig vom Problem (das ja möglicherweise nicht als ein solches wahrgenommen wird) und erhält wichtige Informationen über dessen Persönlichkeit. Die explizierten Werte können im späteren Verlauf zur Entwicklung von Diskrepanzen genutzt werden. Abzuraten ist von konfrontativeren Vorgehensweisen, die negative Gefühle evozieren (z. B. Konfrontation mit dem eigenen Tod wie bei der Grabsteinfrage). Konkrete Vorgehensweisen zur Exploration und Explizierung von Werten sind in Kapitel 4.2.1.2.2 beschrieben.

Vorläufige Ziele annehmen

Die so erfassten Werte können außerdem zur Ableitung von Therapiezielen herangezogen werden. Der Therapeut sollte in der Phase des eingeschränkten Problembewusstseins versuchen, einen (ggf. vorläufigen) Auftrag vom Patienten zu erhalten, mit dem er sich (ggf. vorerst) identifizieren kann. An diesem Punkt kann der Auftrag noch stark fremdmotiviert geprägt sein (z. B. besorgte Angehörige zu beruhigen, anstatt aus intrinsischen Motiven weniger Alkohol zu trinken).

Wie kombiniert man Motivation mit externem „Veränderungsdruck"?

Die in diesem Buch vorgeschlagenen Interventionen und Techniken der Gesprächsführung betonen durchweg die Autonomie der Patienten und lassen viel Zeit und Raum, um intrinsische Veränderungsmotivation aufzubauen. Dies steht z. T. im Widerspruch zu dem externen „Veränderungsdruck", unter den Therapeuten angesichts der Dringlichkeit bestimmter Probleme geraten können.

Wir denken, dass eine Kombination aus den in diesem Buch vorgeschlagenen Interventionen sowie der damit verbundenen therapeutischen Haltung und einem Veränderungsdruck von außen möglich ist. Besonders empfehlen wir in dem Zusammenhang von Beginn an größtmögliche therapeutische Transparenz bezüglich der vorgegebenen Maßnahmen. Diese können im Sinne des in Kapitel 4.2.2.1.2 aufgeführten Vorgehens als objektive Informationen gegeben werden (z. B. dass die Leitlinien ein bestimmtes Vorgehen des Therapeuten verlangen).

Transparenz bezüglich der Rahmenbedingungen

Ein möglicher Kompromiss zwischen den in dem Buch dargestellten Strategien einerseits und extern geforderten Maßnahmen, die empirisch abgesichert sind (z. B. der Gewichtszunahme bei Essstörungen oder der Abstinenz bei schweren Alkoholabhängigkeiten) andererseits, kann über eine zeitliche Trennung erfolgen. So kann z. B. die Probatorik (oder auch einige darüber hinausgehende Sitzungen) für eine Ambivalenz-Klärung genutzt werden, danach aber ein Gewichtszunahme-Vertrag (oder mindestens bei leichteren Formen ein „Nicht-Abnahme-Vertrag") geschlossen werden. Dies wird teilweise bereits im stationären Rahmen umgesetzt: So gibt es beispielsweise in einigen Essstörungskliniken die Praxis, eine „Motivationswoche" vor der eigentlichen Behandlung zu durchlaufen, während der man sich für oder gegen die Behandlung (inkl. Gewichtsstabilisierung) entscheidet. Natürlich können auch danach die in diesem Buch vorgeschlagenen Interventionen zum Tragen kommen und auch die Ambivalenz bezüglich der Verhaltensänderung kann offen thematisiert werden. Es muss dabei aber klar sein, dass bei Nichterreichen der festgelegten Ziele diese verstärkt in den therapeutischen Fokus rücken bzw. bestimmte Konsequenzen folgen müssen.

Zeitliche Trennung

4.2.2.1.2 Die Vermittlung von Informationen

Objektive Quellen nutzen

Bei der Vermittlung von Informationen kann es um Psychoedukation, aber auch um darüber hinausgehende Wissensvermittlung gehen. In jedem Fall bieten sich insbesondere aus objektiven Quellen stammende Informationen an. So umgeht der Therapeut das Aufkommen von Widerstand in der therapeutischen Beziehung, welcher bei der Weitergabe persönlicher Ansichten zu erwarten wäre. Durch die Externalisierung dessen, was „richtig" bzw. „falsch" ist, ist nicht der Therapeut selbst derjenige, der bildlich gesprochen „ermahnend den Zeigefinger hebt".

Als solche objektiven Quellen bieten sich z. B. die folgenden an:

- Allgemeine Richtungsgeber, wie z. B. die World Health Organization (WHO), die Deutsche Gesellschaft für Ernährung (DGE) oder ähnliche Institutionen.
- Wissenschaftliche Studien bzw. die wichtigsten Ergebnisse daraus.
- Wissenschaftlich etablierte Störungsmodelle für psychische Erkrankungen.
- Sonstige wissenschaftlich etablierte Modelle und Theorien.
- Etwas subjektiver, aber auch vorstellbar, sind darüber hinaus Erfahrungsberichte des Therapeuten aus der Arbeit mit anderen Patienten.

Vorher Erlaubnis einholen

Vor der Vermittlung solcher Informationen ist es unbedingt empfehlenswert, die Erlaubnis für diese Intervention einzuholen (z. B. „Würden Sie dazu vielleicht gerne etwas mehr erfahren?“, „Wäre es o. k., wenn ich Ihnen dazu ein paar Informationen geben würde?“), um Reaktanz auf Patientenseite zu mindern und auf „offene Türen“ zu stoßen. Werden personenbezogene Daten wie Auswertungen von Fragebögen oder Laborbefunde mit dem Patienten besprochen, ist es darüberhinaus sinnvoll, einige Punkte bei der Formulierung der Rückmeldungen zu beachten (vgl. Kapitel 4.2.2.1.3).

Ins Gespräch kommen

Ziel der Informationsvermittlung ist es nicht zwangsläufig, direkte Zustimmung beim Patienten zu ernten. Idealerweise wird durch eine solche Informationsvermittlung ein Gespräch in Gang gesetzt, auf dessen Basis „Change Talk“ beim Patienten ausgelöst wird. Dieser sollte dann gefördert werden (vgl. Kapitel 4.1).

4.2.2.1.3 Rückmeldung zu individuellen Daten geben

Eine ähnliche Möglichkeit wie die allgemeine Informationsvermittlung stellt die Rückmeldung individueller Daten dar. Die in dem Zusammenhang besprochenen Informationen sind persönlich relevanter als allgemeine Informationen, weil sie im direkten Bezug zum Patienten stehen.

Als Quellen bieten sich z. B. die folgenden an:

- Soziodemografische, lebensgeschichtliche oder ähnliche Daten zu speziellen Gegebenheiten, Verhaltensweisen oder Gedanken des Patienten etc. (z. B. Gewicht, konkrete Angaben zum Konsum eines Suchtmittels, Gründe für eine Veränderung), die beispielsweise anhand eines Eingangs-/Lebensfragebogens erfasst wurden.
- Fragebogen-Daten des Patienten, die mit wissenschaftlich evaluierten Fragebögen erfasst wurden und für die ein Bezug zu einer Normierung hergestellt werden kann (z. B. zu störungsspezifischen Daten).
- Individuell erfasste Aspekte, wie z. B. zur Motivation des Patienten (Probleme durch die Störung, Gründe für das Aufgeben der Störung bzw. des Konsums), schwierige Situationen (z. B. Abstinenz) oder die Selbstwirksamkeitserwartung (vgl. Kapitel 4.2.1.1).
- Laborbefunde des Patienten, für die ein Bezug zu den zugehörigen Normwerten hergestellt werden kann.

Vor der Rückmeldung solcher personenbezogenen Daten sollte sich der Therapeut – wie bei der Vermittlung allgemeinerer Informationen – die Erlaubnis des Patienten dafür einholen (z. B. „Ich habe mir Ihre Angaben in unserem Eingangsfragebogen angesehen. Ist es in Ordnung für Sie, wenn wir uns heute über diese unterhalten?"). Abgesehen davon können einige weitere Aspekte in der Rückmeldung beachtet werden. Insbesondere sollte sich die Rückmeldung so respektvoll und wenig wertend wie möglich gestalten. Gleichzeitig sollte sie eine objektive Einordnung der speziellen Angaben des Patienten ermöglichen, falls sich ein solcher Bezug herstellen lässt.

Respektvolle, wenig wertende Einordnung

Bei wissenschaftlich evaluierten Messinstrumenten ist das in der Regel einfach, weil Normierungen vorliegen sollten. Bei Laborwerten lassen sich in der Regel ebenfalls Normwerte heranziehen. Bei Daten zu bestimmten Verhaltensweisen sollte beispielsweise recherchiert werden, ob diesbezüglich Referenzwerte auffindbar sind. Falls nicht, kann z. B. auf ein exploratives Verhaltensexperiment in Form einer Umfrage zurückgegriffen werden (z. B. „Wie oft kontrollieren andere Menschen, ob die Haustür wirklich abgeschlossen ist?").

Im Folgenden sind Beispielformulierungen (angelehnt an Steinberg et al., 2005) für Marihuana-Abhängigkeit und -Missbrauch aufgeführt:

Rückmeldung des Konsums: Sie haben angegeben, dass Sie die letzten __Jahre regelmäßig __ [Marihuana geraucht, Alkohol getrunken etc.] haben. Im letzten Monat haben Sie an __Tagen __[Marihuana geraucht, Alkohol getrunken etc.]. Sie berichteten, dass Sie am Tag __ [Joints, Flaschen Bier etc.] während dieser Zeit __[geraucht, getrunken etc.] haben. Relativ gesehen zu anderen Menschen [Bezugsgruppe ergänzen] befinden Sie sich damit im __. Perzentil. Dies bedeutet, dass __Prozent der anderen Menschen [Bezugsgruppe ergänzen] weniger __ [rauchen, trinken etc.] als Sie. Relativ gesehen zu anderen Erwachsenen, die eine Behandlung aufgrund Ihres __ [Marihuana-, Alkoholkonsums etc.] aufsuchen, liegen Sie damit beim __. Perzentil. Das bedeutet, dass Sie mehr __ [Marihuana geraucht, Alkohol getrunken etc.] haben als __ Prozent der Personen, die eine Behandlung aufgrund Ihres __ [Marihuana-, Alkoholkonsums etc.] aufsuchen.

Rückmeldung der Probleme aufgrund des Konsums: Sie haben angedeutet, dass Ihr __ [Marihuana-, Alkoholkonsums etc.] eine Reihe von Problemen für Sie mit sich bringt, nämlich: ____. Sie haben somit insgesamt __ Probleme identifiziert, die durch Ihren __ [Marihuana-, Alkoholkonsums etc.] verursacht wurden. Relativ gesehen zu anderen Erwachsenen, die eine Behandlung aufgrund Ihres __ [Marihuana-, Alkoholkonsums etc.] aufsuchen, liegen Sie damit beim __. Perzentil. Das bedeutet, dass Sie mehr Probleme erleben als __ Prozent der Personen, die eine Behandlung aufgrund Ihres __ [Marihuana-, Alkoholkonsums etc.] aufsuchen.

Rückmeldung der Gründe für die Aufgabe des Konsums: Sie haben die folgenden Gründe angegeben, wegen derer Sie mit __ [dem Rauchen von Marihuana, Trinken von Alkohol etc.] aufhören möchten: ____. Sie haben diese Gründe angekreuzt, weil diese für Sie persönlich bedeutsam sind. Möchten Sie zu dieser Liste noch etwas hinzufügen? (Auch hier kann anschließend ein Feedback über die Anzahl der Gründe und ggf. den entsprechenden Prozentrang gegeben werden.)

Inhaltliche Beschreibung und quantitative Einordnung

Grundsätzlich sollten also zunächst die genannten Aspekte inhaltlich beschrieben werden und anschließend – falls möglich – quantitativ dem jeweiligen Prozentrang zugeordnet werden.

Auch Veränderungen über den Verlauf können dem Patienten zur Verfügung gestellt werden, etwa so:

Zu Beginn unserer Arbeit haben Sie __ [Anzahl] Gründe für die Aufgabe Ihres ___ [Marihuana-, Alkoholkonsums etc.] angegeben. Im Wesentlichen waren dies ___ [Gründe nennen]. Nun sind es schon ___ [Anzahl]. Das heißt, für Sie sind ___ [Anzahl] neue Gründe hinzugekommen. Diese umfassen ___ [Gründe nennen].

Die Rückmeldung individueller Daten zielt wie bei der Vermittlung bestimmter Informationen im besten Fall auf die Auslösung von „Change Talk" ab, welcher dann wiederum gefördert werden sollte.

4.2.2.1.4 Die Vermittlung von Störungsmodellen zur Erläuterung von Zusammenhängen

Gerade zu Beginn einer Psychotherapie steht in der Regel die Vermittlung eines Störungsmodells auf der Agenda. Dieses Vorgehen bietet sich auch für Patienten mit gewissen Einschränkungen im Problembewusstsein an, weil sich ein solches möglicherweise über diesen Weg herstellen lässt. Es ist eine gute Möglichkeit für Patient und Therapeut, sich zunächst kennenzulernen und ohne direkt „in medias res" (nämlich in Richtung der Veränderung) zu gehen, über die Thematik zu sprechen. Bei der Erarbeitung des Störungsmodells sind grundsätzlich zwei Punkte zu beachten:

1. Es sollte für den Patienten nachvollziehbar sein und er sollte sich darin wiederfinden.
2. Es sollte für den Therapeuten nicht im Widerspruch zu geplanten, evidenzbasierten Maßnahmen stehen und daher aktuelle Forschungserkenntnisse bzw. Ansatzpunkte für die Therapie beinhalten.

Geleitetes Entdecken

Um diesen Zielen gerecht zu werden, bietet sich insbesondere die Methode des geleiteten Entdeckens an. Dafür erkundigt sich der Therapeut beim Patienten nach den jeweiligen klassischen Modellelementen und füllt diese Elemente mit den Inhalten des Patienten aus (vgl. Kapitel 4.1.8). Weiterführende Fragen, insbesondere für Patienten mit einem relativ eingeschränkten Problembewusstsein, könnten auch z. B. die folgenden sein:

- Was denken Sie darüber?
- Was machen wir nun damit?
- Wo sehen Sie Ansatzpunkte für eine mögliche Veränderung der Problematik?
- Was würden Sie sagen, wie es auf Basis dieses Modells weitergehen sollte?
- Was wäre auf der Grundlage dieses Modells ein logischer, nächster Schritt für eine Veränderung?
- Mit Hinblick auf das Modell: Was sollte ich Ihnen Ihrer Ansicht nach empfehlen zu tun?

Externalisierung nutzen

Ein Modell mit dem Patienten erarbeitet zu haben, bietet für den Therapeuten immer wieder die Möglichkeit, gewisse Themen – insbesondere in motivational schwierigen Phasen – im Laufe der Psychotherapie zu externalisieren. Wenn das Modell mit dem Patienten entwickelt und von ihm „abgesegnet" wurde, sollte ein Bezug darauf bzw. der Hinweis auf bestimmte Punkte daraus in der Regel keinen Widerstand auslösen. So kann der Therapeut z. B. bei Stagnation im Therapieprozess das Modell hinzuziehen:

Dieses Vorgehen (z. B. Verhaltensexperiment, Konfrontation) jetzt durchzuziehen, kommt für Sie momentan also nicht infrage. Wie sehen Sie das mit Hinblick auf unser Modell?

Für das weiterführende Gespräch sollte wieder auf die in diesem Buch beschriebenen Grundlagen zur Gesprächsführung (vgl. Kapitel 4.1) zurückgegriffen werden.

4.2.2.1.5 Skalierungsfragen

Skalierungsfragen können eine Möglichkeit sein, bereits in der Phase des eingeschränkten Problembewusstseins den „Change Talk" zu initiieren. Abgesehen davon lassen sie sich aber auch gut in den späteren Phasen der Veränderung einsetzen, insbesondere in der Phase der Nachdenklichkeit.

Wichtigkeitsrating

Eine klassische Art der Skalierungsfrage ist das Wichtigkeitsrating. Der Therapeut nutzt hierfür eine Skala, z. B. von „0" bis „10" oder von „0" bis „100", wobei der niedrigste Wert für „gar nicht wichtig" und der höchste Wert für „extrem wichtig" steht. Die Skala kann zur besseren Veranschaulichung auch (in vereinfachter Form als visuelle Analogskala mit einer einfachen Linie) aufgezeichnet werden (vgl. Abbildung 12).

Werte größer „0" bergen „Change Talk"

Dann lässt der Therapeut den Patienten darauf – ggf. durch Ankreuzen – einschätzen, wie wichtig ihm eine Veränderung ist. In der Regel nennen Patienten einen Wert, der höher ist als „0". Dieser kann dann als „Türöffner" für den „Change Talk" genutzt werden, selbst wenn nur die „1" benannt wird (z. B. „Warum haben Sie nicht „0" gesagt? Was macht die ... [Zahl] aus?"). Darüber hinaus können weitere Fragen anhand der Skalierung genutzt werden, um das Gespräch anzuregen,

gar nicht wichtig										**extrem wichtig**
0	1	2	3	4	5	6	7	8	9	10

Abbildung 12: Beispiel für Wichtigkeitsrating

z. B. was passieren müsste, damit sich der Patient für einen höheren Wert entscheidet.

Nicht empfehlen würden wir dagegen Fragen, die sich auf die noch bis zum Maximum fehlenden Punktwerte beziehen (z. B. „Warum haben Sie nur 4 angegeben und nicht 10? Was macht die noch bis zur 10 fehlenden 6 Punkte aus?"). Ein solches Vorgehen würde eine Förderung des „Sustain Talk" bedeuten, wovon auf Basis der aktuellen Forschungslage abgeraten wird. Hier ein Beispiel für das konkrete Vorgehen:

Beispiel

Th.: Stellen Sie sich bitte eine Skala vor, auf der die Zahl „0" für „gar nicht wichtig" und die Zahl „10" für „extrem wichtig" steht. Auf Grundlage einer solchen Skala gesprochen: Wie wichtig ist Ihnen da eine Veränderung Ihres Computerspielens?

Pat.: Hmm ... Ich glaube, ich befinde mich irgendwo in der Mitte. Ganz wichtig ist es mir irgendwie nicht, sonst hätte ich bestimmt schon etwas unternommen. Aber ganz unwichtig ist es mir wohl auch nicht, sonst wäre ich nämlich wahrscheinlich nicht hier. Ich würde sagen 4.

Th.: Warum haben Sie eine 4 gewählt und nicht die 0? Also, was macht die 4 aus?

Pat.: Naja, ich bemerke ja schon viele Nachteile ... *(„Change Talk")*

Th.: Welche Nachteile bemerken Sie genau? *(Förderung vom „Change Talk")*

etc.

Sollte der Patient doch, entgegen der Erwartung, eine „0" wählen, kann ebenfalls die Frage „Was müsste passieren, damit Sie sich für einen höheren Wert entscheiden würden?" gestellt werden.

Abwandlungen der Skalierung

Abwandlungen sind natürlich ebenfalls möglich. Anstelle der „Wichtigkeit" können andere Konstrukte erfragt werden, z. B. die *Selbstwirksamkeit* (Einschätzung dessen, die Veränderung vollziehen zu können; vgl. Kapitel 4.2.1; z. B. „Auf einer Skala von 0 bis 10, wie überzeugt sind Sie da, dass Sie die Veränderung schaffen können?"). Ähnlich kann ein *somatisch geprägtes Krankheitsverständnis* (0 = mein Problem ist rein körperlich bis 10 = mein Problem ist rein psychisch) bearbeitet werden.

Abgesehen davon kann es aufschlussreich sein, bei der Befragung die Perspektive wichtiger Bezugspersonen des Patienten hinzuzuziehen, beispielsweise im

Hinblick auf die Selbstwirksamkeit (z. B. „Was würde Ihre Schwester sagen? Welchen Wert würde sie wohl für Sie angeben?").

4.2.2.2 Die Nachdenklichkeit („Contemplation")

Die Aussage „Zwei Seelen wohnen, ach! in meiner Brust" von Goethe aus „Faust – der Tragödie erster Teil" wird gerne als Ausdruck eines Dilemmas oder für Zerrissenheit genutzt. In der Phase der Nachdenklichkeit ist diese Zerrissenheit bzw. Ambivalenz offenkundig. Patienten in dieser Phase sind hin- und hergerissen zwischen der Veränderung und der Beibehaltung des Status quo. Das „Einerseits-andererseits" wird häufig – wie zwei Waagschalen einer Waage – deutlich (vgl. Beispiel 1). Die Ambivalenz ist häufig durch Zielkonflikte bedingt. Dabei können die Ziele sowohl beide funktional sein (vgl. Beispiel 2) als auch einen Konflikt zwischen funktionalen und dysfunktionalen Zielen abbilden (vgl. Beispiel 1 und 3). Ebenfalls kann sich ein Konflikt zwischen extrinsischen und intrinsischen Zielen ergeben (vgl. Beispiel 4). Außerdem kann hier mangelnde Selbstwirksamkeit den entscheidenden Schritt, die Veränderung in Angriff zu nehmen, behindern (vgl. Beispiel 5):

Zielkonflikte

Beispiele

Pat.: *(1)* Einerseits merke ich schon, dass ich mich in der Uni schlechter konzentrieren kann und viel übers Essen nachdenke. Andererseits wäre regelmäßiges Essen und Zunehmen aber die Hölle für mich!

Pat.: *(2)* Ich habe die einmalige Chance, die Erfahrung machen zu dürfen, im Ausland zu leben. Und gleichzeitig habe ich Angst, dass die sehr innige Beziehung zu meinem Freund daran zerbricht.

Pat.: *(3)* Eigentlich möchte ich ein zuverlässiger Familienvater sein und morgens pünktlich auf der Arbeit erscheinen. Aber es tut einfach so gut, nach dem Stress abends noch ein paar Bier zu trinken.

Pat.: *(4)* Mein Jura-Studium habe ich eigentlich nur begonnen, weil man damit später Aussichten auf ein gutes Gehalt hat. Jetzt langweilen mich die Vorlesungen jede Woche mehr und ich schiebe die Prüfung vor mir her.

Pat.: *(5)* Ich würde ja gerne mit dem Kiffen aufhören! Aber ich kann abends ohne einen Joint einfach nicht einschlafen.

Umgang mit Ambivalenz

In dieser Phase geht es folglich um den Umgang mit der Ambivalenz (für die Förderung der Selbstwirksamkeitserwartung vgl. Kapitel 4.2.1.1). In der Gesprächsführung kommt der Förderung von „Change Talk" zunehmend ein besonderer Stellenwert zu, wobei insbesondere der vorbereitende „Change Talk" (Fragen nach den Wünschen, Fähigkeiten, Gründen und Notwendigkeiten für eine Veränderung) bedeutsam ist (z. B. „Warum wäre eine Veränderung Ihrer Ansicht nach wichtig?"; vgl. auch Kapitel 4.1.4).

Viele Patienten verharren während einer Therapie – aber auch außerhalb davon – relativ lange in der Nachdenklichkeit. Meist besteht die Schwierigkeit darin, eine konkrete Entscheidung zu treffen und diese nicht weiter aufzuschieben. Häufig ist den Betroffenen dabei nicht bewusst, dass sie die Entscheidung nicht einfach *nicht* treffen, sondern mit jedem Tag weiter aufschieben und sich täglich *für die Beibehaltung des Status quo* entscheiden. Für derartige Fälle bieten sich Techniken an, die das Treffen einer Entscheidung forcieren.

4.2.2.2.1 Die Arbeit mit Zielen und Werten in der Nachdenklichkeit

Entwickeln von Diskrepanzen

Der spezifische Nutzen von der Arbeit mit Zielen und Werten liegt in der Phase der Nachdenklichkeit insbesondere im Entwickeln von Diskrepanzen zu den jeweiligen Zielen und Werten („Wie passt das zusammen?"; vgl. Kapitel 4.2.1.2.2.6). Um den Entscheidungsprozess zu beschleunigen, bieten sich ab diesem Punkt auch emotionsaktivierende Techniken an, z. B. die Grabsteinfrage zur Konfrontation mit dem Ende des eigenen Lebens. Auf diese Art soll eine Verdeutlichung der zentral wichtigen Lebensinhalte gefördert werden, um die Diskrepanz zu dem aktuellen (Problem-)Verhalten/Leben zu erhöhen. Die Verdeutlichung dieser Diskrepanz kann als „Motor" der Veränderung fungieren.

Falls die Ziele des Patienten bis zu diesem Punkt noch unklar oder zunächst fremdmotiviert waren, können sie nun konkretisiert bzw. auf die intrinsischen Motive zugeschnitten werden („Wie passt Ihr aktuelles Verhalten zu dem Wert x, den Sie gerne in Ihrem Leben verfolgen möchten?").

4.2.2.2.2 Die Vermittlung der Phasen der Veränderung

Als ein störungsübergreifendes Modell insbesondere für Patienten, bei welchen mit motivationalen Schwierigkeiten zu rechnen ist bzw. wo sich solche bereits gezeigt haben, bietet sich die Erläuterung des Phasenmodells (Prochaska & DiClemente, 1984) an (vgl. „Arbeitsblatt: Die Phasen der Veränderung" im Anhang auf S. 166). Eine Einführung des Modells könnte beispielsweise folgendermaßen lauten:

> In einer Psychotherapie geht es häufig darum, bestimmte Verhaltens- und Denkweisen zu verändern. Solche Veränderungen – egal ob sie in einer Therapie oder auch „einfach so" stattfinden – laufen bei allen Menschen nach einem ähnlichen Muster ab. Wir durchlaufen unterschiedliche Phasen, bis wir die Veränderung tatsächlich absolvieren. Häufig gehen wir durch die ein oder andere Phase davon sogar mehrmals, z. B. wenn wir uns noch einmal umentscheiden oder wieder unschlüssig werden.
>
> Die erste Phase, das „eingeschränkte Problembewusstsein", zeichnet sich dadurch aus, dass einer Person ihr Problem gar nicht bewusst ist oder dass sie keine Veränderungsabsichten zeigt. Wenn es ihr dennoch schlecht geht, dann meint sie zumeist, dass es an anderen liegt. In der darauffolgenden Phase der

„Nachdenklichkeit" denkt die Person zwar über eine Veränderung nach, kann sich aber noch nicht entscheiden. Sie sieht sowohl Gründe für als auch gegen die Veränderung. In der Phase der „Vorbereitung", der dritten Phase, wird die Entscheidung für die Veränderung getroffen und die Weichen werden gestellt, d.h. die Person plant die Veränderung. In der vierten Phase, der „Handlung", wird die Veränderung tatsächlich in Angriff genommen. In der „Aufrechterhaltung", der fünften und letzten Phase, wird die erzielte Veränderung dauerhaft gefestigt.

Ist der Patient über die Phasen der Veränderung aufgeklärt, kann für den weiteren Verlauf auch die „Contemplation-Leiter" zu Beginn jeder Sitzung zwecks Selbsteinschätzung des Patienten herangezogen werden (vgl. Kapitel 3.1 und „Arbeitsblatt: Contemplation-Leiter" im Anhang auf S. 168).

Vorgehen im Gruppensetting

Das hier beschriebene Vorgehen kann in abgewandelter Form auch in Gruppen genutzt werden. Dazu kann jede Person aus der Gruppe nach dem psychoedukativen Teil gebeten werden, sich bezüglich ihrer Problematik einer Phase der Veränderung zuzuordnen und sich dementsprechend an einer Stelle im Raum zu platzieren. Nun kann jedes Gruppenmitglied gebeten werden, zu erläutern, was ihm geholfen hat, diesen Punkt zu erreichen bzw. was für eine Stabilisierung oder den nächsten Schritt notwendig wäre. Die Strategien weiter fortgeschrittener Teilnehmer können im Sinne der ressourcenorientierten Herausarbeitung eines allgemeinen Prinzips für Teilnehmer in früheren Phasen genutzt werden.

Warum Veränderungsprozesse erläutern?

Validierung, Normalisierung und Entpathologisierung: Viele Patienten mit motivationalen Schwierigkeiten berichten, dass sie sich selbst nicht mehr verstehen, dass sie nicht begreifen können, warum sie sich so (dysfunktional) verhalten oder dass sie den Eindruck haben, verrückt zu sein. Das Phasenmodell vermag zu verdeutlichen, dass das Durchlaufen bestimmter Zustände und das Zurückfallen auf bereits durchlaufene Stufen typische Prozesse im Rahmen von Veränderungen sind, und dies nicht nur im klinisch-psychologischen Bereich. Symptomstress wird so abgebaut.

Externalisierung: Insbesondere in motivational schwierigen Phasen, z.B. wenn der Patient von der Handlungsphase wieder in die Phase der Nachdenklichkeit zurückgefallen ist, kann das Modell als eine objektive Referenz diesbezüglich genutzt werden. So muss nicht der Therapeut derjenige sein, der „mahnend" den Zeigefinger erhebt, sondern kann auf das Modell verweisen (z.B. *„Ich frage mich gerade, ob sich bezüglich unseres Phasenmodells etwas bei Ihnen verändert hat. Wie sehen Sie das?"*). Im nächsten Schritt kann er den Patienten um eine diagnostische Selbsteinschätzung (z.B. *„Wo stehen Sie gerade?"*; vgl. „Arbeitsblatt: Contemplation-Leiter" im Anhang auf S. 168) bitten. Auf diese Art kann möglicherweise Widerstand umgangen werden.

Abstimmen des weiteren Vorgehens: Nach der diagnostischen Einschätzung kann der Therapeut ggf. auch das weitere Vorgehen bezüglich der jeweiligen Phase der Veränderung vom Patienten erfragen (z.B. *„Wie sollen wir jetzt weiter vorgehen?“*, *„Was müsste passieren, damit Sie (wieder) in die Handlungsphase (zurück) gelangen?“*, *„Wie schaffen wir es, Sie in dieser Phase zu halten?“*).

Austausch mit wichtigen Bezugspersonen: Auch für Angehörige oder andere wichtige Bezugspersonen kann es eine große Hilfe darstellen, Informationen zum typischen Ablauf von Veränderungsprozessen zu erhalten. Deshalb kann das Modell z.B. auch gut in der Eltern- oder Angehörigenarbeit genutzt werden und auch diese Personen können versuchen, ihr Verhalten gemäß der „Matching-Hypothese“ anzupassen. Eine diagnostische Fremdeinschätzung der Veränderungsphase kann außerdem auch eine hilfreiche Ergänzung für den Therapeuten sein (z.B. *„Was denken Sie, in welcher Phase ... sich gerade befindet?“*).

4.2.2.2.3 Pro-Contra-Listen

Übersichtliche Auflistung

Pro-Contra-Listen existieren in der Literatur in unterschiedlichster Form. Im Grunde bestehen alle Abwandlungen dieser Methode aus einer Auflistung der Argumente für und gegen die Veränderung bzw. Beibehaltung des Status quo. Die Auflistung wird – je nach Variante – von unterschiedlichen Perspektiven aus betrachtet bzw. unterschiedlich komplex aufgeteilt (vom Zwei- bis zum Acht-Felder-Schema). Grundsätzlich handelt es sich dabei um ein rationales, sachliches und intuitiv zugängliches Vorgehen, was sowohl dem Therapeuten als auch dem Patienten eine gute Übersicht verschaffen kann (vgl. auch „Arbeitsblatt: Meine Pros und Contras“ im Anhang auf S. 171).

Gewichtung der Argumente

Ergänzend zur Auflistung kann man den Patienten bitten, die Argumente jeweils zu gewichten. Dabei sollten 100 % auf alle Felder aufgeteilt werden. So kann beispielsweise auch ein einziges Argument auf der Veränderungsseite, was z.B. mit 55 % gewichtet wird, die Waage trotz einer deutlich größeren Anzahl an Argumenten auf der anderen Seite zum „Kippen“ bringen.

Zur Auswahl einer der Versionen empfehlen wir eine Anpassung der Komplexität an die Bedürfnisse bzw. kognitiven Fähigkeiten des Patienten.

Kurz- und langfristige Pros und Contras

Pro-Contra-Listen zur Erläuterung von Zusammenhängen. Die Pro-Contra-Liste (vgl. Abbildung 13 und Abbildung 14) bietet sich nicht nur zur einfachen Auflistung von Pro- und Contra-Argumenten an, sondern auch zur Verdeutlichung bestimmter Zusammenhänge im Rahmen der Informationsvermittlung. Eine dafür nützliche Form besteht in der Aufteilung der Liste in eine 2x2-Matrix. In das dabei entstehende Vier-Felder-Schema können abgesehen von den Spalten „Pro“ und „Contra“ die Dimensionen „kurz-“ und „langfristig“ als Zeilen mitaufgenommen werden. Mit „kurzfristig“ sind dabei solche Argumente ge-

Pro Essstörung – kurzfristig	Contra Essstörung – kurzfristig
• Emotionsregulation von Traurigkeit oder Ärger • Langeweile und Leere ausfüllen • Entspannung bei Stress • Belohnung/Essen schmeckt gut • Essen ohne Gewichtszunahme	• Ekelgefühl (beim Erbrechen und danach)
Pro Essstörung – langfristig	**Contra Essstörung – langfristig**
• Selbstwertsteigerung durch das Dünnsein • Identitätsstiftung	• Körperliche Folgeerscheinungen • Ständige Gedanken an Figur und Gewicht • Soziale Isolation • Finanzielle Einbußen

Abbildung 13: Pro-Contra-Liste mit den Dimensionen kurz- und langfristig am Beispiel Essstörung (Bulimie)

Pro Alkohol – kurzfristig	Contra Alkohol – kurzfristig
• Entspannung • Belohnung • Mut antrinken • Genuss • Probleme vergessen • Einschlafen können	• Affekthandlungen • „Kater"
Pro Alkohol – langfristig	**Contra Alkohol – langfristig**
• Soziale Kontakte durch das Trinken	• Gesundheitlichen Konsequenzen • Finanzielle Einbußen • Zwischenmenschliche Konflikte • Probleme auf der Arbeit • Rechtliche Konflikte (gesetzeswidriges Handeln)

Abbildung 14: Pro-Contra-Liste mit den Dimensionen kurz- und langfristig am Beispiel Alkoholabhängigkeit

meint, die sehr zeitnah (z. B. für jetzt gerade oder für heute Abend) relevant sind. Unter „langfristig" sind dagegen solche Argumente zusammenzufassen, welche erst zu einem späteren Zeitpunkt – in ein paar Monaten oder Jahren – relevant sind.

Geleitetes Entdecken

Für die Exploration sollte nach der Methode des geleiteten Entdeckens vorgegangen werden. Zur Minderung der Reaktanz empfiehlt es sich, mit der Exploration der „Pro"-Störungsseite zu beginnen und den Patienten jedes Argument bezüglich der Dimensionen „kurzfristig" bzw. „langfristig" individuell einschätzen zu lassen.

Mit „Pro"-Störungsseite beginnen

Was spricht für Sie *für* ___ [Störung, z. B. die Essstörung, den Alkoholkonsum]? Und ist dieses Argument Ihrer Ansicht nach eher kurzfristig (d. h. beispielsweise für jetzt gerade oder für heute Abend) wirksam oder langfristig (d. h. beispielsweise in ein paar Monaten oder Jahren) relevant?

Wenn die Pro-Seite komplettiert scheint und dem Patienten keine weiteren Punkte einfallen, wird das Vorgehen für die Contra-Seite in vergleichbarer Form (z. B. *„Was spricht für Sie gegen ... [Störung]?"*) wiederholt.

Zusammenhänge explorieren

In der Regel ergibt sich dabei folgendes Bild: Auf der Pro-Seite lässt sich eine Überzahl an kurzfristigen Argumenten finden, auf der Contra-Seite sind dagegen insbesondere viele langfristige Argumente aufgeführt. Mögliche Fragen für die Exploration dieses Zusammenhangs können z. B. die folgenden sein:

- Was fällt Ihnen auf, wenn Sie die Liste betrachten?
- Was fällt Ihnen bezüglich der Gewichtung der vier ausgefüllten Felder auf?
- Haben Sie durch das Ausfüllen der Liste neue Erkenntnisse für sich gewonnen? Wenn ja, welche?

Konditionierungsprozesse als Begründung für kurzfristiges Handeln

Langfristige Ausrichtung erfordert Belohnungsaufschub

Der Zusammenhang zwischen kurzfristigen Konsequenzen und unserem Verhalten (im Sinne operanter Konditionierung) kann nun mit dem Patienten herausgearbeitet werden: Kurzfristige Konsequenzen steuern unser Verhalten grundsätzlich unmittelbarer als eine Orientierung an weiter entfernten Zielen (die einen Belohnungsaufschub erfordert). Letztlich spielt dabei nicht nur die operante Konditionierung eine Rolle, sondern auch die klassische Konditionierung: Durch Gewohnheiten werden bestimmte Reaktionen automatisch ausgelöst. So kann z. B. der Anblick des Supermarktes auf dem Heimweg direkt ein Verlangen nach übermäßigem Essen oder Alkohol auslösen. Dies kann dem Patienten z. B. folgendermaßen erläutert werden:

Wir Menschen tendieren aufgrund von kurzfristigen „Verstärkern" und Gewohnheiten zunächst automatisch dazu, unser Verhalten kurzfristig auszurichten. Abgesehen davon ist die einmalige (oder in geringer Anzahl auch häufigere) Durchführung einer Problemverhaltensweise ja auch nicht direkt – an dem einen Tag bzw. dem einen Abend – schädigend. Die langfristige, negative Konsequenz ist also auch nicht sofort spürbar. Negative Konsequenzen werden erst nach mehreren Durchläufen bzw. mehreren Wochen, Monaten oder Jahren in einem fließenden Übergang schleichend deutlich. Aber an z. B. „dem einen Abend" ist das zunächst offensichtlichste und naheliegendste, dass das

Problemverhalten eine – wenn auch kurzfristige – positive Konsequenz nach sich zieht. Deshalb fällt eine Verhaltensänderung in der konkreten Situation oft so schwer. Nichtsdestotrotz sind Menschen dazu in der Lage, ihr Verhalten zielorientiert auszurichten, z.B. wenn sie sich das Ziel in schwierigen Situationen immer wieder vor Augen führen und dafür einen gewissen Verzicht oder das Fühlen schlechter Gefühle in Kauf nehmen.

Diese Art von Pro-Contra-Liste ist ggf. schon bei Patienten anwendbar, die sich am Ende des eingeschränkten Problembewusstseins befinden. Die Erkenntnis um solche Zusammenhänge kann bei wenig vorhandenem Problembewusstsein helfen, ein solches zu entwickeln.

Letztlich können von der Pro-Contra-Liste in der eben beschriebenen Form mehrere Aspekte für den weiteren Therapieverlauf abgeleitet werden: Für die – insbesondere kurzfristigen – Pro-Argumente (für das Problemverhalten) müssen in der Regel Lösungen gesucht werden (z.B. durch den Aufbau von Alternativverhalten). Im Feld der langfristigen Argumente gegen das Problemverhalten lassen sich in der Regel leicht abgewandelt (und umgepolt in positive bzw. Annäherungsziele) die Therapieziele des Patienten wiederfinden.

Pro-Contra-Listen bei therapeutischer Neutralität. Im Rahmen einer Psychotherapie können Themen für eine schwierige motivationale Ausgangslage verantwortlich sein, welche sich nicht direkt mit der psychischen Störung erklären lassen. Nichtsdestotrotz können solche Schwierigkeiten die Ursache der psychischen Erkrankung darstellen. In solchen Fällen ist die „richtige, gesunde" Seite einer anstehenden Entscheidung (die „Change Talk"-Seite) unklar. Abgesehen davon gibt es auch – beispielsweise im Beratungskontext – Themen, bei welchen die „richtige" und „falsche" Seite der Entscheidung sowohl für den Patienten als auch für den Therapeuten nicht klar ist. Beispiele für solche Anliegen von Patienten können sein:

„Richtige" und „falsche" Seite der Entscheidung unklar

- Partnerschaftskonflikt bzw. Trennung (z.B. „Möchte ich mich von meinem Partner trennen?")
- Berufliche Umorientierung bzw. Kündigung einer Anstellung (z.B. „Will ich meinen Beruf aufgeben und eine neue Tätigkeit in Angriff nehmen?")
- Schwangerschaftsabbruch (z.B. „Soll ich abtreiben oder das Kind bekommen?")
- Outing im Falle von Homosexualität (z.B. „Will ich mich outen?")

Unterstützung zur „aufgeklärten" Entscheidung

Anders als bei einer psychischen Erkrankung, wo die Heilung von der Krankheit ganz klar das Ziel der Behandlung darstellt, ist hier eine neutrale Haltung des Therapeuten erforderlich. Die Entscheidung kann niemand anders als der Patient selbst treffen. Der Therapeut ist in dem Fall (und wie so oft sonst auch) für den Prozess verantwortlich, der Patient für die Inhalte. Bezüglich der Inhalte sollte der Patient die Entscheidung so „aufgeklärt" wie möglich treffen. Insbesondere in solchen Fällen sollten die Argumente für und gegen eine Entscheidung in ausgewogener Weise gründlich erkundet werden.

Eine solche „Entscheidungswaage" kann besonders gut anhand einer Pro-Contra-Liste veranschaulicht werden. In ihrer klassischen Form besteht diese als einfaches Zwei-Felder-Schema aus einer Spalte für die Pro- und einer Seite für die Contra-Seite, wobei Pro und Contra unterschiedlich aufgefasst werden kann (nämlich Pro Veränderung *oder* Pro Beibehaltung Status quo und Contra Veränderung *oder* Contra Beibehaltung Status quo). In Abbildung 15 sind unter „Pro" die Vorteile einer Veränderung aufzuführen, während unter „Contra" die Nachteile einzuordnen wären.

Pro Veränderung (z.B. Berufliche Veränderung)	**Contra Veränderung (z.B. Berufliche Veränderung)**

Abbildung 15: Einfache Pro-Contra-Liste als Zwei-Felder-Schema

Im MI wird die „Entscheidungswaage" als erweiterte 2×2-Matrix – in Abgrenzung zum oben beschriebenen Vier-Felder-Schema mit den Dimensionen kurz- und langfristig – wie in Abbildung 16 vorgeschlagen.

Vorteile des Bleibens	**Vorteile des Weggehens**
Nachteile des Bleibens	**Nachteile des Weggehens**

Abbildung 16: „Entscheidungswaage" (angelehnt an Miller & Rollnick, 2015)

Das Ziel ist letztlich das Treffen einer Entscheidung bzw. den Patienten bei der Entscheidungsfindung zu unterstützen. Die Begrifflichkeiten „Bleiben" und „Weggehen" machen dafür ein stückweit deutlich, dass keine Entscheidung zu treffen letztlich auch eine Art der Entscheidung ist. Für die weitere Besprechung bieten sich daher u. a. folgende Fragen an:

- Wie geht es Ihnen, wenn Sie die Auflistung betrachten?
- Ist ein Argument der Auflistung für Sie besonders hervorstechend/gewichtig? Wenn ja, welches und warum hat es eine so große Bedeutung für Sie?

- Mit welcher Seite können Sie sich im Augenblick eher identifizieren und warum?
- Wenn Sie sich hier und jetzt für eine Seite entscheiden müssten, für welche Seite würden Sie sich dann entscheiden und warum?

Pro-Contra-Listen für psychische Erkrankungen. Die Pro-Contra-Liste zur Erkundung der Vor- und Nachteile psychischer Störungen für Patienten, die bezüglich ihrer Heilung ambivalent sind, wird von vielen Autoren vorgeschlagen. Sie kann äquivalent zu den oben genannten Beispielen aufgebaut werden, indem die Begrifflichkeiten z. B. in die „Gewinne" und „Kosten" der Störung abgewandelt werden. Schulte (2015) schlägt – ähnlich wie Miller und Rollnick (2015) für Neutralität – die in Abbildung 17 dargestellte Art der Pro-Contra-Liste vor und sortiert folgende Oberbegriffe in das Vier-Felder-Schema ein.

Vorteile Therapie (Veränderung)	**Nachteile Therapie (Veränderung)**
• Problemreduktion • Positive Ziele (kurzfristige Vorteile)	• Nebenwirkungen • Therapieaufwand
Vorteile – Status quo (keine Veränderung)	**Nachteile – Status quo (keine Veränderung)**
• Störungsgewinn • Selbstwertschutz	• Leiden • Beeinträchtigung

Abbildung 17: Vor- vs. Nachteile von Therapie vs. keine Therapie (angelehnt an Schulte, 2015)

Als komplexeste Form ist – unter Einbezug der Dimensionen kurz- und langfristig – ein Acht-Felder-Schema möglich (vgl. Abbildung 18, S. 115).

„Decisional Balance":
Sollte man Argumente für das Problem explorieren?

In der ersten und zweiten Auflage des MI schlagen Miller und Rollnick die Exploration der für und gegen die psychische Erkrankung sprechenden Argumente als eine grundsätzliche Strategie mit ambivalenten Patienten vor. In der neusten Auflage wird von dieser Vorgehensweise hingegen *abgeraten* (Miller & Rollnick, 2015). In einem Überblicksartikel von 2015 schreiben Miller und Rose diesbezüglich, dass es für ambivalente Patienten nicht zweckmäßig sei, sämtliche Gründe *gegen* die Veränderung, also für die „Pro"-Störungsseite, zu evozieren. Die Autoren interpretieren in ihrem Review die Studienlage so, dass ein solches Vorgehen bei Personen, die noch keine Entscheidung bezüglich der Veränderung getroffen haben, sogar schädlich sein könne: Die Entscheidungswaage und die Exploration der Gründe für ein Problem/gegen eine Veränderung bewirke in dem Fall eine Verringerung der Zielbindung und damit auch eine Reduktion der Wahrscheinlichkeit, dass der Patient sich verändere. Die alternativ vorgeschlagene Vorgehensweise besteht darin, den Argumenten gegen eine Veränderung („Sustain Talk") mit Respekt und nicht mit Ignoranz zu begegnen (z. B. mit reflektierendem Zuhören), sie aber nicht – im Gegensatz zur „Pro"-Veränderungs-Seite („Change Talk") – zu bekräftigen bzw. zu fördern (Miller & Rose, 2015).

Wir möchten die „Decisional Balance" hier dennoch, wenn auch mit bestimmten Einschränkungen auf Basis der aktuellen Forschungslage, aus folgenden Gründen für die Erkundung der Vor- und Nachteile psychischer Erkrankungen aufführen:

1. Als Therapeut muss man bezüglich der Pro-Störungsseite zumindest genügend Informationen haben, um die Funktionalität der Störung zu verstehen: Welche Grundbedürfnisse (Grawe, 2000) werden z. B. auf diese Art – wenn auch dysfunktional – realisiert? Wofür gilt es letztlich in der Therapie, Alternativverhalten aufzubauen bzw. alternative Copingstrategien zu entwickeln?
2. Der Patient sollte – insbesondere zu Beginn einer Therapie – nicht in eine Situation kommen, in welcher er sich für die Veränderung „überredet" fühlt oder den Eindruck gewinnt, die gegen die Veränderung sprechenden Argumente hätten keine Daseinsberechtigung. Wenn der Patient sein persönliches Freiheitserleben bedroht sieht, könnte Reaktanz ausgelöst werden.
3. Letztlich ist auch die Übertragung der Forschungslage auf die therapeutische Praxis zumindest teilweise fraglich: Miller und Rose (2015) be ziehen sich überwiegend auf die Evaluation von Kurzzeit-Interventionen. Insbesondere bei psychischen Erkrankungen mit motivationalen Schwierigkeiten (wie Essstörungen, Suchterkrankungen oder somatoformen Störungen) werden in Deutschland vorrangig Langzeittherapien durchgeführt. Wie sich die Durchführung der „Decisional Balance" zu Beginn einer solchen Langzeittherapie auf das Therapieergebnis am Ende auswirkt, ist bisher weiter unklar.

Wir möchten folgende Einschränkungen für die Durchführung der „Decisional Balance" zum Abwägen der Vor- und Nachteile psychischer Störungen erwähnen:

- *Keine unnötige Vertiefung der Argumente gegen die Veränderung:* Es geht bei ambivalenten, nachdenklichen Patienten nicht darum, Argumente, die gegen Veränderung sprechen, völlig auszublenden und zu vermeiden, sie sollten aber auch nicht durch gezieltes Nachfragen weiter vertieft werden. Eine überblicksartige Auflistung im Rahmen der „Decisional Balance" ist unserer Ansicht nach aus den oben genannten Gründen hilfreich, sollte jedoch auch nur die oben genannten Punkte bedienen. In der weiteren Gesprächsführung sollten dann die Argumente für die Veränderung durch gezieltes Nachfragen und Evozieren gestärkt werden, z. B. auch durch das Ansprechen aller Sinneskanäle („Wie würde es sich anfühlen, ein vom Alkohol freies Leben zu führen?").

- *Eine gewisse „Parteilichkeit" darf sein:* Auch wenn Therapeuten ihre Patienten nicht zur Heilung „überreden" und zur Genesung drängen, ist vermutlich jedem Patienten klar, dass der Therapeut an der Überwindung der psychischen Erkrankung interessiert ist. Therapeuten sind berufsbedingt diesbezüglich nicht neutral und das darf unserer Ansicht nach „mitschwingen". Aus diesem Grund sollte es den Patienten nicht überraschen, wenn nach der Erstellung einer „Decisional Balance" im weiteren Therapieverlauf der Contra-Störungsseite durch Förderung von „Change Talk" mehr Beachtung geschenkt wird. Dies sollte, nachdem die Gründe *gegen* eine Veränderung „zu Wort" gekommen sind, auch zu weniger problematischem Widerstand führen.

Veränderung	
Vorteile *kurzfristig:*	**Nachteile** *kurzfristig:*
Vorteile *langfristig:*	**Nachteile** *langfristig:*
Beibehaltung	
Vorteile (keine Veränderung) *kurzfristig:*	**Nachteile (keine Veränderung)** *kurzfristig:*
Vorteile (keine Veränderung) *langfristig:*	**Nachteile (keine Veränderung)** *langfristig:*

Abbildung 18: Acht-Felder-Schema

4.2.2.2.4 Briefe schreiben

Emotionsaktivierend

Der Pro-Contra-Liste ähnlich, aber deutlich emotionsaktivierender, ist die Methode des Briefeschreibens. Wir empfehlen diese Technik daher insbesondere für Patienten, die einen geringen emotionalen Zugang zu ihrer Problematik haben. Ggf. finden sich auf diesem Weg neue Argumente (Gefühle bezüglich der Störung), die sich mithilfe der rationalen Pro-Contra-Liste nicht herauskristallisieren lassen.

Zwei Briefe an Erkrankung verfassen

Der Patient wird bei der Intervention gebeten, zwei Briefe an seine Erkrankung zu verfassen. Einer soll an die psychische Störung als „Freund(in)", der andere an die Störung als „Feind(in)" adressiert werden. Dem „Freund" bzw. der „Freundin" soll in dem Brief geschildert werden, wie er/sie den Patienten auf positive Weise beeinflusst oder wofür ihm/ihr Wertschätzung und Dank gilt. Auf der anderen Seite soll dem „Feind" bzw. der „Feindin" geschrieben werden, wie er/sie den Patienten auf negative Weise beeinflusst oder für welche schlechten Entwicklungen er die Erkrankung verantwortlich macht. Im Folgenden haben wir eine mögliche Instruktion formuliert:

Bitte verfassen Sie zwei Briefe an Ihre Störung (Ihr Problemverhalten), wobei einer der Briefe an die Störung als „Freund(in)" und der andere an die Störung als „Feind(in)" gerichtet sein soll!

Schildern Sie darin der „Freundin", welchen positiven Einfluss sie auf Sie hat/hatte und wofür Sie ihr möglicherweise dankbar sind! Sie können zum Beispiel beginnen mit den Worten *„Du gute Freundin, ich schreibe dir, weil du mir in manchen Situationen in meinem Leben eine große Hilfe bist. Besonders dankbar bin ich dir für ...".*

In einem zweiten Schritt verfassen Sie bitte den Brief an die „Feindin"! Schildern Sie, welchen negativen Effekt die Störung hat/hatte und wofür sie in Ihrem Leben Schuld trägt! Sie können z. B. mit den Worten *„Du meine Feindin, ich hasse dich, weil du mir das Leben so schwer machst. Du sorgst dafür, dass ..."* anfangen.

Im Folgenden finden sich zwei Beispielbriefe für eine Essstörung, zunächst an die „Freundin", dann an die „Feindin":

Beispiel: Brief an die Essstörung als „Freundin"

Liebe Essstörung!

Ich bin dir sehr dankbar, dass du mich nun seit so vielen Jahren begleitest und ich immer auf dich zählen kann. Du bist immer zuverlässig für mich da, ganz egal, ob ich gute oder schlechte Tage habe.

Wenn ich mich ganz allein und einsam fühle, habe ich das Gefühl, dass du meine innere Leere füllst. In Zeiten, in denen mir langweilig ist, bist du eine großartige Beschäftigung, die meinem Leben einen Sinn verleiht. Und in Zeiten von Hektik und Trubel bist du diejenige, die mich runterbringt und entspannen lässt.

Besonders mag ich an dir, dass du mir trotz mancher Veränderungen in meinem Leben nie von der Seite gewichen bist und mir in meinem Leben Halt und Kraft gibst.

Neben den ganzen positiven Eigenschaften, die du für mich hast, machst du mich auch noch unendlich stolz. Denn deinetwegen konnte ich die Zahl auf der Waage Stückchen für Stückchen reduzieren und habe mit deiner Hilfe mein Wunschgewicht erreicht. Du glaubst ja gar nicht, wie viele neidische Blicke ich aufgrund meiner Figur wahrgenommen habe und wie viele Leute mir Komplimente gemacht haben! Zu sehen, dass andere mich für meine Figur bewundern, tut so gut!

Dank dir kann ich trotzdem zwischendurch ganz viel essen und mich so richtig belohnen. Jede Frau wünscht sich doch eigentlich, essen zu können, ohne am Ende zuzunehmen, und dank dir funktioniert das auch.

Weißt du, was noch ganz toll ist? Seitdem ich dich kenne und du bei mir bist, haben sich die anderen immer mal wieder Sorgen um mich gemacht und mir viel Aufmerksamkeit geschenkt. Ich wurde richtig wahrgenommen und die anderen achten darauf, dass ich mich in manchen Phasen besonders schone. Niemand erwartet dann großartige Leistungen von mir.

Meine liebe Essstörung, ich wüsste wirklich nicht, was ich ohne dich machen soll! Ich bin so froh, dass es dich gibt, und ich bin dir so dankbar für all das Gute, was du für mich getan hast!

Deine ...

Beispiel: Brief an die Essstörung als „Feindin"

Sehr geehrte Essstörung,

diesen Brief schreibe ich dir, um dir endlich mal meine ehrliche Meinung zu sagen. Ich bin so wütend darüber, dass du in mein Leben getreten bist, und irgendwie hasse ich dich sogar dafür. Ich fühle mich von dir hintergangen, weil du dich auf die Lauer gelegt hast, um darauf zu warten, im richtigen Moment anzugreifen und zuzuschlagen, als ich schwach und einsam war. Leider war ich wehrlos und habe nicht erkannt, was für eine falsche Freundin du bist.

Als du in mein Leben getreten bist, habe ich dich gebraucht – und du hast mich abhängig von dir gemacht. Ich dachte, ich würde mit deiner Hilfe glücklich und habe von einem unbeschwerten und schönen Leben mit dir an meiner Seite geträumt. Dein wahres Gesicht habe ich leider viel zu spät erst erkannt. Statt glücklich zu sein, war ich noch nie so hilflos und traurig. Du hast mir etwas versprochen, was du nicht halten konntest. Meine ganzen Freundinnen haben sich von mir abgewandt, weil sie dich bemerkt haben und dich nicht leiden können. Das macht mich einsam und ich fühle mich wegen dir oft sehr allein. Und nicht nur meine Freundinnen haben sich entfernt, nein, die Beziehung zu meiner Familie versuchst du ja auch schon unermüdlich zu zerstören! Du freust dich sicher darüber, dass ich außer dir fast niemanden mehr habe und du jetzt diese besondere Position in meinem Leben hast. Aber ich werde alles dafür tun, dir diesen Triumph nicht zu gönnen.

> Ich fühle mich furchtbar, weil du mich an die Grenzen meiner Kraft, an den Rand meiner psychischen und physischen Existenz gebracht hast. Ich fühle mich emotionslos, leer und ohnmächtig. Ich muss ständig an dich denken und meine gesamten Gedanken kreisen nur noch um dich. Ich fühle mich energielos und ausgelaugt, sogar unfähig, meinen normalen Tagesablauf zu bewältigen. Ich bin auch sehr traurig, dass du mich bereits jetzt so viel Zeit meines Lebens gekostet hast. Wenn ich könnte, würde ich die Zeit zurückdrehen und von vorne beginnen.
>
> Ich wünsche mir, dass ich dich endlich vergessen und einen Schlussstrich ziehen kann, um anders in die Zukunft blicken zu können. Bitte verschwinde endlich aus meinem Leben und lass mich in Ruhe!

Vorlesen der Briefe aktiviert

Das Schreiben der Briefe bietet sich als Hausaufgabe bis zur nächsten Therapiesitzung an. Bringt der Patient dann die Briefe mit, kann er gebeten werden, diese laut vorzulesen. Sieht er sich dazu nicht in der Lage, kann der Therapeut den Vorschlag machen, diese Aufgabe zu übernehmen. Unserer Erfahrung nach ist sowohl das Verfassen als auch das Vorlesen der Briefe – selbst, wenn dies vom Therapeuten übernommen wird – sehr emotional für den Patienten. Für die weitere Besprechung bieten sich u. a. folgende Fragen an:

- Wie ist es Ihnen beim Schreiben der Briefe zu Hause ergangen?
- Mit welchem Brief haben Sie beim Schreiben begonnen und warum?
- Welcher Brief fiel Ihnen leichter/schwerer zu schreiben und warum?
- Wie geht es Ihnen, wenn Sie diese Briefe hier vorlesen?
- Haben Sie beim Schreiben/Lesen der Briefe neue Erkenntnisse für sich gewonnen? Wenn ja, welche?
- Welcher Brief entspricht eher Ihrer momentanen Stimmung und warum?

Durch diese (offenen) Fragen können Sie mit dem Patienten über die Ambivalenz ins Gespräch kommen. Für das weitere Vorgehen bieten sich dann wieder die bereits beschriebenen Techniken zur Gesprächsführung bei motivationalen Schwierigkeiten an. Im Idealfall gelingt es, „Change Talk“ zu evozieren und diesen im weiteren Verlauf zu fördern (vgl. Kapitel 4.1).

Manchmal scheuen Patienten davor zurück, sich die Störung als Freundin bzw. Freund vorzustellen. In dem Falle sollte der Therapeut nicht auf den Brief an die Freundin oder den Freund bestehen. Möglicherweise ist das ein Hinweis darauf, dass der Patient sich schon größtenteils gegen die Störung entschieden hat und sich in der Phase der Vorbereitung oder der Handlungsphase befindet. In diesem Fall wäre es therapeutisch nicht indiziert, die Ambivalenz weiter zu schüren (vgl. Kasten „Decisional Balance“ auf S. 113). Der Patient kann ggf. auch nur den Brief an die Feindin bzw. den Feind schreiben. Ebenso sind in der Handlungs- und Aufrechterhaltungsphase Modifikationen denkbar, z.B. in Form eines Abschiedsbriefs an eine frühere Freundin bzw. an einen früheren Freund (vgl. Kapitel 4.2.2.5).

4.2.2.2.5 Stuhltechniken

Stuhltechniken bieten sich genau wie die Brieföbung für Patienten an, bei denen der Therapeut einen emotionaleren Bezug herstellen möchte. Die ursprünglichen Methoden bestehen in der „Leere-Stuhl (empty chair)"- und der „Zwei-Stuhl"-Technik, wobei sich die Unterscheidung in innere (Patient spricht aus der Perspektive verschiedener Anteile seiner Person) und äußere (Patient spricht aus der Perspektive verschiedener Personen) Dialoge treffen lässt. Stuhltechniken lassen sich z. B. gut dafür nutzen, innere Konflikte oder Widersprüche zu bearbeiten. Die unterschiedlichen Anteile des Patienten werden dabei jeweils durch einen Stuhl repräsentiert, durch welchen die jeweilige Perspektive herausgearbeitet werden kann.

Für innere und äußere Dialoge

Diskussion der zwei Seiten der Ambivalenz. Eine gute Möglichkeit zum Einsatz bei motivationalen Problemen stellt eine Version der Stuhlarbeit dar, bei welcher die beiden Seiten der Ambivalenz miteinander diskutieren. Hierfür werden zwei gegenüberstehende Stühle benötigt, nämlich ein Stuhl für die Contra-Veränderungsseite bzw. die Beibehaltung des Status quo, und einer für die Pro-Veränderungsseite bzw. die Aufgabe des Status quo. Die beiden Seiten sollten dementsprechend unterschiedlich benannt werden, z. B. einfach „Veränderung" und „Beibehaltung" (besser noch in den Begriffen des Patienten, z. B. „Trinken" vs. „Nüchtern leben", „Misstrauen" vs. „Vertrauen" usw.), um die spätere Nachbesprechung zu erleichtern. Auf diese Art können Therapeut und Patient klar benennen, über welche Seite (also Pro oder Contra) sie gerade sprechen. Im späteren Verlauf der Therapie kann immer wieder auf diese Namenswahl Bezug genommen werden (z. B. „Welche Seite gewinnt gerade die Oberhand bei Ihnen, die ‚Veränderung' oder die ‚Beibehaltung'?", „Wer spricht gerade mit mir, die ‚Veränderung' oder die ‚Beibehaltung'?", „In welchem Verhältnis standen Ihre ‚Veränderung' und ‚Beibehaltung' in der letzten Woche zueinander?"). Das Motivationsproblem kann so externalisiert und objektiver besprochen werden.

Veränderung und Beibehaltung auf getrennten Stühlen

Der Patient nimmt während der Durchführung abwechselnd beide Rollen ein, indem er auf dem jeweiligen Stuhl Platz nimmt. Der Therapeut greift dabei moderierend und wenn nötig unterstützend ein. Manchmal muss er am Anfang etwas dabei helfen, das Gespräch „ins Laufen" zu bekommen. Dafür kann er z. B. ihm bekannte Argumente aus der jeweiligen Stuhl-Position einbringen.

Der Patient wechselt zwischen Stühlen

Beispiel

Th.: Wir haben mittlerweile schon häufiger über Ihre Ambivalenz gesprochen. Sie macht Ihnen die Entscheidung für oder gegen eine Veränderung so schwer. Ich möchte Sie heute zu einer Übung einladen, die vielleicht zunächst ein bisschen sonderbar wirkt, möglicherweise aber sehr aufschlussreich sein kann. Sie sehen hier zwei gegenüberstehende Stühle. Der eine Stuhl steht für die „Beibehaltung", nämlich die Seite in Ihnen, die am liebsten nichts an der momentanen Lage verändern möchte. Der andere Stuhl steht für die „Veränderung", nämlich die Seite in die am liebsten nichts an der momentanen Lage verändern möchte.

Der andere Stuhl steht für die „Veränderung“, nämlich die Seite in Ihnen, die sich eine Veränderung herbeisehnt. Ich würde Sie gerne einladen, nun abwechselnd diese beiden Positionen einzunehmen und ein Gespräch zu führen, als ob zwei Personen miteinander diskutieren würden. Was meinen Sie, wollen Sie es mal ausprobieren?

Pat.: Klingt etwas seltsam, aber wenn Sie meinen, dass es etwas bringen kann: O.K.!

Th.: Sehr schön, das freut mich! Welche Rolle wollen Sie zuerst einnehmen? Gerade sagten Sie, dass Ihnen eine Veränderung in der letzten Woche sehr anstrengend erschien. Wollen wir vielleicht damit starten?

Pat.: Ja, können wir machen.

Th.: Dann nehmen Sie doch bitte zunächst einmal auf diesem Stuhl hier, auf der „Beibehaltungs“-Seite, Platz. Wiederholen Sie bitte noch einmal Ihre Aussage von vorhin! Wie war das doch gleich …

Pat.: Naja, dass die Woche eh schon so anstrengend war. Und dann auch noch an mir selbst zu arbeiten, das ist einfach ganz schön viel verlangt …

Th.: Genau, das war's. Jetzt formulieren Sie diese Aussage doch bitte nur direkt so, dass Sie sie an den leeren Stuhl, also an die „Veränderung“, richten! Auch wenn es vielleicht etwas ungewöhnlich ist. *P*

at.: O.K. … Also: Du willst, dass ich an mir arbeite und so vieles verändere. Aber schau dir doch die letzte Woche an, da war kaum Luft für sowas.

Th.: Super! Und jetzt würde ich Sie bitten, auf dem anderen Stuhl Platz zu nehmen. Was hat die „Veränderungs“-Seite in Ihnen verstanden? Und was antwortet sie darauf? Welche Argumente kommen ihr in den Sinn?

Pat.: Dass keine Zeit für Veränderung war, hat sie verstanden, tja … Ja, die Woche war echt anstrengend. Aber wenn du dich immer darauf ausruhst, bist du irgendwann 80 Jahre alt und wünschst dir, du könntest die Zeit zurückdrehen und genau jetzt an diesem Tag heute noch einmal starten. Und dann würdest du wahrscheinlich versuchen, etwas zu verändern.

Th.: Das machen Sie gut! War's das erstmal von der „Veränderung“? Dann nehmen Sie doch bitte wieder die Position der „Beibehaltung“ ein!

usw.

Im Idealfall muss der Therapeut irgendwann gar nicht mehr viel eingreifen, insbesondere wenn dem Patienten der Ablauf bei einer weiteren Durchführung bereits bekannt ist. Der Therapeut beendet die Übung, z.B. nach einer bestimmten Zeit oder wenn sich die Argumente inhaltlich wiederholen. Es empfiehlt sich, mit der Contra-Veränderungs-Seite anzufangen und der Pro-Veränderungs-Seite (dem „Change Talk“) aufzuhören. Im Anschluss sollte in die Nachbesprechung übergegangen werden:

Mit Contra-Veränderung starten und mit Pro-Veränderung enden

Vielen Dank, Sie haben sich wirklich toll darauf eingelassen! Wie geht es Ihnen jetzt, nachdem Ihre „Beibehaltung“ und „Veränderung“ so intensiv miteinander diskutiert haben?

Weitere mögliche Fragen könnten die folgenden sein:

- Wie ist es Ihnen während der Diskussion ergangen? Welche Gefühle haben Sie auf jedem der beiden Stühle erlebt? Welche Gefühle haben Sie in der Auseinandersetzung mit der Beibehaltungsseite und welche mit der Veränderungsseite bemerkt?
- Haben Sie beim Diskutieren neue Erkenntnisse für sich gewonnen? Wenn ja, welche?
- Welche Seite entspricht eher Ihrer momentanen Stimmung und warum?
- Wenn Sie sich hier und jetzt zwischen „Beibehaltung" und „Veränderung" entscheiden müssten, für wen würden Sie sich dann entscheiden und warum?

Patient zu seinem eigenen Therapeuten machen

Ein-Personen-Rollenspiel. Das Ein-Personen-Rollenspiel als eine Sonderform des „leeren Stuhls" zielt letztlich darauf ab, den Patienten zu seinem eigenen Therapeuten zu machen, indem er mit sich selbst in den Diskurs geht. Ursprünglich wurde das Ein-Personen-Rollenspiel für die Bearbeitung dysfunktionaler Schemata bei Patienten mit Persönlichkeitsstörungen entwickelt, eignet sich aber auch für Motivationsarbeit, insbesondere zur Erzielung einer emotionalen Aktivierung.

Beim Ein-Personen-Rollenspiel werden zwei Stühle gegenübergestellt, welche für den Patienten in der Patientenrolle und den Patienten in der Therapeutenrolle stehen (vgl. Abbildung 19). Auf dem Patienten-Stuhl ist der Patient einfach er selbst und vertritt seine zu bearbeitenden Annahmen. Auf dem Therapeuten-Stuhl dagegen soll er sich von diesen Annahmen distanzieren, sie z.B. kritisch hinterfragen oder die Motivation des Patienten fördern.

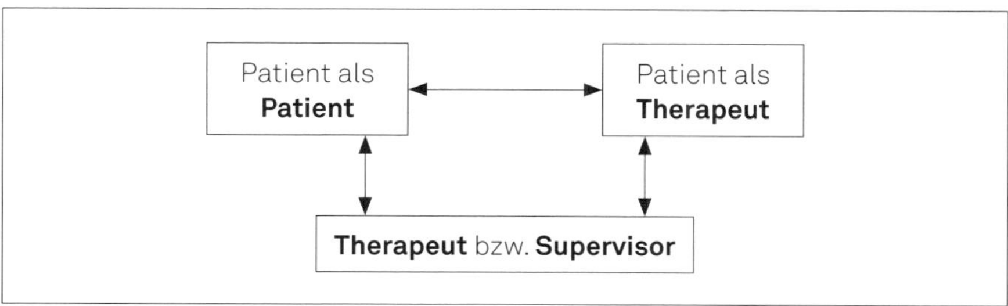

Abbildung 19: Ein-Personen-Rollenspiel (angelehnt an Sachse, 1983)

Therapeut in zwei Rollen: Therapeut und Supervisor

Für den Therapeuten wird ein weiterer, dritter Stuhl seitlich zwischen den beiden Stühlen positioniert. Auch der Therapeut nimmt – je nach Rolle des Patienten – zwei verschiedene Rollen ein, wobei er auf demselben Stuhl sitzen bleibt. Einmal ist er der „normale" Therapeut, wenn der Patienten-Stuhl in Benutzung ist. Sitzt der Patient in der Therapeuten-Position, nimmt der Therapeut die Rolle des Supervisors ein. Als Supervisor unterstützt er den „Therapeuten" z.B. dabei, Aussagen des Patienten zu hinterfragen oder auf bestimmte, vom Patienten geäußerte Inhalte und deren Implikationen zu achten.

Bei der Durchführung werden standardmäßig drei Schritte durchlaufen:

1. Der Patient vertritt auf dem Patienten-Stuhl die dysfunktionale Annahme (bzw. die Seite für die Störung und gegen die Veränderung).
2. Der Patient auf dem Therapeuten-Stuhl entwickelt mit dem Supervisor Argumente und Strategien gegen die dysfunktionale Annahme und nennt diese dem Patienten, den er auf dem leeren Stuhl gegenübersitzend imaginiert.
3. Der Patient sitzt auf dem Patienten-Stuhl und prüft zusammen mit dem Therapeuten die Stimmigkeit der Gegenargumente und Strategien.

Emotionen aktivieren

Der Therapeut kann den Patienten im Verlauf dazu anregen, in einen emotionsaktivierenden Modus zu gelangen und sich gegen den Status quo zu erheben, beispielsweise durch folgende Aussage:

> Sie müssen sich Ihr Leben nicht durch ______ kaputt machen lassen. Machen Sie deutlich, wer hier die Entscheidungen trifft! Lassen Sie sich das nicht gefallen!

Der Patient soll merken, dass er bestimmte Sachen nicht einfach hinnehmen muss und dass er eine Veränderung schaffen kann. Das Aufkommen von Wut ist hilfreich dafür, um den Motor in Gang zu bringen.

Ambivalenz-Schauspiel. Die Pro- und Contra-Seite bzw. die Argumente für die Beibehaltung des Status quo und die Argumente für eine Veränderung können auch in einem Rollenspiel oder kleinen Theaterstück durch andere Personen als den Patienten selbst inszeniert werden. Dieses Vorgehen bietet dem Patienten die Möglichkeit, eine Außenperspektive einzunehmen.

Patient kann aktiv teilhaben oder passiv zuschauen

Für die Durchführung ist – abgesehen vom Patienten und Therapeuten – mindestens eine weitere Person notwendig. In der Regel empfiehlt sich der Einbezug zweier neutraler Personen für die Darstellung der beiden Seiten. Abgesehen davon können Therapeut und Patient eine solche Inszenierung auf unterschiedliche Art und Weise vornehmen. So kann der Patient beispielsweise selbst Teil davon sein oder aber auch einfach nur passiv das Schauspiel beobachten. Es können mehrere Personen als Darsteller der jeweiligen Seite eingesetzt werden (z. B. im Rahmen einer Gruppentherapie) oder eben auch jeweils nur eine. Die teilnehmenden Personen können auf eine bestimmte Art (z. B. informiert über die persönlichen Argumente des Patienten anhand einer Pro-Contra-Liste oder/und zweier Briefe an die Störung) eines Patienten instruiert werden oder auch zusätzlich ihre eigene Meinung/Erfahrung einfließen lassen.

Beide Seiten benennen

Die beiden Seiten sollten unterschiedlich benannt werden. So schlagen einige Autoren „Engelchen“ und „Teufelchen“ vor, wir bevorzugen neutraler einfach „Veränderung“ und „Beibehaltung“ bzw. Begrifflichkeiten des Patienten. Eine solche Namensgebung ist allgemein für die spätere Arbeit hilfreich, insbesondere wenn das inszenierte Rollenspiel nachbesprochen wird. So kann klar benannt werden, über welche Seite (also Pro oder Contra) gerade gesprochen wird. Außerdem kann auch im späteren Verlauf der Therapie immer wieder darauf Bezug genommen werden (z. B. „Welche Seite gewinnt gerade die Oberhand bei

Ihnen, die Veränderung oder die Beibehaltung?", „Wer spricht gerade mit mir, ‚Engelchen' oder ‚Teufelchen'?", „In welchem Verhältnis standen Ihre Veränderungsseite und Ihre Beibehaltungsseite in der letzten Woche zueinander?"). Auf diese Art kann das Motivationsproblem externalisiert und einfacher besprochen werden.

Für das konkrete Vorgehen empfehlen sich die folgenden Schritte:

Beispiel

Einleitung *(durch den Therapeuten):* Thema der Inszenierung und kurze Vorstellung der Rollenspieler.

Th.: Wir debattieren heute über die Essstörung von Ihnen, Frau K. Letztlich stellt sich die Frage, was für eine Beibehaltung und was für eine Veränderung diesbezüglich spricht. Meine Kolleginnen Frau H. und Frau L. haben sich bereit erklärt, bei diesem Rollenspiel mitzuwirken. Sie wurden wie vereinbart mit den Inhalten instruiert, die wir in der Therapie thematisiert haben. Vielen Dank euch beiden an dieser Stelle! Stellt euch doch bitte kurz vor!

Vorstellung der zwei Seiten *(durch die jeweiligen Darsteller):* Die Darsteller beschreiben kurz, welche Seite sie vertreten, und erwähnen ggf. diesbezüglich kurz inhaltliche Aspekte.

Frau H.: Ich repräsentiere die Seite, die für die Beibehaltung der Essstörung steht. Mir geht es darum, weiter Diät zu halten, alles für das Dünnbleiben zu tun und nichts an der aktuellen Situation zu verändern.

Frau L.: Und ich stelle die Seite dar, die für eine Veränderung und somit für die Aufgabe der Essstörung steht. Ich möchte meinen Körper nicht schädigen, sondern gesund und fit sein. Ich möchte lieber mehr Kraft für die Dinge aufwenden, die mir wirklich wichtig sind wie mein Studium und meine Freundinnen.

Durchführung der Inszenierung *(durch die jeweiligen Darsteller, eingeleitet durch den Therapeuten)*: Die Darsteller steigen in die eigentliche Diskussion der Argumente ein.

Th.: Dann legt doch bitte los!

Frau H.: Also, ich muss dir echt sagen, dass sich für mich nichts ändern muss. Ich bin zufrieden, wie es ist. Naja, was heißt zufrieden. Ein bisschen mehr abnehmen könnten wir schon noch. Aber auf jeden Fall nicht weiter zunehmen!

Frau L.: Und ich bin mal so gar nicht zufrieden. Noch weiter abnehmen? Wo soll denn das hinführen? Wir haben doch jetzt schon nachmittags nach der Uni keine Kraft mehr. Und dieses ständige Denken an Essen, nichts anderes mehr ... Ich bin es so leid!

Frau H.: Ach komm, mach dir einfach mal ein paar schöne Gedanken, zum Beispiel daran, wie schön dünn du bist. Dann wird das schon mit der Konzentration. Da muss man sich einfach noch etwas mehr zusammenreißen! Andere schaffen das doch auch, denk doch mal an die ganzen Stars aus den Medien!

Frau L.: Andere, andere ... Stars aus den Medien ... Das ist doch gar nicht repräsentativ. Meine engsten Freundinnen sind nicht so dünn, aber sie sind in meinen Augen schön! Und die haben wenigstens ein Leben ... Ein Leben, zu dem ich nicht mehr gehöre! Ich habe ja keine Kraft und Konzentration mehr übrig, um in meine Freundschaften zu investieren. So weit ist es schon gekommen! Das muss sich ändern. Ich will mich auch anderen Menschen richtig nah fühlen.

... usw. ...

Abschluss der Inszenierung *(durch den Therapeuten)*: Der Therapeut beendet die Diskussion, z.B. nach einer bestimmten Zeit oder wenn sich die Argumente inhaltlich wiederholen. Die Mitspieler verlassen den Raum.

Th.: An der Stelle würde ich gerne einhaken und das Rollenspiel beenden. Ich denke, das Wesentliche war bis hier bereits darin enthalten. Vielen Dank an euch beide, dass ihr euch die Zeit genommen und mitgemacht habt!

Auswertung der Inszenierung *(Patient und Therapeut)*: Nachbesprechung

Th.: Frau K., wie geht es Ihnen jetzt, nachdem Sie Ihre „Beibehaltung" und „Veränderung" so beobachten konnten? Welche Gefühle hat die „Beibehaltung" ausgelöst, welche die „Veränderung"?

Weitere mögliche Fragen, um den „Change Talk" zu fördern, sind:

- Wie ist es Ihnen während des Schauspiels ergangen?
- Haben Sie beim Anschauen neue Erkenntnisse für sich gewonnen? Wenn ja, welche?
- Welche Seite entspricht eher Ihrer momentanen Stimmung und warum?
- Wenn Sie sich hier und jetzt zwischen „Beibehaltung" und „Veränderung" entscheiden müssten, für wen würden Sie sich dann entscheiden und warum?

Wenn nötig: Rollentausch der Darsteller

Es kann passieren, dass sich der Patient mit einem Darsteller mehr identifizieren kann, einen der Rollenspieler sympathischer findet, einen der beiden Argumentationsstile überzeugender findet oder Ähnliches. Dies kann natürlich Einfluss auf die Bewertung der jeweiligen Seite haben. Um dieser Gefahr vorzubeugen, sollten die Mitspieler immer für beide Seiten instruiert bzw. mit Informationen für Pro und Contra ausgestattet sein. Sollte sich dieser Effekt abzeichnen, können die Mitspieler erneut gebeten werden, die Ambivalenz zu inszenieren, dann aber mit vertauschten Rollen.

Aufzeichnung nutzen

Um dem Patienten die Möglichkeit zu geben, sich auch nach der Sitzung noch mit der Inszenierung auseinanderzusetzten, kann das Rollenspiel aufgezeichnet werden (Bild und Ton oder nur Ton). Der Patient kann das Schauspiel dann zu Hause erneut auf sich wirken lassen.

Merke: Umsetzung in der Gruppe

Gerade im Rahmen einer Gruppentherapie können in Form einer „Partei" mehrere Personen für die jeweilige Seite zu Wort kommen. Dabei sollte unserer Erfahrung nach darauf geachtet werden, dass alle Personen einmal die „gesunde" Seite vertreten können und sich nach dem Vertreten der „kranken" Seite (Contra-Veränderung) wieder davon distanzieren können. Dies kann man umsetzen, indem die Personen gebeten werden, ihre Gefühle in dieser Rolle zu schildern und dabei auf Diskrepanzen zu achten (Beispiel: „Ich wollte das gar nicht mehr spielen. Ich habe selbst gemerkt, wie kurzgegriffen die Argumente waren."). Mögliche Diskrepanzen können dann im Sinne einer Förderung von „Change Talk" genauer exploriert werden. Ferner kann man die Personen explizit bitten, wieder in ihre „echte Person" zurückzukehren und ggf. wieder auf ihren alten Sitzplatz zurückzukehren. Für den Therapeuten kann es auch sinnvoll sein, die Gruppenmitglieder für beide „Parteien" selbst festzulegen, damit sich keine großen Unterschiede in der Wortgewandtheit und Dominanz zwischen den Gruppen ergeben.

4.2.2.2.6 Real-Wunsch-Vergleiche

Um Diskrepanzen zwischen dem aktuellen Status quo und einem Ziel- oder Wunsch-Status zu entwickeln, bieten sich Real-Wunsch-Vergleiche an. Diese lassen sich in unterschiedlicher Form angehen. Als Richtwert dafür, was man bei dem Vergleich fokussieren sollte, würden wir die Orientierung an den Hauptsymptomen/Problemen und wichtigen Themen des Patienten empfehlen (z.B. bei Essstörungen ein Essprotokoll, bei Depressionen ein Aktivitätenprotokoll). Wir greifen exemplarisch das Beispiel eines Tagesablaufs sowie eines Selbstwerthauses heraus.

Tag mit und ohne Problem gegenüberstellen

Bei einem Real-Wunsch-Vergleich des *Tagesablaufs* geht es um den Vergleich zweier Tagesabläufe, nämlich den realen mit einem imaginierten Tagesablauf. Der reale Tagesablauf (Real-Zustand) beinhaltet einen Tag im Leben des Patienten, wie er ihn momentan mit dem gegebenen Problem erlebt. Der imaginierte Tagesablauf (Wunsch-Zustand) beinhaltet dagegen einen solchen Tag, wie er in der Vorstellung des Patienten nach einer Veränderung ohne das Problem aussehen könnte. Tabelle 12 zeigt ein Beispiel für den realen Tagesablauf einer essgestörten Patientin.

Tabelle 12: Real-Zustand für den Tagesablauf einer essgestörten Patientin

Uhrzeit	Situation	Gedanke	Gefühl	Verhalten
7:00 Uhr	Aufstehen, Duschen, Frühstück	„Heute muss ich wenig essen, ich bin zu dick! Ich mag mich unter der Dusche gar nicht anfassen ... Eigentlich sollte ich, so dick wie ich bin, gar nicht frühstücken ..."	traurig, ängstlich	auf die Waage gehen, Körper unter der Dusche so wenig wie möglich berühren, Essen genau abmessen
8:00 Uhr	Bahnfahrt zur Arbeit	„Die Frauen in der Bahn sind viel schlanker als ich. Alle gucken auf meine fetten Oberschenkel! Hätte ich lieber was anderes angezogen, die Hose sieht unmöglich aus."	traurig, wütend auf mich	andere Frauen beobachten und deren Kleidergröße schätzen, die Beine beim Sitzen übereinanderschlagen
9:00 bis 12:00 Uhr	auf der Arbeit im Büro mit den Kollegen	„Wahrscheinlich lästern alle insgeheim über meine Figur ab. Claudia hat glaube ich abgenommen ... Warum kann ich nicht die Dünnste hier sein?" „Warum brauche ich nur für jede Arbeit doppelt so lang wie die anderen? Ich kann mich überhaupt nicht konzentrieren."	ängstlich, traurig, wütend auf dünnere Kollegin	Kolleginnen im Auge behalten, probieren, alles mitzuhören, angestrengt versuchen, schneller zu arbeiten
13:00 Uhr	Mittagspause	„Gleich fragen mich die anderen wieder, ob ich mit Essen komme. Dann muss ich mir wieder eine Ausrede einfallen lassen und sitze hier die ganze Pause allein rum ... Wenigstens schaffe ich es so, nichts zu essen! Die anderen würden das doch auch gerne schaffen!"	einsam, stark, stolz	in die Arbeit stürzen, Kollegen vorstellen, wie sie den kalorienreichen Sachen in der Kantine nicht widerstehen können
14:00 bis 16:00 Uhr	auf der Arbeit im Büro mit den Kollegen	„Ich habe so einen Hunger ... Aber daran darf ich nicht denken. Ich bin stark und diszipliniert!" „Ich kann mich kaum noch konzentrieren. Jetzt versuche ich zum x-ten Mal diese blöde Bearbeitung hier und komme überhaupt nicht voran! Hoffentlich merkt das keiner!"	traurig, wütend, stolz	Wasser trinken, um Magenknurren zu verhindern, angestrengt versuchen, trotz Mangel an Kraft weiterzuarbeiten

Tabelle 12: Fortsetzung

Uhrzeit	Situation	Gedanke	Gefühl	Verhalten
17:00 Uhr	Heim-fahrt	„Am liebsten würde ich zu Hause gleich ganz viel essen ... Hoffentlich kann ich mich zusammenreißen und habe keinen Essanfall ..." „Doch, ich habe mir etwas zu Essen verdient!"	ängst-lich, unruhig	aus dem Fenster gucken, um sich vom Hungergefühl abzulenken, Einkaufen von kalorienreichen Sachen
18:00 Uhr	Abend-essen	„Das darf ich mir eigentlich nicht erlauben. Das sitzt morgen sofort auf meinen Hüften! So kriege ich das nie hin mit dem Abnehmen ... Ich esse besser nur ganz wenig ..."	ängst-lich, traurig	langes Vorbereiten des Essens und Essen sehr klein schneiden, sehr langsames Essen
20:00 Uhr	Fern-sehen	„Die Frauen im Fernsehen sind immer so schlank. Die schaffen das doch auch! Warum ich nicht?"	verzwei-felt, wütend auf mich	Schätzen der Kleidergröße der Schauspielerinnen, Figur im Spiegel kontrollieren
21:00 Uhr	Ess-anfall	„Ich habe immer noch Hunger!" „Jetzt kann ich mich wenigs-tens so richtig gehen lassen!" „So viele Kalorien ... Jetzt muss ich das alles möglichst schnell wieder los werden ..."	ängst-lich, traurig, kurz freudig,	sehr schnelles Essen riesiger Portionen,
		„Ich hab's wieder nicht geschafft. Wie ekelig das Erbrechen ist ... Ich bin ganz schön unnormal, mir kann man einfach nicht helfen ..."	ent-täuscht	Erbrechen
23:00 Uhr	Schlafen gehen	„Morgen muss ich auf jeden Fall weniger essen als heute! So kann es nicht weiter-gehen! Morgen schaffe ich das!"	wütend auf mich, ent-schlos-sen	im Bett herumwälzen, Körper nach Knochen und Fett abtasten

Der Patient kann mithilfe der folgenden Instruktion gebeten werden, die verkürzte Tabelle (vgl. Tabelle 13) für sein Leben *mit* dem Problem, also zum Status quo, auszufüllen:

Real-Zustand anhand eines typischen Tages

Bitte erinnern Sie sich an einen Tag in der letzten Woche, der relativ typisch für Sie ist! Bitte sammeln Sie die dabei typischen Gedanken, Verhaltensweisen und Gefühle! Tragen Sie diese in eine Tabelle ein!

Tabelle 13: Tagesablauf

Tageszeit	Situation	Gedanke	Gefühl	Verhalten
Vormittag				
Mittag				
Nachmittag				
Abend				

Der in der Tabelle beschriebene Real-Zustand kann zunächst mit dem Patienten besprochen werden. Hierfür bieten sich z. B. folgende Fragen an:

- Wie geht es Ihnen, wenn Sie die Tabelle betrachten?
- Was fällt Ihnen auf, wenn Sie die Tabelle betrachten?
- Haben Sie durch das Ausfüllen der Tabelle neue Erkenntnisse für sich gewonnen? Wenn ja, welche?

Perspektiv-wechsel

Ggf. kann der Patient auch gebeten werden, einen Perspektiv-Wechsel vorzunehmen:

Stellen Sie sich vor, dass nicht Sie die Tabelle ausgefüllt hätten, sondern dass dies der Tagesablauf einer Person ist, die sie gerne mögen, z. B. der eines guten Freundes, Ihrer Schwester/Ihres Bruders oder einer anderen Ihnen nahestehenden Person:

- Wie würden Sie über diesen Tag denken?
- Was fänden Sie an der Gestaltung des Tages gut bzw. was würde Ihnen Sorgen machen?
- Was würden Sie der Person raten?

Wunsch-Zustand als Kontrast imaginieren

Im nächsten Schritt kann sich dann der Erstellung des Tagesablaufs ohne das Problem (Wunsch-Zustand) gewidmet werden. Dazu bietet sich folgende Instruktion zur Tabelle 13 an:

Jetzt soll es um einen Tag gehen, wie Sie ihn gerne gestalten würden, wenn Sie Ihr Problem nicht mehr hätten. Hier können Sie einen „Wunsch-Tag“ erstellen, in dem das Problem Sie nicht in Denken, Fühlen und Verhalten bestimmt. Wie würde ein solcher Tag aussehen? Würden Sie vielleicht ganz andere Aktivitäten in Angriff nehmen? Was würden Ihnen für Dinge durch den Kopf gehen, wenn Ihr Problem keinen Einfluss mehr auf Ihr Denken hätte? Wie würden Sie sich dann fühlen und verhalten?

Unserer Erfahrung nach ergeben sich beim Ausfüllen des Wunsch-Tagesablaufs drei mögliche Fälle:

1. *Die Aufgabe kann gut umgesetzt werden.* In dem Fall ist es einfach: Es kann mit den Ideen des Patienten weitergearbeitet werden. Konnte der Patient die Aufgabe gut umsetzen, hat man direkt erste Ideen für alternative Kognitionen im Sinne einer kognitiven Umstrukturierung oder erste Ideen für alternative Verhaltensweisen, welche den Tag ausfüllen könnten, wenn er nicht mehr durch das Problemverhalten bestimmt wäre. Ferner kann die Gegenüberstellung der beiden unterschiedlichen Perspektiven genutzt werden, um „Change Talk" zu fördern.
2. *Die Aufgabe wurde zwar umgesetzt, aber das Problemverhalten steht weiterhin im Fokus – nur stellt es kein Problem mehr dar.* Wir haben die Erfahrung gemacht, dass beispielsweise manche Patientinnen mit Essstörungen den Tagesablauf mit der Idee ausfüllen, dass sich ihr Leben weiterhin vorrangig um Essen dreht, dies aber kein Problem mehr darstellt. So ist möglicherweise für die Situation „Mittagessen mit den Kollegen" der Gedanke „Eine Lasagne mit Käse überbacken ist doch kein Problem. Die schmeckt mir super!" eingetragen, begleitet von einem „glücklichen" Gefühl sowie einem „ohne Reue essenden" Verhalten. Nichtsdestotrotz sehen wir in der Übung auch in einem solchen Fall eine hilfreiche Intervention, nicht zuletzt auch für den Therapeuten. Zu wissen, dass scheinbar keine Ideen von einem Leben ohne das Problem bestehen und dass dies scheinbar nicht bewusst ist, kann für den weiteren Therapieverlauf ja einen durchaus nützlichen Ansatzpunkt liefern.
3. *Die Aufgabe kann nicht umgesetzt werden, weil keine Ideen von einem Leben ohne das Problem bestehen.* Unserer Erfahrung nach berichten Patienten teilweise sehr betrübt, dass sie keine Idee haben, wie ihr Tag ohne das Problem aussehen könnte. Es bestünde scheinbar zunächst eine tiefe Leere und kein Lebensinhalt mehr, weil das Problem das Leben so stark strukturiert. Genau wie in Fall 2 halten wir auch dieses Ergebnis nichtsdestotrotz für bedeutsam, weil dann ein möglicher Ansatzpunkt für die weitere Therapie klar ist. Ähnlich wie in der Arbeit mit depressiven Patienten würde es u. a. um die Suche nach und den Aufbau von subjektiv sinnerfüllten und positiven Aktivitäten sowie darüberhinausgehenden, sinnstiftenden oder erfüllenden Aufgaben gehen.

Real- und Wunsch-Zustand vergleichen

Auch die Tabelle zum Wunsch-Zustand kann zunächst mit dem Patienten mit ähnlichen Fragen wie oben beschrieben nachbesprochen werden. Letztlich geht es dann aber um den Vergleich des Real-Zustands mit dem Wunsch-Zustand. Dazu bieten sich z. B. die folgenden Fragen an:

- Wie geht es Ihnen, wenn Sie die beiden Tagesabläufe miteinander vergleichen?

- Was fällt Ihnen auf, wenn Sie die beiden Tagesabläufe miteinander vergleichen?
- Was für Gedanken gehen Ihnen beim Vergleichen durch den Kopf?
- Gibt es in dem Zusammenhang irgendetwas, was Sie gerne verändern würden? Wenn ja, was und warum?

„Change Talk" fördern

Die Übung kann gut als Hausaufgabe genutzt werden, damit der Patient sich zu Hause in Ruhe damit beschäftigen kann. Die Auswertung bzw. Nachbesprechung und die damit ggf. verbundene „Change-Talk"-Förderung kann dann in der folgenden Sitzung erfolgen.

Selbstwert mit und ohne Problem gegenüberstellen

Selbstwert „steht" auf bestimmten Säulen

Bei einem Real-Wunsch-Vergleich bezogen auf das *Selbstwertgefühl* geht es darum, den aktuell relevanten Selbstwertquellen die wünschenswerten Quellen eines imaginierten Selbstwerts gegenüberzustellen. Dafür greifen wir auf ein sogenanntes „Selbstwerthaus" (Legenbauer & Vocks, 2014) zurück. Das aktuelle Selbstwerthaus (Real-Zustand) beinhaltet die „Säulen", auf denen der Selbstwert des Patienten aktuell, d.h. ohne eine Veränderung und somit bei Vorhandensein des Problems, „steht". Das imaginierte Selbstwerthaus (Wunsch-Zustand) beinhaltet dagegen die „Selbstwertsäulen", auf denen das Selbstwerthaus in der Vorstellung des Patienten nach einer Veränderung bzw. ohne das Problem „stehen" könnte.

Der Patient kann mithilfe folgender Instruktion zur Erstellung des Selbstwerthauses angeregt werden (vgl. auch „Arbeitsblatt: Mein Selbstwerthaus" im Anhang auf S. 172):

Man kann sich die verschiedenen Quellen unseres Selbstwerts bildlich gesprochen wie Säulen vorstellen, die den Selbstwert stützen bzw. tragen. Man könnte auch sagen, das Selbstwertgefühl steht wie ein Haus auf verschiedenen Säulen und ist umso stabiler, desto ausgeprägter die tragenden Säulen sind. Außerdem ist das Selbstwerthaus dann fest und beständig, wenn es mehrere Säulen gibt und nicht alles zusammenfällt, sobald eine Säule wegbricht. Was denken Sie sind Ihre tragenden Säulen? Benennen Sie bitte jede der Säulen und zeichnen Sie sie jeweils so breit passend dazu, wieviel sie trägt!

Abbildung 20 zeigt ein Beispiel für das aktuelle Selbstwerthaus einer Patientin mit einer Essstörung.

Wurde das Ist-Selbstwerthaus erstellt, kann es mit dem Patienten besprochen werden. Dafür bieten sich u.a. die folgenden Fragen an:

- Wie geht es Ihnen, wenn Sie sich Ihr Selbstwerthaus anschauen?
- Was fällt Ihnen auf, wenn Sie Ihr Selbstwerthaus betrachten?
- Was fällt Ihnen bezüglich der Säulenanzahl und -breite auf?
- Haben Sie durch das Erstellen des Selbstwerthauses neue Erkenntnisse für sich gewonnen? Wenn ja, welche?

- Welche Säulen gefallen Ihnen an Ihrem Selbstwerthaus und warum?
- Welche Säulen gefallen Ihnen nicht und warum? Was hätten Sie gerne anders?

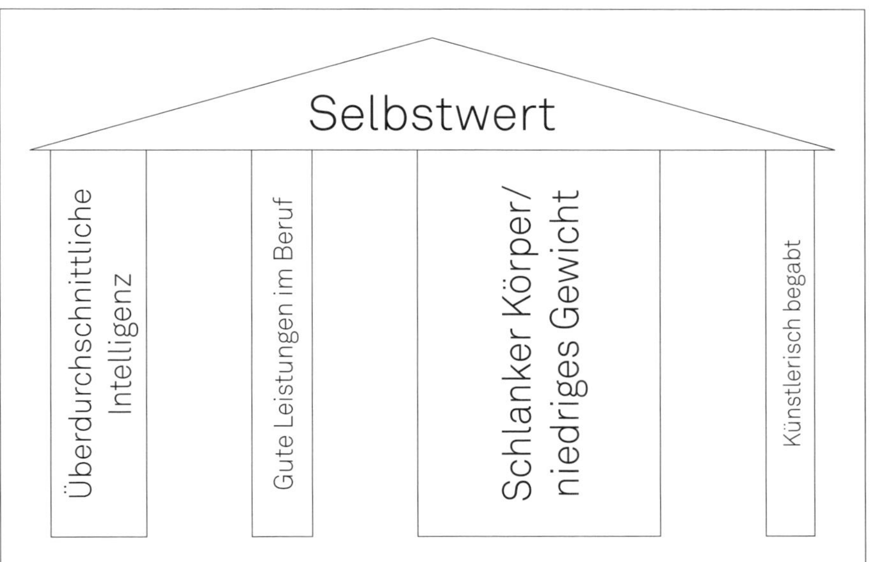

Abbildung 20: Selbstwerthaus im Ist-Zustand

Im nächsten Schritt sollte der Patient zur Erstellung des Wunsch-Selbstwerthauses angeregt werden:

Nun stellen Sie sich bitte Ihr Selbstwerthaus in der Form vor, wie Sie es sich wünschen würden: Auf welchen – ggf. neuen – Säulen würden Sie Ihr Selbstwerthaus gerne aufbauen?

Abbildung 21 zeigt ein Beispiel für das imaginierte Wunsch-Selbstwerthaus einer Patientin mit einer Essstörung.

Vergleich Ist- und Wunsch-Zustand

Auch das Wunsch-Selbstwerthaus kann dann mit dem Patienten, mit ähnlichen Fragen wie oben beschrieben, nachbesprochen werden. Letztlich geht es dann – ganz ähnlich wie beim Tagesablauf – um den Vergleich des Ist- mit dem Wunsch-Zustand. Dazu bieten sich die folgenden Fragen an:

- Wie geht es Ihnen, wenn Sie die beiden Selbstwerthäuser miteinander vergleichen?
- Was fällt Ihnen auf, wenn Sie die beiden Selbstwerthäuser miteinander vergleichen?

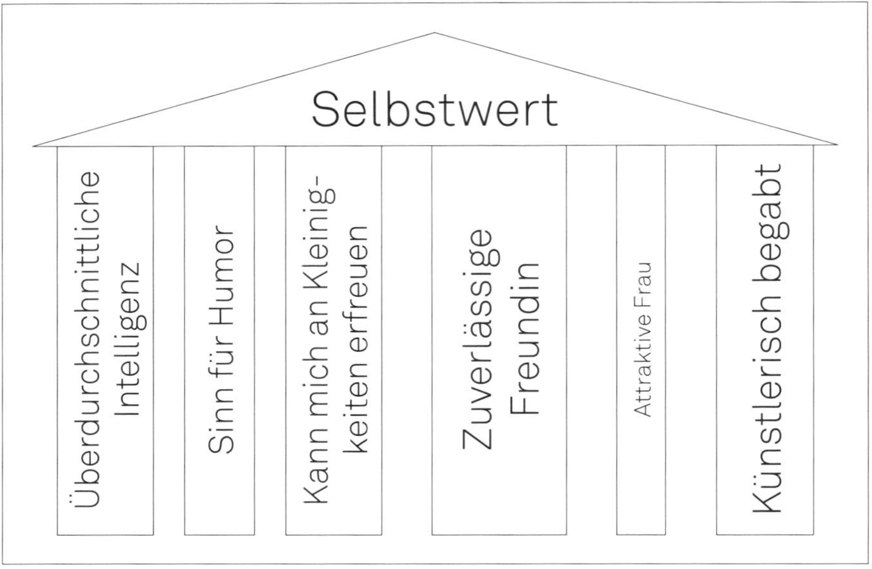

Abbildung 21: Selbstwerthaus im Wunsch-Zustand

- Was für Gedanken gehen Ihnen beim Vergleichen durch den Kopf?
- Gibt es in dem Zusammenhang irgendetwas, was Sie gerne verändern würden? Wenn ja, was und warum?

„Change Talk" fördern

Genau wie die Übung zum Tagesablauf kann die Selbstwerthaus-Übung gut als Hausaufgabe eingesetzt werden und die Besprechung, welche letztlich auf die Förderung von „Change Talk" abzielt, kann in der nächsten Sitzung erfolgen.

4.2.2.2.7 Aufklärung über Handlungskonsequenzen

Patient systematisch durch das Durchdenken von Folgen „aufklären"

Wir empfehlen die folgende Technik insbesondere für solche Patienten, bei denen abzusehen ist, dass sie sich gegen die Therapie bzw. Veränderung entscheiden werden. Es erscheint in solchen Fällen eine wichtige Aufgabe des Therapeuten, den Patienten zum Durchdenken der Konsequenzen einer solchen Entscheidung anzuhalten und ihn nicht „blauäugig" aus der Therapie zu entlassen, sondern ihm seine persönliche Verantwortung für sein Handeln oder in diesem Falle Nicht-Handeln bewusst zu machen.

Auch aversive Konsequenzen klären

Häufig vermeiden Patienten – insbesondere solche, die sich gegen die Veränderung entscheiden – ein solches Durchdenken der Konsequenzen, weil die Beschäftigung damit verständlicher Weise als aversiv erlebt wird. Der Patient sollte seine Entscheidung jedoch „aufgeklärt" über mögliche Konsequenzen für sich selbst (seine Gesundheit, seine verbleibende Lebenszeit) und für sein Umfeld treffen.

Sieht sich der Patient vor diese Entscheidung gestellt, sollte der Therapeut ihn bei der Bilanzierung möglicher Konsequenzen seines Handelns unterstützen. Dafür sollten alle soweit ersichtlichen Konsequenzen in Betracht gezogen werden. Es sollten insbesondere folgende vier Fragen geklärt werden:

1. Was wären *positive* Konsequenzen, wenn Sie sich *für* diesen Weg entscheiden?
2. Was wären *negative* Konsequenzen, wenn Sie sich *für* diesen Weg entscheiden?
3. Was wären *positive* Konsequenzen, wenn Sie sich *gegen* diesen Weg entscheiden?
4. Was wären *negative* Konsequenzen, wenn Sie sich *gegen* diesen Weg entscheiden?

Schulte (2015) schlägt für dieses Vorgehen ein Vier-Felder-Schema zur Erleichterung der Wahl zwischen zwei Handlungsalternativen A und B vor. „Handlung B" kann dabei ggf. einfach das Nicht-Ausführen von „Handlung A" sein (vgl. Abbildung 22).

Positive Folgen/ Vorteile von Handlung A	**Negative Folgen/ Nachteile von Handlung A**
Positive Folgen/Vorteile von Handlung B (bzw. Nicht-A)	**Negative Folgen/Nachteile von Handlung B (bzw. Nicht-A)**

Abbildung 22: Bilanzierung von Handlungsfolgen (angelehnt an Schulte, 2015)

Der erhoffte positive Nutzen einer Therapie liegt in der Regel in der Erzielung von Problemreduktion (bzw. der Veränderung negativer Aspekte des Status quo), dem Erreichen erwünschter Therapieziele und der gleichzeitigen Realisierung kurzfristiger Therapievorteile. Befürchtete negative Kosten sind auf der anderen Seite der Verlust von Störungsgewinn (bzw. die Veränderung positiver Aspekte des Status quo), unerwünschte Nebenwirkungen (nämlich einerseits ungewollte Effekte und andererseits Beeinträchtigung konfligierender Ziele) sowie der mit der Therapie verbundene Aufwand.

Konsequenzen genauer ausmalen lassen

Zur Unterstützung der eher rationalen, sachlichen Vorgehensweise (wie es bei Auflistungen häufig der Fall ist) kann bei bestimmten, besonders gewichtigen Konsequenzen auch ein emotionsaktivierendes Vorgehen gewählt werden. Dafür kann der Therapeut sich die Situation etwas konkreter durch den Patienten ausmalen lassen oder gezielt unterschiedliche Sinneskanäle ansprechen, z. B.:

- Wie wäre das, wenn Sie als Konsequenz tatsächlich ausziehen würden? Wie würde das konkret aussehen?
- Wie würde es sich anfühlen, wenn Sie all Ihre Sachen aus den Regalen in Kisten zusammenpacken und das Haus für immer verlassen würden?
- Was würde Ihnen wohl durch den Kopf gehen, wenn Sie die Entscheidung in die Tat umsetzen würden?
- Was würden Sie wohl an Ihrem ersten Abend, den Sie in einem neuen Zuhause verbringen, tun?

4.2.2.2.8 Extrementwicklungen erfragen

Das Erfragen von Extrementwicklungen gleicht dem Erfragen von Handlungskonsequenzen bzw. Folgen einer Entscheidung. Jedoch würde der Patient nicht (nur) nach der realistischsten Art der Entwicklung gefragt werden, sondern nach den Extremen. Insbesondere lassen sich dabei das positive Extrem-Szenario (Best Case-Szenario) und das negative Extrem-Szenario (Worst Case-Szenario) unterscheiden. Mögliche Fragen sind dementsprechend:

Best- und Worst Case-Szenario

- Was sind Ihre schlimmsten Befürchtungen, wie es mit Ihrem Leben/Ihrer Beziehung/Ihrer Jobsituation/Ihrer Gesundheit/... weiterläuft, wenn Sie so weitermachen wie bisher? (Worst Case-Szenario)
- Wie würde sich Ihr Leben/Ihre Beziehung/Ihre Jobsituation/Ihre Gesundheit/... bestenfalls entwickeln, wenn Sie das Rauchen/Trinken/Erbrechen/... aufgeben? (Best Case-Szenario)

Es lassen sich im Prinzip mehrere Abstufungen unterscheiden, die durch das sogenannte Trichter-Modell (vgl. Abbildung 23) deutlich gemacht werden können. In der Mitte dessen befindet sich der realistischste Verlauf (Realistic Case-Szenario), auch Trendszenario genannt.

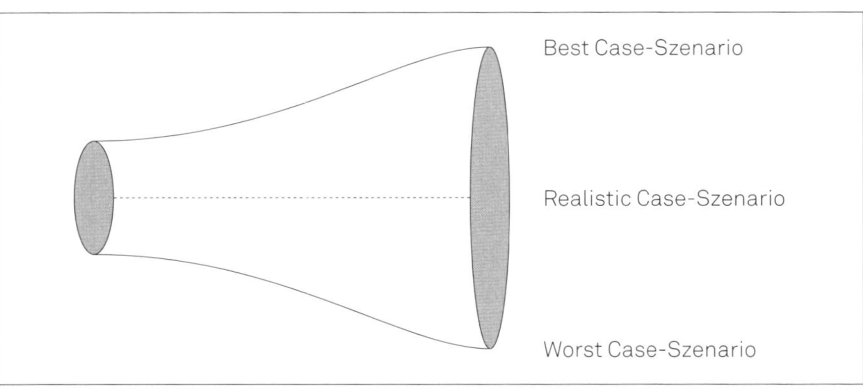

Abbildung 23: Trichter-Modell

Weil sich das Realistic Case-Szenario zwischen den Extremen einfindet, wird die kognitive Technik auch als „Balancing out" bezeichnet – im Sinne der zwischen den Extremen gefundenen Balance. Die Fragen nach Extrementwicklungen bieten die direkte Möglichkeit, in ein „Change Talk"-Gespräch einzusteigen.

4.2.2.2.9 Metaphern zur Forcierung einer Entscheidung

Viele Patienten schieben die Entscheidung für oder gegen die Veränderung lange Zeit auf. Dabei ist ihnen häufig nicht bewusst, dass das vermeintliche Nicht-Treffen einer Entscheidung eigentlich jeden Tag eine Entscheidung für die Beibehaltung des Status quo darstellt.

Entscheidung aufschieben heißt im Status quo bleiben

Keine Entscheidung ist auch eine Entscheidung

„Life is what happens to you while you're busy making other plans"
(John Lennon; Beautiful Boy [Darling Boy])

Dieses bekannte Zitat von John Lennon passt besonders gut zu den Patienten, die sich der Vor- und Nachteile bestimmter Entscheidungen zwar bewusst sind, sich aber nicht durchringen können, eine Entscheidung zu treffen. Wichtig ist hier, deutlich zu machen, dass das Nichttreffen einer Entscheidung eben auch eine Art der Entscheidung ist, die mit Kosten (z. B. Grübeln, Unsicherheit) aber auch mit Vorteilen (z. B. mehr wahrgenommene Freiheit) verbunden ist. Ein Beispiel hierfür könnte eine Patientin mit einer Essstörung sein, die aktuell sehr viele (dysfunktionale) Verhaltensweisen zeigt, um sehr schlank zu sein, in der Grabsteinübung aber klar benannt hat, dass sie später in ihrem Leben die Essstörung überwinden, eine Familie gründen, als Ärztin arbeiten und viel reisen möchte. Ein anderes Beispiel könnte ein Patient mit einer Außenbeziehung sein, der sich eigentlich für einen Partner entscheiden möchte und unter der Geheimhaltung leidet, andererseits aber monatelang keine Entscheidung trifft.

In der Literatur lassen sich einige geeignete Beispiele dafür finden, wozu ein „Nicht-Entscheiden" führt (z. B. „Buridans Esel"). In diesen Schilderungen werden Gleichnisse oder Metaphern genutzt. Auf diese Art können Veränderungen gefördert werden, ohne direkt auf ein konkretes Verhalten abzuzielen.

Gleichnisse nutzen

„Buridans Esel" ist ein aus der Philosophie stammendes Gleichnis. Letztlich geht es darin um die Frage, ob und wie eine Entscheidung getroffen werden kann, wenn es zwei vollständig identische Alternativen gibt, zwischen denen eine Auswahl getroffen werden soll. Es besteht somit ein Dilemma, bei dem sich die beiden Alternativen gegenseitig blockieren. Der Esel, so wird vermutet, soll dabei die Absurdität der Situation verdeutlichen. Im Rahmen der Psychotherapie kann z. B. die folgende Version genutzt werden:

„Buridans Esel"

Ein hungriger Esel stand genau zwischen zwei gleichartigen Heuhaufen. Die Heuhaufen waren gleich groß und befanden sich gleich weit von ihm entfernt. Beide erschienen ihm gleichermaßen schmackhaft. Der Esel konnte sich bei diesen beiden, nicht unterscheidbaren Alternativen für keine der zwei Optionen entscheiden. Er wusste einfach nicht, von welchem Haufen er zuerst fressen sollte. Schließlich verhungerte er, weil er keine Entscheidung traf und von keinem der beiden Heuhaufen zu fressen begann.

Das Gleichnis lässt sich beispielsweise gut auf Partnerschaftsprobleme aufgrund von Dreiecks-Beziehungen übertragen. Es macht deutlich, dass keine Entscheidung zu treffen auch eine Art der Entscheidung ist und bestimmte Konsequenzen nach sich zieht. Eine Abwandlung dieser Geschichte ist die folgende:

Ein Mann befand sich in einem alten Stall mit zwei Türen. Er wollte gerne hinaus, wusste aber nicht, welche Tür er nehmen sollte. Beide führten nach draußen und er konnte beide nehmen, um aus dem Stall herauszukommen. Er dachte nach und dachte nach und darüber wurde es langsam Nacht. Als er müde wurde, türmte er Heu und Stroh auf, um darauf gemütlich schlafen zu können. Am nächsten Morgen wurde er wach und sah, dass vor den Türen Heu und Stroh lag. Verzweifelt rief er aus: „Ich bin gefangen und komme hier nie wieder raus."

4.2.2.2.10 Abwandlung der Lebenslinie

Wieviel Zeit bleibt noch für die Veränderung?

Eine sehr konfrontative Methode hinsichtlich dessen, dass keine Entscheidung auch eine Entscheidung ist, stellt die nach Yalom (2017) abgewandelte Lebenslinie dar. Dabei wird der Patient zunächst gebeten, sein Leben als Linie auf ein Blatt Papier zu zeichnen, wobei der Anfangspunkt den Zeitpunkt seiner Geburt und das Ende der Linie den Zeitpunkt seines Todes darstellt. Auch wenn dabei betont werden sollte, dass dieser Zeitpunkt unbekannt ist, sollte der Patient einen Punkt für seinen Tod markieren. Als nächstes bittet der Therapeuten ihn, den aktuellen Zeitpunkt, also denjenigen, an dem er gerade im Hier und Jetzt ist, einzuzeichnen (vgl. Abbildung 24).

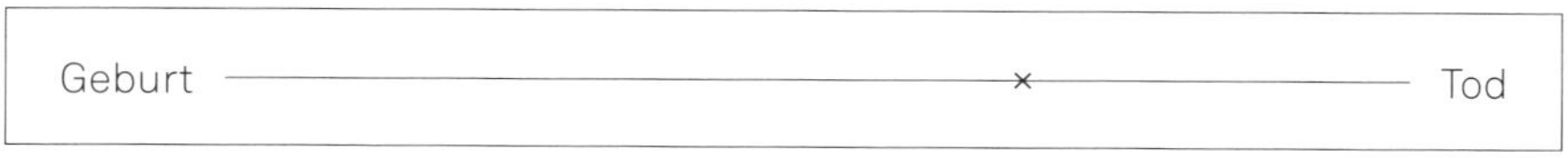

Geburt ——————————×—————— Tod

Abbildung 24: Lebenslinie – Aktuellen Zeitpunkt einschätzen

Dann bittet der Therapeut, die Zeit einzuzeichnen, in der er die Entscheidung schon mit sich trägt (alternativ kann dies auch die Zeit des Problemverhaltens sein, also beispielsweise die Zeit mit der Essstörung), also die Zeit links vom aktuellen Zeitpunkt. Zuletzt bittet der Therapeut den Patienten, rechts vom aktuellen Zeitpunkt einzuzeichnen, wie lange er in der Zukunft noch die Entscheidung offenlassen möchte (alternativ: das Problemverhalten beibehalten möchte; vgl. Abbildung 25).

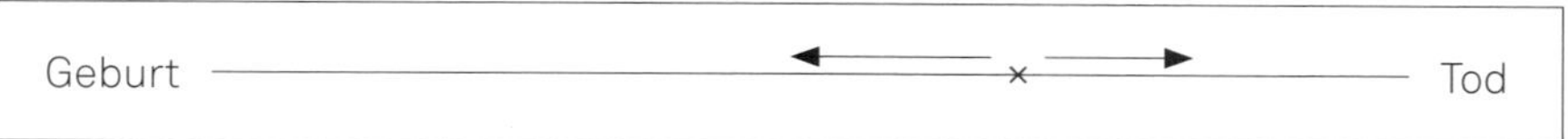

Abbildung 25: Lebenslinie – Zeit des Nicht-Entscheidens

Daraufhin sollten zunächst offen die Gefühle und Gedanken erfragt und der Patient gebeten werden, zu überlegen, ob er damit zufrieden sei. Viele Patienten berichten dann auch von Angst, dass sich die Linie verkürzt bzw. der Tod früher eintritt. Auch diese Option sollte mit dem Patienten dahingehend besprochen werden, ob dies etwas für ihn und den Umgang mit seiner Entscheidung ändern würde.

Umgang mit negativen Gefühlen

Ebenso kann Traurigkeit darüber aufkommen, wieviel Zeit man schon mit einem Problem verbracht hat. Dieser Traurigkeit sollte Raum gegeben werden. Gleichzeitig sollte auch herausgearbeitet werden, dass die Zeit des Lebens wahrscheinlich nicht ausschließlich durch das Problem bestimmt war. Genau wie eine Zukunft mit dem Problem auch andere Aspekte beinhalten wird als ausschließlich von dem Problem bestimmt zu sein.

Beispiel

Im Film „Juliet, naked" bedauert die Protagonistin, 15 Jahre ihres Lebens mit dem falschen Mann verbracht zu haben. Ihre E-Mail-Affäre, ein alternder Rockstar, fordert sie daraufhin dazu auf, alle Zeit von den 15 Jahren abzuziehen, in der sie ein gutes Buch gelesen hat, gegessen oder geschlafen hat.

Dichotomes Denken auflösen

Diese Anekdote kann genutzt werden, um das dichotome Denken (Zeit komplett mit dem Problem/Entscheidung nicht getroffen vs. Zeit komplett ohne das Problem/Entscheidung getroffen) zu entkräften und zu schauen, was sonst noch alles die Zeit geprägt hat bzw. prägen sollte.

4.2.2.2.11 Eine Auszeit nehmen und die Entscheidung reifen lassen

Mit manchen Patienten hat man irgendwann alle der hier vorgeschlagenen Interventionen, die letztlich bei der Überwindung der Ambivalenz helfen sollen, ausprobiert und steht trotzdem noch weiterhin vor der Entscheidung. Wenn der Therapeut diesen Eindruck hat, sollte geklärt werden, ob der Patient den Eindruck teilt. Häufig ist es sinnvoll, dies zunächst als Frage an den Patienten zu richten.

Ich habe das Gefühl, dass wir uns zunehmend im Kreis drehen und eigentlich schon alle Gründe für und gegen eine Veränderung mehrfach gründlich beleuchtet haben. Nach meinem Eindruck erlangen wir hier keine neuen Informationen mehr. Wie schätzen Sie das ein?

Therapiepause als Bedenkzeit

Der Patient kann dann dem Therapeuten erklären, ob und warum eine weitere Ambivalenzklärung aus seiner Sicht Sinn ergibt. Sollte der Patient ebenfalls der Meinung sein, dass die Ambivalenzklärung erschöpft ist, bietet sich eine Therapiepause von einigen Wochen (ca. einem Monat) an, um eine Entscheidung für oder gegen die Veränderung zu treffen. Diese könnte folgendermaßen eingeleitet werden:

> Wir haben nun gründlich hin- und herüberlegt, ob Sie die Veränderung in Angriff nehmen sollten oder nicht. Ihnen sind absehbare Vor- und Nachteile bzw. Konsequenzen bewusst. Die Entscheidung kann Ihnen niemand abnehmen. Gleichzeitig kann es hier nur weitergehen, wenn Sie mir den Auftrag geben, Sie bei der Veränderung zu unterstützen und sich somit dafür entscheiden. Deshalb möchte ich Ihnen folgenden Vorschlag machen: Sie lassen all das, was wir in den letzten Wochen besprochen haben, eine Zeit „sacken". Vielleicht braucht die Entscheidung eine „Auszeit", um zu „reifen". Nach dieser Therapiepause würde ich Sie bitten, mir Ihre Entscheidung mitzuteilen. Ich würde sagen, wir machen dafür heute einen Termin in etwa einem Monat aus. Was halten Sie davon?

Therapie beenden oder im Sinne der Handlungsphase fortführen

Die Verantwortung für das Treffen einer Entscheidung sollte mit der „Auszeit" an den Patienten abgegeben werden. Eine Entscheidung *dagegen* bzw. ein Sich-nicht-entscheiden-Können würde dann ein Ende der Psychotherapie bedeuten (denn hier bestünde in der Regel kein therapeutischer Auftrag mehr), während die Entscheidung *dafür* eine Weiterführung mit vollem Handlungseinsatz (also dass wir als Therapeuten bei der weiteren Arbeit voraussetzen können, dass sich der Patient eigentlich in der Handlungsphase befindet und auch dementsprechende Interventionen durchgeführt werden können) beinhalten würde.

Ein auf diese Art durch den Patienten eingeläutetes Therapieende beinhaltet, dass die Kontrolle beim Patienten liegt und er aktiv entscheidet. So wird die Wahrscheinlichkeit verringert, dass der Patient sich als „hoffnungslosen Fall" sieht, der die Therapie nach dem Aufbrauchen aller bewilligten Stunden erfolglos beendet. Möglicherweise beinhaltet dieses Vorgehen gleichzeitig, dass die Therapie zu einem späteren Zeitpunkt, an dem der Patient motivierter ist, eine Veränderung in Angriff zu nehmen, wiederaufgenommen wird. Es war dann vielleicht noch nicht der richtige Zeitpunkt für die Veränderung. Wichtig ist unserer Ansicht nach, dass sich der Patient über die soweit absehbaren Konsequenzen der Entscheidung, wie auch immer sie ausfallen mag, bewusst ist. Er sollte „aufgeklärt" in die „Auszeit" entlassen werden.

4.2.2.3 Die Vorbereitung („Preparation")

In der Phase der Vorbereitung geht es darum, dass der Patient die Weichen für die Handlungsphase stellt. Patienten in dieser Phase haben sich – zumindest vorerst – für die Veränderung entschieden und sind für Konkretisierungen bereit.

Beispiel

Pat.: „Wenn ich ehrlich zu mir bin, merke ich, dass mir das Rauchen schadet. Auch, wenn es mir nicht leichtfallen wird, möchte ich daran etwas ändern."

An diesem Punkt können die ersten Schritte der Veränderung geplant werden. In der Vorbereitung geht es darum, mit dem Patienten Bilanz zu ziehen und letztlich einen Handlungsplan zu erstellen. Einleitende Metaphern sowie zusammenfassende Techniken (insbesondere der Argumente für die Veränderung) bieten sich für die Bilanzierung an.

Bilanz ziehen – Handlungsplan erstellen

Die Selbstverpflichtung unterstützt ebenfalls die Initiierung der Veränderung, z.B. in Form des Satzes vom Guten Grund (vgl. Kapitel 4.2.2.3.3). Bei der Erstellung eines Änderungsplans gewinnt – auch im Zusammenhang mit der Selbstverpflichtung – der mobilisierende „Change Talk", der auf das „Tun" ausgerichtet ist (z.B. „Wie wollen Sie das ganz konkret machen?") zunehmend an Bedeutung, während der vorbereitende „Change Talk" („Warum wollen Sie das machen?") in den Hintergrund rückt.

Mobilisierender „Change Talk"

4.2.2.3.1 Die Arbeit mit Zielen und Werten in der Vorbereitung

Wenn in die konkretere Planung eingestiegen wird, sollte darauf geachtet werden, dass die Pläne angelehnt an die für den Patienten relevanten Ziele und Werte erstellt werden. Häufig ist es in dieser Phase sinnvoll, die Ziele nochmals verhaltensnäher zu operationalisieren. Angedachte Verhaltensänderungen beispielsweise sollten im besten Fall ziel- und wertkongruent sein.

4.2.2.3.2 Metapher zur Einleitung der Vorbereitung

Für Patienten, die sich weitestgehend zur Entscheidung für die Veränderung durchgerungen haben, aber noch leichte Starthilfe brauchen, bietet sich die folgende ACT-Metapher an:

„Den Schrank aufräumen"[3]

„Haben Sie einen Schrank in Ihrer Wohnung, in den Sie einfach alles hineinstopfen? In diesem Schrank wird aus vielen Gründen allerlei Kram verstaut – vielleicht gehört er da hinein, oder Sie wissen nicht, wohin sie ihn sonst tun sollen – also stecken Sie ihn einfach in den Schrank. Andere Dinge wollen Sie dort

3 aus: Timko, Eifert & Harres (2013). Akzeptanz- und Commitmenttherapie bei Anorexia nervosa. © Psychologie VerlagsUnion/Beltz. Weinheim Basel (S.71–72). Der Abdruck erfolgt mit Genehmigung.

vielleicht verstecken und stopfen sie daher in die hintersten Ecken. Bei anderen Sachen wiederum wollen Sie gleich wissen, wo sie sind und legen sie daher ganz vorn in den Schrank. Nach einer Weile ist der Schank so richtig voll, alles ist ziemlich durcheinander und unordentlich. Eines Tages müssen Sie ihn also aufräumen, alles aussortieren und ordnen. Ich weiß ja nicht, wie es bei Ihnen ist, aber wenn ich den Schrank bei mir zu Hause aufräume, herrscht im Zimmer ein großes Durcheinander. Überall liegen Sachen herum und meist so viel, dass man sich kaum vorstellen kann, wie das jemals alles in den Schrank passte. Sie stehen also jetzt mitten im Zimmer, umgeben von all dem Kram. Das kann ziemlich überwältigend sein, ermüdend und auch etwas nervenaufreibend, denn was wollen Sie mit all dem Zeug? Meist wollen Sie einfach aufgeben, den ganzen Stress vermeiden, den das weitere Aufräumen mit sich bringt und alles einfach wieder in den Schrank stopfen. Das heißt natürlich, dass es im Schrank immer noch unordentlich ist und so sind Sie (fast) wieder da, wo Sie angefangen haben. Die Alternative ist, tief durchatmen und weiter aufräumen, langsam alles aussortieren und wieder in den Schrank legen, damit Sie bei Bedarf finden, was Sie brauchen. Unsere gemeinsame Arbeit hier in der Therapie ist fast wie einen Schrank aufräumen: Sie werden über Dinge nachdenken und Dinge fühlen, die Sie vielleicht lieber vermeiden würden, und es kann sein, dass Sie Angst haben und überfordert sind. Die Dinge sehen meist erst einmal schlimmer aus, bevor sie besser werden. Sie werden sehen, dass es ein schwieriger Prozess ist, aber langfristig bewegen Sie sich zu dem hin, was Ihnen wichtig ist.“

Selbstverpflichtung

Selbstverpflichtung. Der Begriff der Selbstverpflichtung begegnet Psychotherapeuten häufig unter dem englischen Begriff Commitment. Gemeint ist damit die bewusste und öffentliche (z. B. in der Therapie getroffene) Festlegung auf eine Verhaltensintention. Eine Selbstverpflichtung des Patienten soll die Umsetzung der Absicht in die Handlung gewährleisten bzw. stärken.

Mobilisierenden „Change Talk“ fördern

Die Selbstverpflichtung kann auf verschiedene Weise gestärkt werden. Zunächst bietet es sich an, auf die Sprache zu achten (vgl. Kapitel 4.1): Der sogenannte „mobilisierende Change Talk“ dreht sich ums Handeln. Er sollte – wie es bei „Change Talk“ die Regel ist – gefördert werden. Möglicherweise kommt es dann auch zur selbstverpflichtenden Sprache. Diese beinhaltet die Intention, ein bestimmtes Verhalten auch in die Tat umzusetzen (z. B. „Ich habe vor, diese Übung zu machen.“, „Ich verspreche Ihnen, dass ich diesen ersten Schritt in Angriff nehme.“). Wird die Absicht explizit vom Patienten geäußert, kann der Therapeut durch gezieltes Nachfragen erreichen, dass sie mehrfach wiederholt wird, beispielsweise:

Wollen Sie das wirklich tun? Was genau haben Sie vor?

Die Selbstverpflichtung kann auch schriftlich festgehalten werden und z. B. zur weiteren Stärkung vom Patienten unterschrieben werden. So kann die Motivation auch in späteren Phasen der Veränderung salient gehalten werden.

4.2.2.3.3 Der Satz vom Guten Grund

Wichtige Argumente schriftlich festhalten

Der „Satz vom Guten Grund" aus dem Training emotionaler Kompetenzen (Berking, 2017) ist eine Möglichkeit, die Selbstverpflichtung zu stärken. Es geht dabei einfach darum, die wichtigsten persönlichen Argumente für die Veränderung schriftlich festzuhalten. Im Kasten ist dafür ein möglicher, einfach gehaltener Formulierungsvorschlag in Anlehnung an Berking (2017) vermerkt.

Mein „Satz vom Guten Grund" – Basisversion

Ich werde – soweit mir das möglich ist – intensiv an ___ arbeiten, weil: ___.

Eine etwas komplexere Formulierung kann der Entschlussförderungsintervention von Margraf und Berking (2005) entnommen werden. In dieser Formulierung geht es um die Selbstverpflichtung nach dem Abwägen zweier Handlungsoptionen und der Entscheidung für eine der beiden. Eine Abwandlung davon lautet folgendermaßen (vgl. auch „Arbeitsblatt: Mein „Satz vom Guten Grund" im Anhang, S. 173):

Mein „Satz vom Guten Grund" – Selbstverpflichtung nach dem Abwägen von Handlungsoptionen

Ich werde – soweit mir das möglich ist – intensiv an ___ arbeiten, weil: ___.

Ich verspreche mir davon, dass in Zukunft Folgendes passiert: ___.

Das ist besser als mein altes Problemverhalten ___, weil ich sonst Folgendes befürchte: ___.

4.2.2.3.4 Einen Änderungsplan erstellen

Schlüsselfragen zur Änderungsplanung

Eingeleitet werden kann die Planung der Veränderung durch sogenannte Schlüsselfragen:

Nach allem, was wir bisher zum ___ [Alkoholtrinken, Essverhalten, Glückspielen etc.] besprochen haben, scheinen Sie häufig unzufrieden mit der Situation zu sein. *(Zusammenfassung)* Wie soll es Ihrer Ansicht nach nun weitergehen? *(Schlüsselfrage)*

Konkret kann die Erstellung dann etwa so verlaufen:

Sie planen also, mit Ihrem Freund in den Urlaub zu fahren und eine ganze Woche dort zu bleiben. Sie können dort keine Ess-Brechanfälle haben, weil Sie wahrscheinlich nicht allein im Hotelzimmer sein und auch keine Möglichkeiten haben werden, dort einzukaufen. *(Selbstverpflichtungen erfragen:)* Wollen Sie diesen Versuch wagen? *(Aktivierungssprache evozieren:)* Wie hoch ist momentan Ihre Bereitschaft, das zu tun? *(Vorbereiten:)* Was wäre der erste Schritt in diese Richtung? *(Ins Detail gehen:)* Was werden Sie konkret an Vorbereitungsmaßnahmen dafür treffen? *(Einen Termin festlegen:)* Wann könnten Sie damit am besten starten?

Patient nicht drängen

Bei der Erstellung des Änderungsplans wird der Übergang in die Handlungsphase deutlich. Die große Herausforderung für den Therapeuten liegt weiterhin darin, den Patienten nicht zu drängen, sondern ihn selbst die Schritte in Richtung der Veränderung unternehmen zu lassen.

4.2.2.4 Die Handlung („Action")

Patienten in der Handlungsphase richten ihr Verhalten (einschließlich kognitiver Prozesse) auf die angestrebte Veränderung aus. Auch, wenn dabei nicht alles direkt funktioniert, wird die Arbeit an der Veränderung weiterverfolgt.

Beispiele

Pat.: *(1)* Ich arbeite momentan daran, die Raucherpausen mit den Kollegen auszulassen und auch zu Hause weniger zu rauchen. Leicht fällt es mir nicht, aber ich bleibe am Ball.

Pat.: *(2)* Ich bekomme es immer besser hin, mich bei Stress anders abzulenken als mit Essen. An besonders kritischen Abenden versuche ich, mich zu verabreden. Ansonsten hilft oft auch ein Telefonat mit meiner besten Freundin. Sehr schwer fällt es mir noch an Tagen, an denen ich meinen Ex-Freund an der Uni sehe.

Methoden der kognitiven Verhaltenstherapie

Da motivationale Probleme während der Handlungsphase in den Hintergrund rücken, erleben Therapeuten den Prozess ab diesem Punkt häufig als weniger stagnierend und angenehmer, weil Widerstand in der Regel nachlässt. Der Schwerpunkt liegt dann auf der Veränderung an sich bzw. der Umsetzung des Änderungsplans. An dieser Stelle und in der Folge kommen in der Regel klassische verhaltenstherapeutische, kognitive und andere psychotherapeutische Methoden zur Anwendung.

Gleichzeitig sollten Patient und Therapeut auf mögliche Rückfälle im Sinne der Phasen der Veränderung vorbereitet sein, da diese eher die Regel als die Ausnahme darstellen. Bezüglich der Gesprächsführung sollte der Therapeut daher eine offene Haltung verkörpern, nach welcher auch eine neu aufflammende Ambivalenz seitens des Patienten akzeptiert wird.

Die Arbeit mit Zielen und Werten in der Handlung. Das mittel- bis langfristige Ziel sollte in dieser Phase salient gehalten werden (z. B. durch die Platzierung von Erinnerungen in der Wohnung), um den kurzfristigen Belohnungsaufschub zu rechtfertigen und die Motivation aufrechtzuhalten. Nur durch den langfristigen Verstärkerwert bestimmter, kurzfristig aversiver Handlungen erhalten sie ihre Sinnhaftigkeit. Sowohl Ziele als auch Werte können mit bestimmten Symbolen in Verbindung gebracht werden, um einen Bezug zum Alltag herzustellen.

Ziele und Werte salient halten

4.2.2.5 Die Aufrechterhaltung („Maintenance")

Motivationale Arbeit weniger bedeutsam

Wenn der Patient in der Phase der Aufrechterhaltung angekommen ist, verlieren motivationale Techniken an Bedeutung. Erreichte Veränderungen stabilisieren sich zunehmend, automatisieren sich als Verhaltensgewohnheit und therapeutische Unterstützung wird immer weniger benötigt. Dementsprechend befinden sich viele Patienten am Ende oder kurz nach einer Behandlung in einer frühen Phase der Aufrechterhaltung (vgl. Beispiel 1). In einer späteren Phase der Aufrechterhaltung können sich geheilte Patienten für den Rest ihres Lebens befinden (z.B. „trockener" Alkoholiker nach jahrelanger Abstinenz, vgl. Beispiel 2).

Beispiele

Pat.: *(1)* Die Zwangsgedanken kommen mir weiter hin und wieder in den Kopf. Aber ich gehe jetzt anders damit um, sie machen mir keine Angst mehr und ich fühle mich dadurch auch nicht mehr eingeschränkt.

Pat.: *(2)* In meinem engeren Bekanntenkreis bietet mir schon lange keiner mehr ein alkoholisches Getränk auf einer Feier an, da wissen alle um meine Vergangenheit. Und wenn mir doch mal einer, der es nicht weiß, ein Glas zum Anstoßen oder so anbietet, lehne ich mit den Worten „Da hatte ich mal ein Problem mit" dankend ab. Das hat sich im Laufe der Jahre automatisiert und ist mittlerweile völlig o.k.

Stabilisierung und Rückfallprophylaxe

Der Patient kann dabei unterstützt werden, dass dieser Zustand so lange wie möglich über das Therapieende hinaus aufrechterhalten bleibt. Hier sind Strategien zur Stabilisierung und Rückfallprophylaxe relevant. Beispielhaft seien hier Strategien genannt, die Risikosituationen vorbeugen, wie die Erstellung eines Notfallplans.

Ziele und Werte salient halten

Die Arbeit mit Zielen und Werten in der Aufrechterhaltung. In der Phase der Aufrechterhaltung hat sich in der Regel ein (zunehmend) stabiles ziel- und wertkongruentes Verhalten (einschließlich kognitiver Prozesse) etabliert. Nichtsdestotrotz kann der Therapeut den Patienten zum Therapieende anregen, seine Ziele und Werte salient zu halten. Ähnlich wie in der Handlungsphase können symbolische Verankerungen im Alltag als Erinnerungsstütze dienen.

Einen Abschiedsbrief an das überwundene Problem/die psychische Erkrankung schreiben. Um die Motivation auch zu einer späteren Phase (Handlungs- oder Aufrechterhaltungsphase) weiter aufrechtzuerhalten bzw. die Gründe für die Veränderung

Abschiedsbrief an das überwundene Problem

„Ich habe mich entschlossen, dir diesen Brief zu schreiben. Zehn Monate ist es her, seit ich dich verlassen habe, und seitdem bin ich glücklicher als jemals zuvor. Endlich bin ich frei von dir – und hoffe, ich muss dich niemals wiedersehen. So oft habe ich es mit dir versucht und immer hat es schlimm geendet.

Dass du mein Leben schleichend vergiftest, wollte ich anfangs nicht wahrhaben. Es gab ja auch einige schöne Momente mit dir, zusammen haben wir gefeiert, gelacht, entspannt. Es hat lange gedauert, bis mir klar wurde, dass du ein falscher Freund warst und wie abhängig ich von dir war. Du hast mein Leben nicht nur vergiftet, fast hättest du es zerstört – meine Beziehung, das Verhältnis zu meiner besten Freundin! Gerettet hat mich nur, dass ich mich gerade noch rechtzeitig von dir getrennt habe.

Ich habe viele Anläufe gebraucht und mich auch viel von dir blenden lassen. Diese Misserfolge habe ich als schlimme Niederlagen empfunden. Ich dachte, es wäre allein meine Schuld, dass ich es nicht geschafft habe, mich von dir zu trennen, dass ich es zugelassen habe, dass du mich krank gemacht hast! Mein Leben lang wollte ich stark und unabhängig sein, ausgerechnet von dir war ich abhängig!

Dieses letzte Mal ist meine Entscheidung endgültig. Du machst mich kaputt, nie will ich dich wiedersehen! Ich weiß jetzt, was mir guttut und was nicht, ich muss gut auf mich achtgeben. Daher habe ich mir professionelle Hilfe geholt. Du wirst nie wieder einen Platz in einem Leben haben. Mein Leben bestimme nur ich allein, da gibt es keinen Platz für dich!“

Abbildung 26: Abschiedsbrief – Beispiel

salient zu halten, bietet sich eine weitere Form des Briefeschreibens an. In diesem Fall wird der Patient gebeten, einen Abschiedsbrief an seine Störung zu schreiben. Die Übung kann auch in der Form eingeleitet werden, als dass nur der Brief an die Störung als „Feind“ formuliert werden soll (vgl. hierzu Kapitel 4.2.2.2.4). Abbildung 26 zeigt ein Beispiel.

Brief aus der abgeschlossenen Therapie

Diese Intervention kann beispielsweise mit Patienten in der (späten) Handlungsphase oder der (frühen) Aufrechterhaltungsphase durchgeführt werden. Ein solcher Brief kann z. B. auch Teil des Notfallkoffers im Rahmen der Rückfallprophylaxe sein (wenn der Patient schon lange in der Phase der Aufrechterhaltung ist, bietet sich eher der Begriff „Erinnerungskoffer“ an). Eine andere Variante besteht darin, dass der Therapeut diesen Brief – natürlich das Einverständnis des Patienten vorausgesetzt – z. B. ein halbes Jahr nach der Therapie per Post zuschickt. So können Gründe für die getätigte Veränderung „aufgefrischt“, die Salienz aufrechterhalten und eine Stabilisierung erreichter Therapieerfolge gefestigt werden.

5 Evidenzlage und wissenschaftliche Beurteilung

Da es sich im vorliegenden Buch um eine Sammlung unterschiedlicher Methoden handelt und nicht um ein konsekutives Therapiemanual, werden wir die Evidenz für die einzelnen Ansätze, denen die hier vorgestellten Interventionen entspringen, separat vorstellen. Dabei ist zu berücksichtigen, dass die Interventionen in diesem Band transdiagnostisch eingesetzt werden können. Deswegen werden nach Möglichkeit insbesondere solche Studien dargestellt, welche unterschiedliche Patientengruppen eingeschlossen haben.

5.1 Motivational Interviewing

Fülle von Studien

Wirksamkeit von Motivational Interviewing. Zum MI liegen sehr umfassende Daten in Form von randomisiert-kontrollierten Studien und Metaanalysen vor (z. B. Frost et al., 2018). Dabei wird die Wirksamkeit erstens in klinischen Studien (Effizienz) sowie in der Routineversorgung (Effektivität) in Bezug auf den Abbau/das Verhindern problematischer und den Aufbau positiver, gesundheitsbezogener Verhaltensweisen bewertet. Viele Autoren bemängeln, dass die vorliegenden Studien schwer zu integrieren sind, denn MI wird in den Primärstudien mit unterschiedlicher Dauer von verschiedenen Berufsgruppen an unterschiedlichen Patienten durchgeführt und die Interventionen werden in sehr verschiedenen Studiendesigns evaluiert. Trotz dieser methodologischen Schwierigkeiten finden viele Studien konsistent Effekte für das MI.

Kleine bis mittelgroße Effekte

Diese Effekte sind zumeist klein bis mittelgroß in Bezug auf die Veränderung von Problemverhaltensweisen, wie z. B. übermäßiger Alkoholkonsum, Drogenmissbrauch, Rauchen sowie die Reduktion von Essanfällen. Dies konnte auch in Metaanalysen gezeigt werden (z. B. Frost et al., 2018). Ebenso gibt es kleine Effekte in Bezug auf den Aufbau von körperlicher Aktivität und Sport.

Auch zu der Kombination von KVT und MI liegen viele Studien und Metaanalysen vor. Diese bestätigen die Wirksamkeit der Kombination beider Interventionen für Patienten mit Depressionen und Substanzmissbrauch, mit Angststörungen, Drogenmissbrauch, zur Unterstützung der Raucherentwöhnung, der Medikamentencompliance und positiver Ernährungsgewohnheiten verglichen mit Treatment-As-Usual (für eine Übersicht vgl. Naar & Safren, 2017).

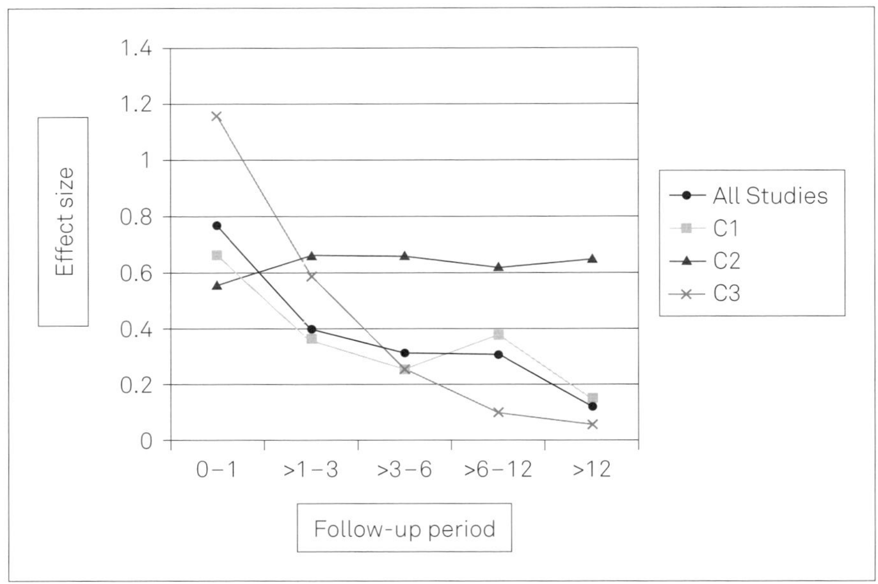

Abbildung 27: Effektstärken von Motivational Interviewing über die Zeit (Hettema et al., 2005)

Abbildung 27 zeigt die Effektstärken der Metaanalyse von Hettema und Kollegen (2005), in der MI für ganz unterschiedliche Problembereiche untersucht wurde. C1 beschreibt die Effekte von MI im Vergleich zu keiner Behandlung, C2 die Effekte von MI zusätzlich zur Standard-Behandlung und C3 die Effekte von MI im Vergleich zur Standardbehandlung. Insgesamt wird deutlich, dass es kurzfristig mittlere bis große Effekte gibt, die aber nicht besonders nachhaltig zu sein scheinen. Für eine längerfristige Wirksamkeit scheint die Kombination mit anderen Behandlungsmethoden sinnvoll.

Kombination aus MI und KVT wirksam

Es gibt leider deutlich weniger Studien, die untersuchen, ob eine Kombination aus MI und KVT wirksamer ist als eine der beiden Methoden allein. Erste Studien liefern Hinweise darauf, dass einige Sitzungen MI vor dem Beginn einer KVT die Behandlungsergebnisse für Patienten mit Alkoholproblemen, Kokainmissbrauch, Angststörungen und kindlichen Problemverhaltensweisen verbessert (für eine Übersicht vgl. Naar & Safren, 2017). Dabei scheint MI bei Angststörungen die Behandlungsergebnisse in kleinem Maße, vor allem aber die Therapienachfrage sowie die Compliance/Kooperation zu verbessern.

Möglicherweise gibt es hier Unterschiede zwischen verschiedenen Störungsbildern: Gerade bei den Angststörungen ist die KVT auch allein zumeist sehr wirksam, wohingegen MI für Störungsbilder und Probleme wie Substanzkonsumstörungen entwickelt wurde und die größten Effekte bei solchen Störungsbildern zeigt, bei denen die KVT im Vergleich zu den Angststörungen eher geringere Effektstärken aufweist.

Aktuell gibt es in der KVT einige Autoren, die eine störungsübergreifende, prozessbasierte Einordnung und Beforschung ihrer Techniken fordern statt einer störungsorientierten. In ersten (Meta-)Analysen haben sich dabei motivierende bzw. selbstwirksamkeitssteigernde Interventionen als wirksam erwiesen. Ebenso gibt es Hinweise auf einen positiven Effekt von Psychoedukation.

Störungsübergreifende Erforschung

Wirkmechanismen. Besonders in letzter Zeit gibt es einige Forschergruppen, die versuchen, die Wirkmechanismen von MI zu untersuchen (z.B. Magill et al., 2014). Dies ist für die hier vorgestellten Interventionen insgesamt von großer Bedeutung, da die im MI postulierten Mechanismen der Veränderung, wie z.B. das Entwickeln von Diskrepanzen, auch den Interventionen in Kapitel 4 zugrunde liegen. Ferner lassen diese Studien teilweise Aussagen über die differenzielle Wirksamkeit einzelner Strategien zu.

Betrachtet man die Strategien des MI angelehnt an die Phasen der Veränderung des TTM, finden einige Autoren Verbesserungen für Patienten in den prä-aktionalen Phasen, jedoch Verschlechterungen für solche Patienten in der Handlungs- und Aufrechterhaltungsphase. Dies verdeutlicht nochmals den Nutzen des TTM zur diagnostischen Einordung von Motivationsproblemen und zur adaptiven Auswahl der Interventionen, der sogenannten „Matching-Hypothese“ (Jones-Smith, 2016). Passend dazu wurden auch Therapien, die eine Auseinandersetzung der Ambivalenz fokussieren, speziell bei Patienten mit Essstörungen in der Phase der Nachdenklichkeit als wirksam evaluiert, während Patienten in der Phase des eingeschränkten Problembewusstseins in vielen Fällen das Programm abbrachen (Jakubowska et al., 2013).

„Matching-Hypothese“

In aktuellen Metaanalysen werden die einzelnen Strategien und angenommenen Wirkweisen des MI differenziert betrachtet und in einigen Studien gezielt manipuliert, sodass Rückschlüsse auf die Wirksamkeit der einzelnen Aspekte gezogen werden können (Magill et al., 2014). Dabei werden Hypothesen zur Wirkweise des MI getestet.

Therapeuten, die mehr MI-konsistente Techniken anwenden, werden als empathischer bewertet und erreichen mehr „Change Talk“ bei den Patienten. „Change Talk“ war in einigen Studien mit mehr positiver Verhaltensänderung korreliert, sodass einige Autoren davon ausgehen, dass „Change Talk“ als Mediator zwischen einem offenen, akzeptierenden Gesprächsstil auf Therapeutenseite und einer Verhaltensänderung beim Patienten fungiert. Die anderen beiden Wirkweisen des MI, nämlich die positive Therapiebeziehung und die Auflösung der Ambivalenz, sind sehr viel weniger untersucht, so dass sich hier noch keine abschließende Bewertung vornehmen lässt.

Empathie und „Change Talk“

Ein weiterer wichtiger Befund mehrere Metaanalysen ist, dass empathisches Therapeutenverhalten auch eine Zunahme des „Sustain Talk“ hervorrufen kann, was wiederum sehr konsistent mit schlechten Behandlungsergebnissen zusammenhängt (Pace et al., 2017). Dieser Befund passt zu der von Miller und Rose (2015) vorgeschlagenen Vorsicht im Umgang mit der „Decisional Balance“ (vgl. Kasten auf S. 113).

„Sustain Talk" wenig förderlich

Wir denken, die Ergebnisse deuten in die Richtung, die Gegenseite der Veränderung empathisch aufzunehmen, aber nicht weiter zu fördern, sodass durch therapeutisches Verhalten ein „Change Talk"-/„Sustain Talk"-Verhältnis zugunsten des „Change Talk" gefördert wird. Dies macht ein positives Therapieergebnis wahrscheinlicher.

Entwicklung von Diskrepanzen korreliert positiv mit Veränderung

Wichtig zur Bewertung der in diesem Buch vorgeschlagenen Interventionen ist, dass in Metaanalysen, die vom Patienten erlebte Diskrepanz zwischen seinen Zielen/Werten und seiner Abhängigkeitserkrankung positiv mit einer Verhaltensänderung korrelierte. Dieser Befund bedeutet, dass die Entwicklung von Diskrepanzen ein zentraler Aspekt für die Motivierung ist. Zur Entwicklung dieser Diskrepanzen schlagen Miller und Rollnick (2015) die Arbeit mit Werten und Zielen vor. Diese werden im MI explizit erfragt.

In diesem Buch gehen wir über die im MI vorgeschlagene Technik zur Exploration von Werten und Zielen hinaus und bedienen uns in der Exploration von Werten bei anderen Ansätzen wie der ACT, der existenziellen Therapien oder der Gestalttherapie. Für diese Therapieverfahren liegen unterschiedlich viele Studien zu ihrer Bewertung vor; sie alle sind jedoch in Einzelstudien und in Metaanalysen als wirksam evaluiert worden. Alle diese Ansätze machen Annahmen über Veränderungsmotivation, eine Steigerung der Änderungsmotivation ist jedoch nicht der Hauptfokus dieser Verfahren. Deswegen lässt sich ihr Nutzen für den Umgang mit Ambivalenz oder motivationalen Schwierigkeiten nicht empirisch feststellen. Der Vollständigkeit halber geben wir einen sehr komprimierten Überblick über die Evidenz zu diesen Verfahren und berichten – falls vorhanden – Studien über die Wirksamkeit zur Steigerung der Änderungsmotivation.

5.2 Akzeptanz- und Commitmenttherapie

ACT fördert wertebezogenes Verhalten

Die Behandlung unterschiedlicher Probleme mit der ACT hat sich in Metaanalysen als wirksam erwiesen (A-Tjak et al., 2015). Wir empfehlen Interventionen aus der ACT zur Exploration von Werten in diesem Buch vorrangig mit dem Ziel, Diskrepanzen zu entwickeln. Interessant für die Bewertung der wertbezogenen Interventionen aus der ACT ist die Tatsache, dass diese Interventionen auch tatsächlich in der Lage sind, wertebezogene Verhaltensweisen zu fördern. Dieser Befund legt zugleich nahe, dass diese Werte therapeutisch in den post-dezisionalen Phasen zum konkreten Aufbau positiven Verhaltens mit Verstärkerwert – wie in Kapitel 4.2.1.2.2 oder Kapitel 4.2.2.4 beschrieben – genutzt werden können.

5.3 Stuhltechniken

Stuhltechniken: Emotionsförderliche Wirkung

Analog dazu sind auch Stuhltechniken nicht primär entwickelt und evaluiert worden, um die Motivation der Patienten zu steigern. Nichtsdestotrotz gibt es auch hier Studien und Metaanalysen, die auf die Motivationsförderung hindeuten (Elliott et al., 2002). In diesem Buch werden sie hauptsächlich eingesetzt, um Diskrepanzen zu fördern (vgl. Kapitel 4.2.2.2.5). Sie eignen sich daher vermutlich am besten, um eine emotionale Auseinandersetzung mit beiden Seiten zu fördern. Auch hier sollte darauf geachtet werden, die positive emotionale Seite (Hoffnung auf eine bessere Zukunft) zu fokussieren.

5.4 Existenzielle Therapie

In dem vorliegenden Buch werden Interventionen der existenziellen Therapie genau wie die aus der ACT oder Gestalttherapie als weitere Möglichkeiten zur Entwicklung von Diskrepanzen bzw. zum Aufbau einer positiven Zielperspektive beschrieben (vgl. Kapitel 4.2.1.2.2). Dabei kann man – einer Reihe von Autoren folgend, die eine Integration existenzieller Themen in motivationssteigernde Ansätze wie das MI vorschlagen – nicht nur Werte und Ziele als Motor für Veränderung nutzen, sondern auch die Konstruktion des eigenen Lebens als sinnhaft (Wong, 2011). Dabei werden dann nicht nur die Wertvorstellungen des Patienten exploriert, sondern auch die Aspekte mit ihm beleuchtet, die seinem Leben (angesichts des Todes und der Endlichkeit) Bedeutung verleihen oder verleihen sollten. Menschen werden dann motiviert sein, ein Verhalten zu unterlassen oder aufzubauen, wenn es ihnen dazu verhilft, ihr Leben als sinnhafter wahrzunehmen (Vos, Craig & Cooper, 2015).

Motivation durch Sinnstiftung

5.5 Zielfokussiertes Vorgehen

Ziele werden in der KVT traditionell von einer Vielzahl an Autoren als wichtiger und motivierender Wegweiser in der Behandlung unterschiedlicher Probleme gesehen. Sie werden explizit z. B. im Rahmen des Therapievertrages zwischen Patienten und Therapeuten vereinbart oder implizit vom Therapeuten – z. B. in der Beziehungsgestaltung – berücksichtigt.

Ziele wichtig für Motivation

Insbesondere Annäherungsziele werden als wichtig erachtet. Im Rahmen des MI können Ziele zur Entwicklung von Diskrepanzen genutzt werden oder in den prädezisionalen Phasen auch zur Ableitung konkreter Verhaltensänderungen. Obwohl Zielkonflikte ein in der Psychotherapie häufig anzutreffendes Phänomen sind, gibt es außer Studien zum MI kaum Evaluationsstudien zu Methoden bezüglich der Auflösung solcher Konflikte. Ausnahmen sind einzelne Studien wie z. B. eine, welche die Wirksamkeit von Dilemma-fokussierten Ansätzen in der Depressionsbehandlung untersucht und herausfindet, dass das therapeutische Bearbeiten eines zentralen Dilemmas des Patienten hier vergleichbar gut wirkte wie KVT (Feixas et al., 2016).

Auflösung von Zielkonflikten wenig untersucht

6 Fallbeispiele

6.1 Fallbeispiel Herr M.: Gesprächsführung mit einem fremdmotivierten Patienten

Herr M. war zu Therapiebeginn 53 Jahre alt. Er war verheiratet und hatte zwei Kinder. Herr M. bekleidete eine hohe Führungsposition in einer großen Firma, in der er viel Verantwortung trug. Er litt unter Schwindel, Schlafproblemen und starkem Sodbrennen, wofür es keinen somatischen Befund gab. Mit einer Psychotherapie hatte Herr M. bis zu dieser Kontaktaufnahme keinerlei Berührungspunkte gehabt. Er kam mit einem stark somatisch geprägten Krankheitsbild und war es nicht gewohnt, „Schwäche zu zeigen". Zum Erstgespräch erschien Herr M. fremdmotiviert initiiert durch seinen Arzt, der den zunehmenden Bedarf nach Schlafmitteln kritisch sah. Herr M. konnte dem wachsenden beruflichen Stress zunehmend schlechter standhalten, sah als (Not-)Lösung jedoch voranging eine weitere Medikation. Bei dem hier ausschnittsweise beschriebenen Erstgespräch zeigte er sich daher vorrangig in der Phase des eingeschränkten Problembewusstseins.

Beispieldialog

Th.: Herr M., wie können wir Ihnen hier weiterhelfen? *(offene Frage)*

Herr M.: Tja, das weiß ich ehrlich gesagt auch nicht so genau. Mein Arzt hat gesagt, dass ich mal zum Psychotherapeuten gehen soll. Deshalb bin ich hier.

Th.: Sie sehen selbst keinen Sinn in diesem Termin heute und sind vorranging hier, um Ihrem Arzt den Gefallen zu tun. *(aktives Zuhören/Umgang mit Widerstand)*

Herr M.: Ehrlich gesagt, ja. Mein Arzt ist scheinbar ratlos, was mich angeht.

Th.: Ihr Arzt kann Ihnen nicht weiterhelfen, obwohl Sie denken, dass er der richtige Ansprechpartner für Ihr Anliegen ist. *(aktives Zuhören)*

Herr M.: Genau. Mein Problem hat eine körperliche Ursache, da bin ich mir sicher. Damit bin ich ja bei Ihnen falsch.

Th.: Sie denken, dass ich oder ein Psychotherapeut Ihnen nicht helfen kann, aber Ihr Arzt sieht das anders. *(aktives Zuhören)* Was würde Ihr Arzt, wenn ich Ihn fragen würde, denn sagen, wobei ich Ihnen möglicherweise weiterhelfen kann? *(zirkuläres Fragen)*

Herr M.: Er würde sagen, dass ich entspannter werden oder mein Leben ändern muss, um nicht irgendwann tot umzufallen. Und dass man sowas in einer Psychotherapie lernen kann. Aber Stress hat schließlich jeder mal. Und es gibt Tabletten, die dabei sehr einfach, schnell und effektiv helfen.

Th.: Das klingt so, als ob Sie Ihren Alltag schon als stressig empfinden würden. Aber eine Psychotherapie halten Sie für keine Lösung. Sie wollen lieber bei den Medikamenten bleiben. *(aktives Zuhören)*

Herr M.: Ein bisschen Sorge machen mir die Medikamente schon, wenn ich den Beipackzettel lese. Aber sie sind einfach sehr hilfreich und ich komme gut mit Ihnen klar – Punkt.

Th.: Das Wissen um die Nebenwirkungen Ihrer Tabletten macht Ihnen manchmal ein schlechtes Gefühl. Gleichzeitig halten Sie alles in Allem die Pillen für eine relativ gute Lösung. *(aktives Zuhören: beidseitige Reflexion)* Welche Nebenwirkungen sind es, die Ihnen besondere Sorgen machen? *(offene Frage/Förderung von „Change Talk")*

Herr M.: Besondere Sorgen ist übertrieben ...

Th.: Bitte entschuldigen Sie, wenn ich Sie nicht ganz richtig verstanden habe. *(sich entschuldigen/Umgang mit Widerstand)* Also nochmal neu: Eigentlich können Sie sich mit den Medikamenten gut bis an Ihr Lebensende arrangieren, nur Ihr Arzt will das nicht. *(aktives Zuhören/Umgang mit Widerstand)*

Herr M.: Naja, so ganz will ich es auch nicht. Zumindest nicht bis an mein Lebensende.

Th.: Sie sehen also trotz aller Vorteile der Tabletten auch Kosten. *(aktives Zuhören)* Warum wollen Sie die Medikamente nicht gerne bis an Ihr Lebensende nehmen, was für Kosten sehen Sie damit verbunden? *(offene Frage/Förderung von „Change Talk")*

Herr M.: Weil ... Tja, weil ich davon nicht abhängig werden will.

Th.: Der Gedanke, von den Medikamenten abhängig zu sein, macht Ihnen also Angst. *(aktives Zuhören)* Was genau macht Ihnen daran Angst? *(offene Frage/Förderung von „Change Talk")*

Herr M.: Wer will schon von etwas abhängig sein? Ich möchte nicht, dass es so weit kommt ...

Th.: Warum konkret möchten Sie das nicht? *(offene Frage/Förderung von „Change Talk")*

Herr M.: Na, ich bin allein schonmal Familienvater und möchte ein gutes Vorbild für meine Kinder sein!

Th.: Wie würde sich ein gutes Vorbild denn Ihrer Ansicht nach in solch einer Situation verhalten? *(offene Frage/Förderung von „Change Talk")*

Herr M.: Vermutlich sich andere Lösungen suchen als Pillen. Vielleicht sich Hilfe holen – vielleicht sogar bei jemandem wie Ihnen! *(lacht)*

Th.: Zu mir zu kommen war also vorbildlich! *(lacht auch, aktives Zuhören)* Was müssten wir denn dann nun hier besprechen, um vorbildlich weiterzumachen? *(offene Frage/Förderung von „Change Talk")*

Herr M.: Wie ich anders mit stressigen Tagen umgehen kann, vermutlich ... Oder was ich an den stressigen Tagen ändern kann, damit sie gar nicht erst so stressig sind ...

Th.: Können Sie versuchen, mir diese – wenn ich es mal so nennen darf – Arbeitsversion eines Therapieziels etwas genauer zu erklären? *(Förderung von „Change Talk")*

Herr M.: Ich wünschte, ich hätte eine Alternative zu den Pillen. Vielleicht kann ich mit Ihrer Hilfe eine finden. Aber so ganz überzeugt bin ich ehrlich gesagt nicht davon, dass ich in eine Therapie gehöre.

Th.: Es widerstrebt Ihnen, eine Therapie wahrzunehmen. Gleichzeitig möchten Sie sich auf die Suche nach Strategien fernab der Pillen begeben. *(Widerspiegeln der Ambivalenz)* Wenn Sie möchten, könnte ich Ihnen etwas dazu erzählen, was eine Therapie bedeutet und wie man nach Alternativen zu den Pillen suchen kann. *(Erlaubnis einholen)* Vielleicht können Sie dann auf Grundlage dieser Informationen entscheiden, ob Sie einige Sitzungen mit mir ausprobieren möchten oder auch nicht. *(Betonen der persönlichen Freiheit)* Was meinen Sie?

Herr M.: Okay, mir das mal anzuhören kann ja auf keinen Fall schaden ...

6.2 Fallbeispiel Frau S.: Intrinsische Motive für mehr Sinnhaftigkeit erforschen

Frau S. war zu Therapiebeginn 34 Jahre alt und befand sich in Elternzeit mit ihrem zweiten Sohn. Dieser war drei Jahre alt, sein großer Bruder fünf Jahre. Sie lebte zusammen mit ihrem Ehemann (angestellt als leitender Mitarbeiter der IT-Abteilung in einem großen Unternehmen) in einem Eigenheim. Frau S. kam aufgrund einer leichten depressiven Episode in die Therapie. Diese hatte schleichend vor ca. sechs Monaten begonnen, seit auch der jüngere Sohn im Kindergarten war und von ihr „erwartet" wurde, dass sie in ihren alten Beruf als Zahnarzthelferin zurückkehrt. Davor „graute" es ihr sehr, denn sie hatte den Beruf noch nie gerne gemacht und fühlte sich auch im Team nicht wohl. Aktuell traute sie sich aufgrund der depressiven Symptome die Doppelbelastung von Arbeiten und Kinderbetreuung nicht zu und hatte nun in Absprache mit ihrem Mann die Elternzeit verlängert. Darüber war sie erleichtert und merkte auch, dass sie es nun schaffte, weniger gereizt auf ihre Kinder zu reagieren. Sie fühlte sich im Alltag aber weiterhin erschöpft, weinerlich und ohne Antrieb für positive Aktivitäten. Den Haushalt schaffte sie mit letzter Kraft. Als Therapieziele benannte Frau S. erstens eine Verbesserung der Stimmung einschließlich des Antriebs sowie eines gelasseneren Umgangs mit ihren Kindern in Stresssituationen und zweitens die Fähigkeit, sich mit ihrer Arbeit zu arrangieren. Letzteres wäre ein „Muss", da sie das Geld auf Dauer in der Familie brauchten. Sie wollte einen Weg finden, damit umzugehen, da sie nun „zu alt" wäre, um nochmal umzulernen.

Frau S. erhielt zunächst – passend zum ersten Ziel – eine klassische Depressionsbehandlung mit Psychoedukation und einem gestuften Aktivitätenaufbau. Bei Letzterem zeigte sich, dass Frau S. zwar einige Dinge benennen konnte, die sie als angenehm empfand, aber kaum etwas fand, dass sie außerhalb der Familie als sinnstiftend benannte. Sie fühlte sich nach positiven Aktivitäten wie einem Schaumbad zwar etwas besser, empfand aber dennoch eine große Leere, insbesondere in der Zeit, in der ihre Kinder fremdbetreut waren. Frau S. berichtete, genau wie bei der Wahl der Ausbildung, oft Entscheidungen getroffen zu haben, weil bestimmte Dinge von ihr erwartet worden wären. In der Freizeitgestaltung hatte sie sich darüber hinaus oft ihrem Mann und dessen Freundeskreis angeschlossen, aber da dieser nun sehr viel arbeitete, um das Haus zu finanzieren, und weil die Kinder viel Energie in Anspruch nahmen, war wenig Zeit für gemeinsame Aktivitäten. So erklärte sie sich die Abwärtsspirale, in welche sie geraten war.

Therapeutisch wurde mit ihr der Mangel an sinnstiftenden bzw. intrinsischen Tätigkeiten besprochen und in das Störungsmodell der Depression integriert. Frau S. benannte daraufhin zwei neue (Klärungs-)Ziele, (A) „Herausfinden, was mich neben der Familie noch erfüllt" und (B), „Prüfen, ob ich in meinen alten Beruf zurückkehren möchte". Sie zeigte sich in dieser Sitzung deutlich entlastet und gab an, zu glauben, den Kern des Problems gefunden zu haben.

Bezüglich des Ziels A wurde mit ihr zunächst die Rolle von Werten besprochen, worauf ihre persönlichen Werte exploriert wurden und deren Bedeutungen sowie das Fehlen der Erfüllung mithilfe eines Wertekartensatzes exploriert wurden. Dabei wurden einerseits eine Sinnkrise und ein Fehlen von intellektueller Stimulation sowie engen Beziehungen außerhalb der Familie deutlich. Auch Nähe in der Partnerschaft wurde von der Patientin als zu gering benannt. Andererseits wurde auch deutlich, dass sie große Erfüllung in der Beziehung zu ihren Kindern erlebte. Beides wurde ihr zurückgemeldet. Sie führte daraufhin ein Gespräch mit ihrem Mann, der berichtete, auch an einem Mangel an Nähe zu leiden, worauf die beiden alle 14 Tage ein gemeinsames Frühstück vor der Spätschicht des Mannes einrichteten.

Frau S. berichtete aber weiterhin, wenig Ideen zu haben, was sie neben ihrer Familie wirklich erfülle. Um mehr Zugang zu impliziten Zielen und Wünschen zu bekommen, wurde ein imaginatives Vorgehen gewählt. Aufgrund der großen Rolle von subjektiv empfundener Fremdbestimmung und daraus resultierenden extrinsischen Zielen führte die Therapeutin die EPOS-Übung mit Frau S. durch. Sie konnte sich darauf sehr gut einlassen und stellte große Unterschiede zwischen ihrer Imagination (sie sah sich u. a. als lebhafte Frau vor der Universität in bunter

Kleidung mit einem Buch unter dem Arm im Gespräch mit einer Kommilitonin) und ihrer aktuellen Lebenssituation („in weißer Kleidung in der Praxis vor dem PC“). Es war für sie ebenfalls hilfreich zu erkennen, dass die aktuelle Lebenssituation auch positive Aspekte beinhaltete (Gewissenhaftigkeit, Kompetenz) und gute Absichten verfolgte (Sicherstellung der finanziellen Situation ihrer Familie). In der gemeinsamen Auswertung mit der Therapeutin äußerte Frau S. jedoch, dass sie nicht auf ihre alte Arbeitsstelle zurückkehren wolle. Unklar wäre für sie allerdings, was sie stattdessen machen wolle. Es wurde mit ihr vereinbart, die aus der Imagination abgeleiteten, relevanten Elemente genauer zu betrachten, um Aktivitäten mit intrinsischem Verstärkerwert für sie zu identifizieren. Im Anschluss sollte die Entscheidung für ihren weiteren beruflichen Werdegang getroffen werden.

Frau S. fühlte sich besonders zwischen zwei Optionen, dem Studium der Anglistik und der Idee, sich in einer anderen Praxis auf eine Stelle mit mehr Verantwortung zu bewerben, hin- und hergerissen. Es wurde ein Vier-Felder-Schema erarbeitet, in dem sie die Vor- und Nachteile beider Entscheidungen reflektierte. Dabei wurde deutlich, dass sie auch ihren Mann in die Entscheidung mit einbeziehen musste, da er die finanziellen und sonstigen Kosten ihrer Entscheidung mittragen würde. Es wurde seitens der Therapeutin angeboten, den Mann zum gemeinsamen Gespräch einzuladen, aber Frau S. wollte zunächst das Gespräch mit ihm allein suchen. In der nächsten Sitzung gab sie sehr zufrieden an, eine gemeinsame Entscheidung mit ihm getroffen zu haben. Sie wollte sich erst einmal bewerben und versuchen, eine Praxis mit einem besseren Teamklima zu finden und mit der Möglichkeit, sich z. B. als zahnmedizinische Prophylaxe-Assistentin weiterzubilden, um mehr Verantwortung zu übernehmen. Die finanziellen Kosten eines Studiums wären für die Familie im Moment zu hoch und sie freute sich auch sehr auf eine gemeinsam geplante Reise nach Irland, die sie nicht für das Studium aufgeben wollte. Sie hatte mit ihrem Mann aber auch ausgemacht, dass sie die Entscheidung nochmals in einigen Jahren überdenken würde, wenn der jüngere Sohn auf der weiterführenden Schule wäre und sie ggf. genug Zeit hätte, ein Studium parallel zu einer Teilzeitstelle zu realisieren. Frau S. war stolz darauf, ihre eigenen Interessen so konstruktiv in dem Kompromiss mit ihrem Mann untergebracht zu haben. Da Frau S. sich alle weiteren Schritte für ihre berufliche Veränderung selbst zutraute und realistische sowie optimistische Erwartungen bzw. gute Fertigkeiten in Bezug auf den Bewerbungsprozess und das Ergebnis hatte, wurde die Therapie mit ihr beendet.

6.3 Fallbeispiel Frau M.: Ambivalenzen auflösen

Frau M., eine 24-jährige Studentin der Betriebswirtschaftslehre, stellte sich an unserer Institutsambulanz aus eigenem Antrieb wegen einer Bulimia nervosa vor, an der sie seit ca. 6 Jahren litt und die sich im Anschluss an eine anorektische Phase rund um ihr Abitur entwickelt hatte. Sie berichtete einen großen Leidensdruck aufgrund der Ess-Brechanfälle. Diese seien der Grund, warum sie seit ihrem 17. Lebensjahr keine „richtige" Beziehung mehr zu einem Mann haben konnte, weil sie diese verstecken musste. Deswegen hatte sie höchstens kurze Affären, sehnte sich aber sehr nach einer echten Partnerschaft. Grund für die Anmeldung war außerdem der Wunsch, im Masterstudium im Ausland zu studieren: Sie hatte ein Angebot von einem Professor bekommen, der sie in die USA vermitteln könnte. Bei der Vorstellung, sich dort im Studentenwohnheim ein Zimmer mit einer Kommilitonin zu teilen, hatte sie gemerkt, dass sie sich das „nur aufgrund der Bulimie" nicht zutrauen würde. Als Therapieziel benannte sie die Überwindung der Bulimie einschließlich des Ziels, sich wohl in ihrem eigenen Körper zu fühlen und andere Strategien als die Ess-Brechanfälle zur Entspannung bzw. Belohnung für einen stressigen Tag zu finden.

In den ersten Therapiesitzungen wurde deutlich, dass sich Frau M. bezüglich des Verfolgens eines unrealistischen Schlankheitsideals und der restriktiven Nahrungsaufnahme in der Phase des eingeschränkten Problembewusstseins befand, während sie bezüglich der Essanfälle und des anschließenden Erbrechens in der Phase der Nachdenklichkeit war. Die Therapeutin setzte von Anfang an einen Schwerpunkt auf die motivierende Gesprächsführung und explorierte zu Beginn für Frau M. relevante Werte. Frau M. benannte hier den Wert „Vernunft" (ihre rationale Art) sowie „Leistung" als besonders wichtig. Aber auch „soziale Beziehungen" waren ihr wichtig und sie benannte schon selbst, dass diese unter ihrer Bulimie gelitten hätten („Change Talk"). Auch zu ihrer rationalen Art passte es nicht, ihrem Körper wissentlich zu schaden. Die Therapeutin verstärkte diese Diskrepanz, förderte den „Change Talk" und bot Frau M. Psychoedukation über den Zusammenhang von restriktiver Nahrungsaufnahme und Essanfällen an. Frau M. nahm die Psychoedukation interessiert wahr und begann, sich mit den Nachteilen des Diäthaltens auseinanderzusetzen, wobei sie aufgrund der subjektiv hohen Bedeutung von Schlankheit immer noch sehr ambivalent war.

Die Therapeutin schätzte Frau M.s Motivation nun als durchweg in der Phase der Nachdenklichkeit ein. Sie unterstützte die Patientin in der Entwicklung von Diskrepanzen zwischen der Essstörung einerseits und ihren Zielen (ins Ausland gehen) und Werten (Rationalität) anderseits. Die Therapeutin konnte an das Betriebslehre-Studium der Patientin anknüpfen, aus der ihr Kosten-Nutzen-Abschätzungen sehr bekannt waren. Sie schätzte mit ihr gemeinsam die Instrumentalität der Essstörung anhand der Zielmatrix für die Erreichung verschiedener Ziele (einen Partner finden, das Studium erfolgreich abschließen) ein. Dabei schätzte Frau M. die Essstörung überwiegend als hinderlich ein. Es gab aber auch Ziele, bei denen sie vermutete, dass die Essstörung hilfreich wäre. So gab sie an, dass sie – wenn sie es schaffen könnte, etwas abzunehmen – leichter einen Partner finden würde. Dieser Gedanke wurde von Frau M. allerdings nach einer Disputation desselben verworfen, nachdem die Therapeutin u. a. gefragt hatte, wofür sie denn in einer Partnerschaft geliebt werden wollte. Parallel achtete die Therapeutin sehr darauf, die Selbstwirksamkeit der Patientin zu stärken, indem Ressourcen, Stärken und Erfolge exploriert wurden.

In dieser Zeit begann Frau M., selbstständig und eigeninitiativ neue Verhaltensweisen zu erproben. So berichtete sie z. B., am Wochenende mit deutlich schlankeren Freundinnen ausgegangen zu sein, was sie bisher vermieden hatte. Außerdem hatte sie sich bei einer Online-Dating-Agentur angemeldet, was sie bisher auf den Zeitpunkt vertagt hatte, wenn sie fünf Kilo abgenommen hätte. Diesbezüglich befand sich Frau M. nun in der Handlungsphase. Die Therapeutin bot der Patientin an, als weiteres Verhaltensexperiment strukturierte Esstage einzuführen, um zu überprüfen, ob sich die Essanfälle reduzieren würden. Frau M. ließ sich darauf ein, dies an zwei Tagen pro Woche auszuprobieren. Darüber hinaus wurden andere verhaltenstherapeutische Bausteine der Bulimiebehandlung, wie z. B. das Erlernen von Skills im Umgang mit Stress und Anspannung durchgeführt. Frau M. profitierte sehr von der Behandlung, die Essanfälle reduzierten sich zunehmend und sie entschied sich, den Auslandsaufenthalt anzunehmen. Sie berichtete auch von engeren Beziehungen zu ihren Freundinnen.

Die Therapeutin entschied sich, das große Leistungsstreben der Patientin anzusprechen, welches für die Überwindung der Bulimie zwar stellenweise zur Entwicklung von Diskrepanzen hilfreich gewesen war, andererseits aber auch einen Risikofaktor für Rückfälle darstellte, da Frau M. dadurch unter Stress geriet und zu viel von sich forderte. Die Therapeutin bat Frau M. daher, ihr aktuelles und ihr gewünschtes Selbstwerthaus zu beschreiben. Dabei benannte Frau M. Schlankheit aktuell weiterhin als bedeutsam und wünschte sich hier eine Änderung in eine schmalere Säule mit der Bezeichnung „Attraktivität". Sie benannte ferner ihre Intelligenz, Erfolge im Studium und Leistungsbereitschaft als wichtige Säulen in beiden Häusern, auch wenn im Wunsch-Haus noch andere Säulen wie Freundschaften hinzukamen. Die Therapeutin bat sie um eine Einschätzung der Kosten und Nutzen der leistungsbezogenen Säulen und Frau M. konnte hier auch Kosten reflektieren. Sie gab an, diese Säulen auf keinen Fall ganz abschaffen zu wollen, aber „etwas runterzuschrauben", sodass mit ihr sowohl auf der kognitiven (Bewertung von Leistungen, Bedeutung von Noten) als auch der behavioralen (Pausen machen beim Lernen, vor Klausuren trotzdem Einladungen wahrnehmen) Ebene Veränderungen geplant und schrittweise durchgeführt werden konnten. Zum Ende der Therapie erfüllte Frau M. nicht mehr die Kriterien einer Essstörung und gab an, sehr stolz auf ihre Erfolge und entspannter im Alltag zu sein.

7 Weiterführende Literatur

Caspar, F. (2018). *Beziehungen und Probleme verstehen: Eine Einführung in die psychotherapeutische Plananalyse* (4. Aufl.). Göttingen: Hogrefe.

Miller, W. R. & Rollnick, S. (2015). *Motivierende Gesprächsführung* (3. Aufl.). Freiburg im Breisgau: Lambertus.

Walter, J. L. & Peller, J. E. (2015). *Lösungs-orientierte Kurztherapie. Ein Lehr- und Lernbuch* (7. Aufl.). Dortmund: verlag modernes lernen.

Willutzki, U. & Teismann, T. (2013). *Ressourcenorientierung in der Psychotherapie*. Göttingen: Hogrefe.

8 Literatur

A-Tjak, J.G.L., Davis, M.L., Morina, N., Powers, M.B., Smits, J.A.J. & Emmelkamp, P.M.G. (2015). A meta-analysis of the efficacy of acceptance and commitment therapy for clinically relevant mental and physical health problems. *Psychotherapy and psychosomatics, 84*(1), 30–36. https://doi.org/10.1159/000365764

Bandura, A. (1977). Self-efficacy: Toward a unifying theory of behavioral change. *Psychological Review, 84*(2), 191–215. https://doi.org/10.1037/0033-295X.84.2.191

Berking, M. (2017). *Training emotionaler Kompetenzen* (4. Aufl.). Heidelberg: Springer. https://doi.org/10.1007/978-3-662-54273-6

Biener, L. & Abrams, D.B. (1991). The Contemplation Ladder: Validation of a measure of readiness to consider smoking cessation. *Health Psychology, 10*(5), 360. https://doi.org/10.1037/0278-6133.10.5.360

Biswas-Diener, R. (2010). *Practicing Positive Psychology Coaching: Assessment, Activities and Strategies for Success.* Hoboken, NJ: Wiley. https://doi.org/10.1002/9781118269633

Brachel, R. von, Hötzel, K., Schloßmacher, L., Hechler, T., Kosfelder, J. (2012). Entwicklung und Validierung einer deutschsprachigen Skala zur Erfassung der Veränderungsmotivation bei Essstörungen – The Stages of Change Questionnaire for Eating Disorders (SOCQ-ED). *Psychotherapie Psychosomatik Medizinische Psychologie, 62,* 1–12.

Brassai, L., Piko, B.F. & Steger, M.F. (2011). Meaning in life: Is it a protective factor for adolescents' psychological health? *International Journal of Behavioral Medicine, 18*(1), 44–51.

Caspar, F. (2018). *Beziehungen und Probleme verstehen: Eine Einführung in die psychotherapeutische Plananalyse* (4. Aufl.). Göttingen: Hogrefe. https://doi.org/10.1024/85625-000

Cooper, M. (2017). *Existential Therapies.* London, UK: Sage.

Cour, P. La & Schnell, T. (2016). Presentation of the Sources of Meaning Card Method: The SoMeCaM. *Journal of Humanistic Psychology,* 1–23.

Cox, W.M. & Klinger, E. (2004). *Handbook of motivational counseling: Concepts, approaches, and assessment.* Hoboken, NJ: Wiley.

Demmel, R., Beck, B., Richter, D. & Reker, T. (2004). Readiness to change in a clinical sample of problem drinkers: Relation to alcohol use, self-efficacy, and treatment outcome. *European addiction research, 10*(3), 133–138. https://doi.org/10.1159/000077702

Eifert, G.H. (2011). Akzeptanz- und Commitment-Therapie: Ein Leitfaden für Therapeuten. Göttingen: Hogrefe.

Eifert, G.H. & Gloster, A.T. (2016). *ACT bei Angststörungen. Ein praktisch bewährtes Therapiemanual.* Göttingen: Hogrefe. https://doi.org/10.1026/02729-000

Elliott, R. (2002). The effectiveness of humanistic therapies: A meta-analysis. In D.J. Cain (Hrsg.), *Humanistic psychotherapies: Handbook of research and* practice (pp. 57–81). Washington, DC: American Psychological Association.

Emmons, R.A. & King, L.A. (1988). Conflict Among Personal Strivings: Immediate and Long Term Implications for Psychological and Physical Well-Being. *Journal of Personality and Social Psychology, 54*(6), 1040–1048. https://doi.org/10.1037/0022-3514.54.6.1040

Epstein, S. (1990). Cognitive-experimental self-theory. In L.A. Pervin (Hrsg.), *Handbook of personality: Theory and research* (pp. 165–192). New York, NY: Guilford.

Feixas, G., Bados, A., García-Grau, E., Paz, C., Montesano, A., Compañ, V., Salla, M., Aguilera, M., Trujillo, A., Cañete, J., Medeiros-Ferreira, L., Soriano, J., Ibarra, M., Medina, J.C., Ortíz, E. &

Lana, F. (2016). A dilemma-focused intervention for depression: A multicenter, randomized controlled trial with a 3-month follow-up. *Depression and Anxiety, 33*(9), 862–869.

Frankl, V.E. (2006). *Der Mensch vor der Frage nach dem Sinn. Eine Auswahl aus dem Gesamtwerk* (19. Aufl.). München: Piper.

Frost, H., Campbell, P., Maxwell, M., O'Carroll, R.E., Dombrowski, S.U. et al. (2018). Effectiveness of Motivational Interviewing on adult behaviour change in health and social care settings: A systematic review of reviews. *PloS one, 13*(10), e0204890. https://doi.org/10.1371/journal.pone.0204890

Gale, C., Holliday, J., Troop, N.A., Serpell, L. & Treasure, J. (2006). The pros and cons of change in individuals with eating disorders: a broader perspective. *International Journal of Eating Disorders, 39*(5), 394–403. https://doi.org/10.1002/eat.20250

Grawe, K. (2000). *Psychologische Therapie* (2. Aufl.). Göttingen: Hogrefe.

Grosse Holtforth, M. & Grawe, K. (2002). *Fragebogen zur Analyse Motivationaler Schemata (FAMOS). Manual.* Göttingen: Hogrefe.

Grosse Holtforth, M. & Grawe, K. (2003). Der Inkongruenzfragebogen (INK). *Zeitschrift für klinische Psychologie und Psychotherapie, 32*(4), 315–323. https://doi.org/10.1026/0084-5345.32.4.315

Hanning, S. & Chmielewski, F. (2019). *Ganz viel Wert. Selbstwert aktiv aufbauen und festigen.* Weinheim: Beltz.

Hannöver, W., Rumpf, H.-J., Meyer, C., Hapke, U. & John, U. (2000). *ADBS-D – Skala zur Entscheidungsbalance bei Alkoholkonsum. Kurznachweis.* Greifswald: Universität Greifswald, Medizinische Fakultät, Institut für Epidemiologie und Sozialmedizin.

Harris, R. (2019). *Act made simple: An easy-to-read primer on acceptance and commitment therapy* (2nd ed.). Oakland, CA: New Harbinger Publications.

Hasler, G., Klaghofer, R. & Buddeberg, C. (2003). Der Fragebogen zur Erfassung der Veränderungsbereitschaft (FEVER) – Testung der deutschen Version der University of Rhode Island Change Assessment Scale (URICA). *Psychotherapie und Medizinische Psychologie, 53*(9), 406.

Hettema, J., Steele, J. & Miller, W.R. (2005). Motivational interviewing. *Annual Review of Clinical Psychology, 1,* 91–111. https://doi.org/10.1146/annurev.clinpsy.1.102803.143833

Higgins, E.T. (2005). Value From Regulatory Fit. *Current Directions in Psychological Science, 14*(4), 209–213. https://doi.org/10.1111/j.0963-7214.2005.00366.x

Hötzel, K., Brachel, R. von, Schlossmacher, L. & Vocks, S. (2013). Assessing motivation to change in eating disorders: a systematic review. *Journal of Eating Disorders, 1*(1), 38. https://doi.org/10.1186/2050-2974-1-38

Hötzel, K., Brachel, R. von, Schmidt, U., Rieger, E., Kosfelder, J. (2014). An internet-based program to enhance motivation to change in females with symptoms of an eating disorder: A randomized-controlled trial. *Psychological Medicine, 44*(9), 1947–1963. https://doi.org/10.1017/S0033291713002481

Huta, V. & Ryan, R.M. (2010). Pursuing pleasure or virtue: The differential and overlapping well-being benefits of hedonic and eudaimonic motives. *Journal of Happiness Studies, 11*(6), 735–762. https://doi.org/10.1007/s10902-009-9171-4

Jakubowska, A., Woolgar, M.J., Haselton, P.A. & Jones, A. (2013). Review of staff and client experiences of a motivational group intervention: meeting the needs of contemplators. *Eating Disorders, 21*(1), 16–25. https://doi.org/10.1080/10640266.2013.741965

Jones-Smith, E. (2016). *Theories of counseling and psychotherapy: An integrative approach* (2nd ed.). Thousand Oaks, CA: Sage Publications.

Kanfer, F.H., Reinecker, H. & Schmelzer, D. (2012). *Selbstmanagement-Therapie. Ein Lehrbuch für die klinische Praxis* (5. Aufl.). Berlin: Springer. https://doi.org/10.1007/978-3-642-19366-8

Kasser, T. & Ryan, R.M. (2001). Be careful what you wish for: Optimal functioning and the relative attainment of intrinsic and extrinsic goals. *Life goals and well-being: Towards a positive psychology of human striving, 1,* 116–131.

Keyes, C.L., Shmotkin, D. & Ryff, C.D. (2002). Optimizing well-being: the empirical encounter of two traditions. *Journal of Personality and Social Psychology, 82*(6), 1007. https://doi.org/10.1037/0022-3514.82.6.1007

Kiresuk, T.J. & Sherman, R.E. (1968). Goal attainment scaling: A general method for evaluating comprehensive community mental health programs. *Community Mental Health Journal, 4*(6), 443–453. https://doi.org/10.1007/BF01530764

Körkel, J. & Schindler, C. (1996). Der „Kurzfragebogen zur Abstinenzzuversicht" (KAZ-35): ein Instrument zur Erfassung der abstinenzorientierten Kompetenzzuversicht Alkoholabhängiger. *Sucht, 42*(3), 156–166.

Krebs, P., Norcross, J.C., Nicholson, J.M. & Prochaska, J.O. (2018). Stages of change and psychotherapy outcomes: A review and meta-analysis. *Journal of Clinical Psychology, 74*(11), 1964–1979. https://doi.org/10.1002/jclp.22683

Legenbauer, T. & Vocks, S. (2014). *Manual der kognitiven Verhaltenstherapie bei Anorexie und Bulimie* (2. Aufl.). Heidelberg: Springer. https://doi.org/10.1007/978-3-642-20385-5

Magill, M., Gaume, J., Apodaca, T.R., Walthers, J., Mastroleo, N.R. et al. (2014). The technical hypothesis of motivational interviewing: A meta-analysis of MI's key causal model. *Journal of Consulting and Clinical Psychology, 82*(6), 973–983. https://doi.org/10.1037/a0036833

Margraf, M. & Berking, M. (2005). Mit einem „Warum" im Herzen lässt sich fast jedes „Wie" ertragen: Psychotherapeutische Entschlussförderung. *Verhaltenstherapie, 15,* 254–261. https://doi.org/10.1159/000089746

Maurischat, C., Härter, M. & Bengel, J. (2006). *FF-STABS. Der Freiburger Fragebogen -Stadien der Bewältigung chronischer Schmerzen (FF-STABS).* Manual. Göttingen: Hogrefe.

McConnaughy, E.A., Prochaska, J.O. & Velicer, W.F. (1983). Stages of change in psychotherapy: Measurement and sample profiles. *Psychotherapy Theory Research Practice, 20*(3), 368–375. https://doi.org/10.1037/h0090198

Mehl, S. & Lincoln, T. (2014). *Therapietools Psychosen*. Weinheim: Beltz.

Michalak, J., Schulte, D. & Willutzki, U. (2007). Therapiemotivation. In B. Strauß, F. Hohagen & F. Caspar (Hrsg.), *Lehrbuch der Psychotherapie* (S. 1327–1357). Göttingen: Hogrefe.

Miller, W.R. & Rollnick, S. (2015). *Motivierende Gesprächsführung* (3. Aufl.). Freiburg im Breisgau: Lambertus.

Miller, W.R. & Rose G.S. (2015). Motivational interviewing and decisional balance: contrasting responses to client ambivalence. *Behavioural and Cognitive Psychotherapy, 43,* 129–141. https://doi.org/10.1017/S1352465813000878

Naar, S. & Safren, S. (2017). *Motivational Interviewing and CBT. Combining Strategies for Maximum Effectiveness.* New York, NY: Guilford Press.

Nathan, P.F. (2004). Foreword. In W.M. Cox & E. Klinger (Eds.), *Handbook of Motivational Counseling: Concepts, approaches, and assessment*. New York, NY: Wiley.

Nietzsche, F. (1889). Götzen-Dämmerung oder Wie man mit dem Hammer philosophiert, Sprüche und Pfeile. In G. Colli & M. Montinari (1995), *Nietzsche Werke, Kritische Gesamtausgabe. Dritte Abteilung* (Erster Band). Berlin, New York: De Gruyter.

Pace, B.T., Dembe, A., Soma, C.S., Baldwin, S.A., Atkins, D.C. & Imel, Z.E. (2017). A multivariate meta-analysis of motivational interviewing process and outcome. *Psychology of Addictive Behaviors, 31*(5), 524–533. https://doi.org/10.1037/adb0000280

Prochaska J.O. & DiClemente, C.C. (1984). *The transtheoretical approach. Crossing traditional boundaries of therapy*. Homewood, IL: Dow Jones-Irwin.

Prochaska, J.O., Redding, C.A., Evers, K.E., Glanz, K., Lewis, F.M. & Rimer, B.K. (2002). Health behavior and health education: theory, research, and practice. *The Transtheoretical Model and Stages of Change,* 60–84.

Rogers, C.R. (1946). Significant aspects of client-centered therapy. *American Psychologist, 1*(10), 415–422. https://doi.org/10.1037/h0060866

Ryan, R.M. & Deci, E.L. (2017). *Self-determination theory: Basic psychological needs in motivation, development and wellness.* New York, NY: Guilford Press.

Ryff, C.D. (1989). Happiness is everything, or is it? Explorations on the meaning of psychological well-being. *Journal of Personality and Social Psychology, 57*(6), 1069. https://doi.org/10.1037/0022-3514.57.6.1069

Sachse, R. (1983). Das Ein-Personen-Rollenspiel: Ein integratives Therapieverfahren. *Partnerberatung, 4*, 187–200.

Schiefele, U. (2009). Motivation. In E. Wild & J. Möller (Hrsg.), *Pädagogische Psychologie*, 151–175. Berlin: Springer. https://doi.org/10.1007/978-3-540-88573-3_7

Schnell, T. (2016). *Psychologie des Lebenssinns*. Berlin: Springer. https://doi.org/10.1007/978-3-662-48922-2

Schulenberg, S.E., Hutzell, R.R., Nassif, C. & Rogina, J.M. (2008). Logotherapy for clinical practice. *Psychotherapy: Theory, Research, Practice, Training, 45*, 447–463. https://doi.org/10.1037/a0014331

Schulte, D. (2015). Therapiemotivation: Widerstände analysieren – Therapieziele klären – Motivation fördern. Göttingen: Hogrefe.

Schulte, D. & Eifert, G.H. (2002). What to do when manuals fail? The dual model of psychotherapy. *Clinical Psychology: Science and Practice, 9*(3), 312–328. https://doi.org/10.1093/clipsy.9.3.312

Schwarzer, R. & Jerusalem, M. (Hrsg.). (1999). *Skalen zur Erfassung von Lehrer- und Schülermerkmalen. Dokumentation der psychometrischen Verfahren im Rahmen der Wissenschaftlichen Begleitung des Modellversuchs Selbstwirksame Schulen*. Berlin: Freie Universität Berlin.

Seligman, M.E., Rashid, T. & Parks, A.C. (2006). Positive psychotherapy. *American Psychologist, 61*(8), 774. https://doi.org/10.1037/0003-066X.61.8.774

Sheeran, P., Maki, A., Montanaro, E., Avishai-Yitshak, A., Bryan, A. et al. (2016). The impact of changing attitudes, norms, and self-efficacy on health-related intentions and behavior: a meta-analysis. *Health Psychology, 35*(11), 1178. https://doi.org/10.1037/hea0000387

Solomon, S., Greenberg, J. & Pyszczynski, T.A. (2015). *The worm at the core: On the role of death in life*. New York, NY: Random House.

Steinberg, K.L., Roffman, R.A., Carroll, K.M., McRee, B., Babor, T.F. (2005). *Brief Counseling for Marijuana Dependence: A Manual for Treating Adults*. DHHS Publication No. (SMA), 05-4022. Rockville, MD: Center for Substance Abuse Treatment, Substance Abuse and Mental Health Services Administration. https://doi.org/10.1037/e436312005-001

Timko, C.A., Eifert, G.H. & Harres, A. (2013). *Akzeptanz- und Commitmenttherapie bei Anorexia nervosa. Ein Leitfaden für die Behandlung mit ACT*. Weinheim: Beltz.

Vos, J. (2016). Working with meaning in life in chronic or life-threatening disease: A review of its relevance and the effectiveness of meaning-centred therapies. In P. Russo-Netzer, S.E. Schulenberg & A. Batthyany (Eds.), *Clinical Perspectives on Meaning* (S. 171–200). Basel: Springer. https://doi.org/10.1007/978-3-319-41397-6_9

Vos, J., Craig, M. & Cooper, M. (2015). Existential therapies: A meta-analysis of their effects on psychological outcomes. *Journal of Consulting and Clinical Psychology, 83*(1), 115. https://doi.org/10.1037/a0037167

Watzlawick, P., Beavin, J.H. & Jackson, D.D. (1969). *Menschliche Kommunikation – Formen, Störungen, Paradoxien*. Bern: Huber.

Willutzki, U. & Koban, C. (2011). The Elaboration Of Positive Goal Perspectives (EPOS): An intervention module to enhance motivation. In M. Cox & E. Klinger (Eds.), *Handbook of motivational counselling* (2nd ed., S. 437–460). Chichester, UK: Wiley.

Wong, P.T.P. (2011). Meaning-Centered Counseling and Therapy: An Integrative and Comprehensive Approach to Motivational Counseling and Addiction Treatment. In W.M.K. Cox & E. Klinger (Eds.), Handbook of Motivational Counseling: Goal-Based Approaches to Assessment and Intervention with Addiction and Other Problems (2nd ed., pp. 461–488). Chichester, UK: Wiley. https://doi.org/10.1002/9780470979952.ch19

Wong, P.T.P. & Wong, L.C.J. (2013). A Meaning-Centered Approach to Building Youth Resilience. In P.T.P. Wong (Eds.), *The human quest for meaning: theories, research and applications* (pp. 585–617). New York, NY: Routledge.

Yalom, I.D. (2017). *Wie man wird, was man ist*. München: btb.

9 Kompetenzziele und Lernkontrollfragen

Kompetenzziele

Folgende Wissens- und Handlungskompetenzen können durch die Beschäftigung mit dem vorliegenden Buch erworben werden:

1. Modelle und Theorien zur Erklärung von Änderungsmotivation bzw. Problemen dieser benennen können.
2. Die „Phasen der Veränderung“ nach Prochaska und DiClemente (1984) sowohl diagnostisch als auch praktisch für den Einsatz unterschiedlicher Interventionen und Techniken nutzen können.
3. Diagnostische Aspekte zur Änderungsmotivation benennen können.
4. Gesprächsführungstechniken benennen können, die für die motivationale Arbeit nützlich sind.
5. Wichtige Aspekte des Motivational Interviewing (Miller & Rollnick, 2015) benennen können.
6. Ansätze zur Förderung von „Change Talk“ in Patienten-Aussagen erkennen können.
7. Die Arbeit mit Zielen für die Steigerung der Änderungsmotivation nutzen können.
8. Die Arbeit mit Werten für die Steigerung der Änderungsmotivation nutzen können.
9. Interventionen für die Phase des eingeschränkten Problembewusstseins benennen können.
10. Interventionen für die Phase der Nachdenklichkeit benennen können.

Lernkontrollfragen

1. Welches Modell bzw. welche Theorie ist eng mit Änderungsmotivation verknüpft?
   a. Das Stufenmodell der kognitiven Entwicklung nach Piaget.
   b. Die Theorie der klassischen Konditionierung nach Pawlow.
   c. Das ABC-Modell nach Ellis.
   d. Die Theorie der Selbstwirksamkeit nach Bandura.

2. Welche Aussage zum Phasenmodell der Veränderung nach Prochaska und DiClemente (1984) ist nicht richtig?
   a. Das Modell postuliert voneinander abgrenzbaren Kategorien.
   b. Das Klientel, für welches sich der Einsatz der Phasen der Veränderung am besten eignet, sind Patienten mit Essstörungen.
   c. Interventionen, die für die Handlungsphase passend sind, sind für die Phase der Nachdenklichkeit ungeeignet.
   d. Viele Messinstrumente zur Erfassung der Motivation basieren auf den Phasen der Veränderung.
3. Warum ist eine fortlaufende Beobachtung bzw. Diagnostik der Motivation wichtig?
   a. In der Regel verläuft eine Steigerung der Änderungsmotivation nicht linear, sondern variiert in Abhängigkeit von unterschiedlichen, wahrgenommenen Pros und Contras des Individuums. Dies ist für die Therapieplanung zu berücksichtigen.
   b. Wenn die Änderungsmotivation abnimmt, sollte die Therapie zeitnah beendet werden. Der entsprechende Zeitpunkt dafür sollte nicht verpasst werden.
   c. Eine Steigerung der Änderungsmotivation sollte unmittelbar bemerkt und durch den Therapeuten gelobt werden. Dies ist wichtig, damit die Therapie erfolgreich verlaufen kann.
   d. Wenn in der Diagnostik auffällt, dass der Patient noch in der Phase des eingeschränkten Problembewusstseins ist, ist dies wichtig zu wissen, weil der Therapeut dann konkrete Vorschläge zur Verbesserung der Problematik machen sollte.
4. Welche Technik bietet sich eher nicht zur Gesprächsführung bei motivationalen Schwierigkeiten an?
   a. Geleitetes Entdecken zur Entwicklung eines individuellen Störungsmodells.
   b. Ein konfrontatives Vorgehen des Therapeuten als Reaktion auf Widerstand.
   c. Verdeutlichung der Autonomie des Patienten bei Reaktanz.
   d. Reflektierendes Zuhören bei eingeschränktem Problembewusstsein.
5. Welche Gesprächsführungstechnik gehört zu den sogenannten Kernkompetenzen im Motivational Interviewing (Miller & Rollnick, 2015)?
   a. Zirkuläres Fragen.
   b. Geschlossene Fragen.
   c. Offene Fragen.
   d. Fragen nach den Gründen für die Beibehaltung des Status Quo.
6. Welche Reaktion auf die Aussage „Ich würde ja gerne weniger trinken, aber es fällt mir einfach so schwer" eines Patient würde der Förderung von „Change Talk" (Miller & Rollnick, 2015) entsprechen?
   a. „Warum würden Sie gerne weniger trinken?"
   b. „Warum fällt es Ihnen so schwer?"
   c. „Ich kann Ihnen aufgrund der wissenschaftlich erwiesenen Folgeerscheinungen nur dringend vom weiteren Alkoholkonsum in der Form abraten!"
   d. „Was sind für Sie die guten Seiten am Alkoholtrinken?"

7. Was ist bei der Operationalisierung von Therapiezielen u.a. wichtig?
   a. Sie sollten sich auf empirisch erforschte Bereiche beziehen, die als offiziell hilfreich für Patienten gelten.
   b. Sie sollten im Kontrollbereich des Patienten liegen.
   c. Sie sollten sich ausschließlich auf Diagnosen beziehen.
   d. Sie sollten sich grundsätzlich nicht auf andere Menschen beziehen.
8. Was trifft auf die therapeutische Arbeit mit Werten eher nicht zu?
   a. Werte können insbesondere in der Phase des eingeschränkten Problembewusstseins hilfreich sein.
   b. Werte können zum Entwickeln von Diskrepanzen genutzt werden.
   c. Es kommt auf die individuelle Bedeutung der Werte an.
   d. Werte haben jeweils eine allgemeine und für alle Individuen gleiche Bedeutung, welche in der Therapie vermittelt werden sollte.
9. Welche Technik bietet sich eher nicht in der Phase des eingeschränkten Problembewusstseins an?
   a. Die Vermittlung von Informationen (Psychoedukation).
   b. Skalierungsfragen.
   c. Die Gründe für eine Veränderung explorieren (z.B. durch einen Brief an das Problem als „Feind“).
   d. Rückmeldung zu individuellen Daten geben (z.B. Laborwerte, Fragebogendaten).
10. Welche Technik bietet sich u.a. in der Phase der Nachdenklichkeit an?
   a. Einen konkreten Veränderungsplan erstellen.
   b. Die Gründe gegen eine Veränderung besonders veranschaulichen (z.B. durch Imagination).
   c. Den ambivalenten Patienten zur erwünschten Veränderung drängen.
   d. Pro-Contra-Listen unterschiedlicher Art.

Beantworten Sie die hier abgedruckten Lernkontrollfragen und sammeln Sie einfach und bequem Fortbildungspunkte der Kategorie D für Fachkräfte im Bereich Psychotherapie und Medizin. Mehr Informationen finden Sie unter ce.hogrefe.com

10 Anhang

Arbeitsblatt: Die Phasen der Veränderung (in Anlehnung an Prochaska & DiClemente, 1984) 1/2

Informationen zu den Phasen der Veränderung

In einer Psychotherapie geht es häufig darum, bestimmte Verhaltens- und Denkweisen zu verändern. Solche Veränderungen – egal ob sie in einer Therapie oder auch „einfach so" stattfinden – laufen bei allen Menschen nach einem ähnlichen Muster ab. Wir durchlaufen unterschiedliche Phasen, bis wir die Veränderung tatsächlich absolvieren. Häufig gehen wir durch die eine oder andere Phase davon sogar mehrmals, z. B. wenn wir uns noch einmal umentscheiden oder wieder unschlüssig werden.

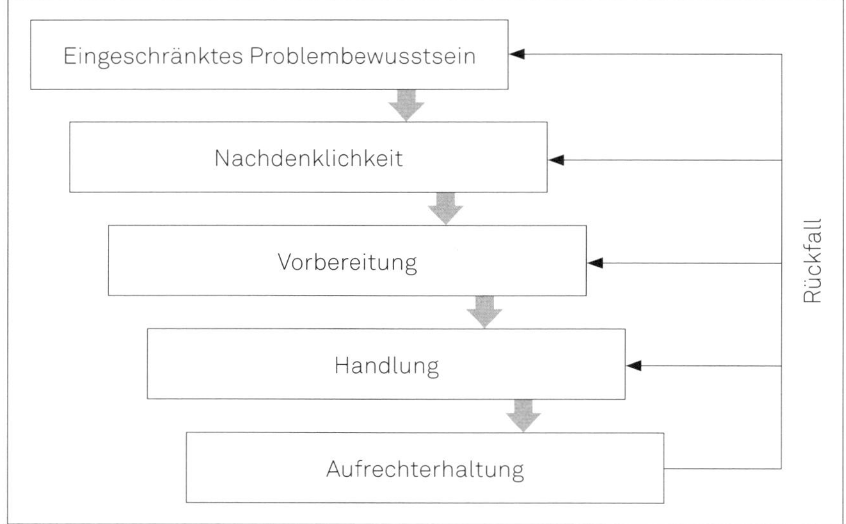

Die erste Phase, das „eingeschränkte Problembewusstsein", zeichnet sich dadurch aus, dass einer Person ihr Problem gar nicht bewusst ist oder dass sie keine Veränderungsabsichten zeigt. Wenn es ihr dennoch schlecht geht, dann meint sie zumeist, dass es an anderen liegt. In der darauffolgenden Phase der „Nachdenklichkeit" denkt die Person zwar über eine Veränderung nach, kann sich aber noch nicht entscheiden. Sie sieht sowohl Gründe für als auch gegen die Veränderung. In der Phase der „Vorbereitung", der dritten Phase, wird die Entscheidung für die Veränderung getroffen und die Weichen werden gestellt, d. h. die Person plant die Veränderung. In der vierten Phase, der „Handlung", wird die Veränderung tatsächlich in Angriff genommen. In der „Aufrechterhaltung", der fünften und letzten Phase, wird die erzielte Veränderung dauerhaft gefestigt.

Arbeitsblatt: Die Phasen der Veränderung (in Anlehnung an Prochaska & DiClemente, 1984) **2/2**

Persönlicher Bezug

Überlegen Sie bitte als Erstes, welches problematische Verhalten für Sie gerade im Vordergrund steht oder welches Sie gerade in der Therapie besprechen, und schreiben Sie es hier auf!

Mein Thema bzw. mein Problem(verhalten): ____________________

____

In welcher Phase der Veränderung befinden Sie sich gerade? ____________________

____

Wie möchten Sie, dass es weitergeht? Wie können Sie es schaffen, in dieser Phase zu bleiben oder sogar in die nächste Phase zu gelangen?

____

____

____

____

____

____

____

____

____

____

____

____

____

____

Arbeitsblatt: Contemplation-Leiter (in Anlehnung an Biener & Abrams, 1991)

Man kann sich die Veränderung eines problematischen Verhaltens wie das Erklimmen einer Leiter vorstellen. Jede Sprosse ist wichtig und notwendig, um oben anzukommen. Dabei kann man manchmal auch eine Sprosse auslassen oder einen Schritt zurückgehen, beides ist ganz normal und natürlich. Das Bild dieser Leiter kann Ihnen und Ihrer Therapeutin bzw. Ihrem Therapeuten helfen, einzuschätzen, an welcher Stelle der Veränderung Sie sich gerade befinden.

Aufgabe: Überlegen Sie bitte als Erstes, welches problematische Verhalten für Sie gerade im Vordergrund steht oder welches Sie gerade in der Therapie besprechen, und schreiben Sie es hier auf!

Mein Thema bzw. mein Problem(verhalten): ______________________________

Wählen Sie nun die Sprosse aus, die am besten darstellt, wo Sie sich momentan in Bezug auf dieses Verhalten befinden!

10. Ich habe mein problematisches Verhalten geändert und ich möchte niemals zurück zu meinem ursprünglichen Verhalten kehren.
9. Ich habe mein problematisches Verhalten verändert, aber ich sorge mich noch immer um Rückfälle. Ich muss also weiter an meinen Veränderungen arbeiten.
8. Ich führe mein problematisches Verhalten weiterhin aus, aber ich arbeite daran, es zu verändern bzw. reduzieren.
7. Ich plane definitiv, mein problematisches Verhalten zu ändern, und ich habe schon angefangen, genaue Pläne zu machen, wie ich es verändern kann.
6. Ich plane, mein problematisches Verhalten zu ändern, aber ich bin nicht bereit, genaue Pläne zu machen, wie ich es verändern kann.
5. Ich denke oft darüber nach, mein problematisches Verhalten zu ändern, aber ich habe keine Pläne, es zu verändern.
4. Ich denke manchmal darüber nach, mein problematisches Verhalten zu ändern, aber ich habe keine Pläne, es zu verändern.
3. Ich denke selten darüber nach, mein problematisches Verhalten zu ändern, und ich habe keine Pläne, es zu verändern.
2. Ich denke nie darüber nach, mein problematisches Verhalten zu ändern, und ich habe keine Pläne, es zu verändern.
1. Ich genieße mein problematisches Verhalten und ich habe entschieden, es niemals zu ändern. Ich habe kein Interesse daran, mein Verhalten zu ändern.

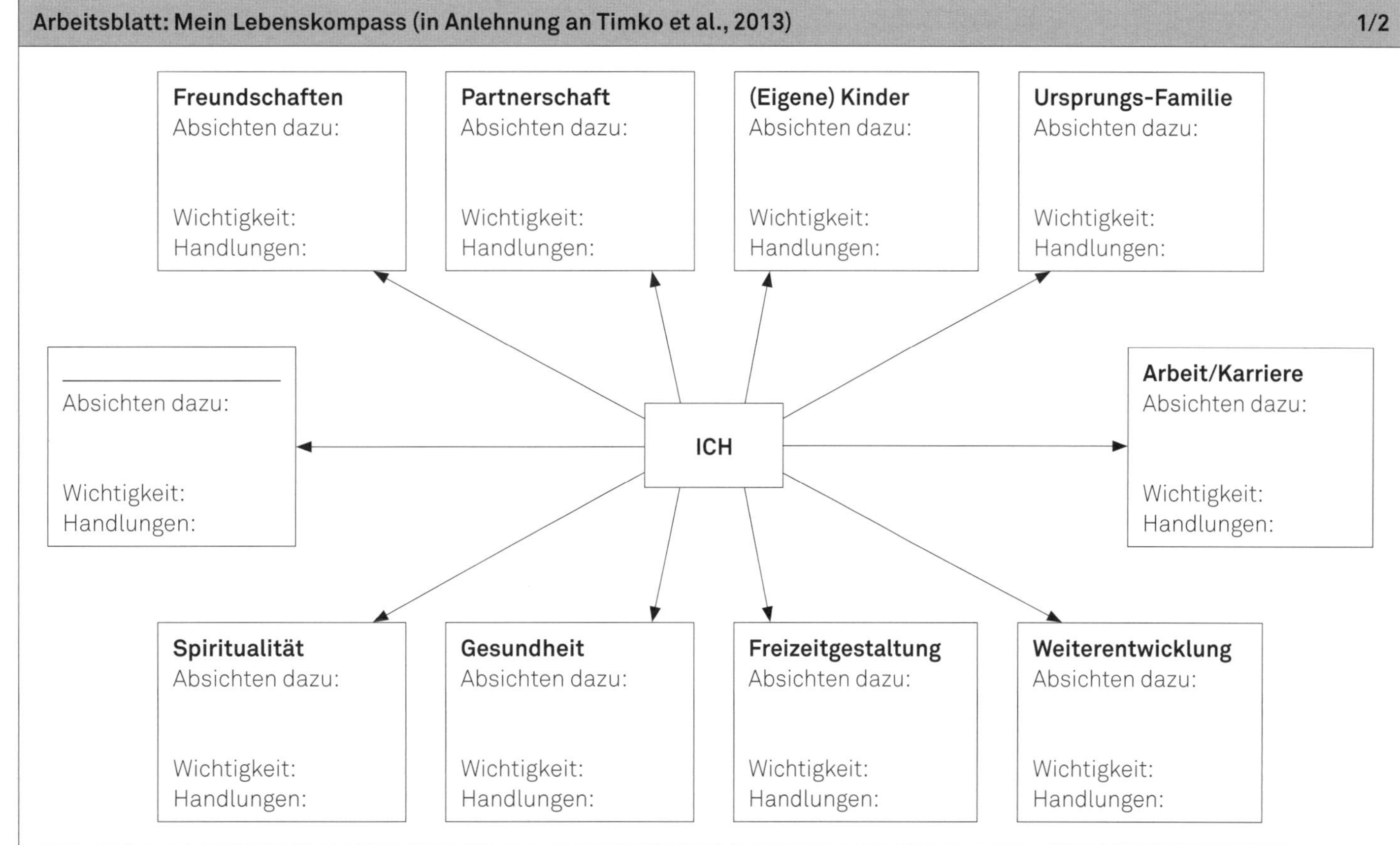
Arbeitsblatt: Mein Lebenskompass (in Anlehnung an Timko et al., 2013) 1/2

Arbeitsblatt: Mein Lebenskompass (in Anlehnung an Timko et al., 2013) 2/2

Anleitung zum Lebenskompass

Absichtsklärung: Bitte notieren Sie für alle „sehr wichtigen" Bereiche unter „Absichten dazu" kurz und stichwortartig, wie Sie Ihr Leben diesbezüglich gerne leben möchten (z.B. „zuverlässiger Freund sein" bei dem Bereich „Freundschaft")! Sie können auch noch einen weiteren, eigenen Bereich ergänzen. Notieren Sie diesen zusätzlichen Bereich auf der dafür vorgesehenen Linie!

Wichtigkeit einschätzen: Bitte schätzen Sie ein, wie wichtig Ihnen die verschiedenen Lebensbereiche sind! Dabei steht die „0" für „überhaupt nicht wichtig", die „1" für „ziemlich wichtig" und die „2" für „sehr wichtig".

Förderliche Handlungen einschätzen: Bitte schätzen Sie für jeden „sehr wichtigen" Bereich ein, wie oft Sie in den letzten zehn Tagen etwas für die gewählte Absicht getan haben! Dabei steht die „0" für „nichts bzw. keine Handlung", die „1" für „ein oder zwei Handlungen" und die „2" für „drei oder mehr Handlungen".

Abweichungen (Diskrepanzen) aufdecken: Was für Abweichungen bzw. Unterschiede zwischen der persönlichen Wichtigkeit und den vollzogenen Handlungen fallen Ihnen ggf. auf?

Hindernisklärung: Abweichungen hängen oft mit bestimmten Störfaktoren oder Hindernissen zusammen. Welche Hindernisse gibt es ggf. zwischen Ihrem „ICH" und Ihren bedeutsamen Lebensbereichen? Vermerken Sie diese ggf. an den Pfeilen, die vom „ICH" ausgehen und auf die verschiedenen Bereiche zeigen!

Arbeitsblatt: Meine Pros und Contras

Für das Thema bzw. mein Problem(verhalten): ______________________________

Bitte sortieren Sie Ihre persönlichen Pro- und Contra-Argumente in das Vier-Felder-Schema ein! Was spricht für Sie gegen und was für das Problem(-verhalten)?

Aspekte, die für einen naheliegenden Zeitpunkt (z. B. jetzt gerade oder heute Abend) relevant sind, sollten unter „Kurzfristige Argumente“ einsortiert werden. Unter „Langfristige Argumente“ sollten dagegen Aspekte aufgelistet werden, die zu einem späteren Zeitpunkt – in mehreren Monaten oder Jahren – relevant sind.

Optionale Gewichtung der Argumente: Sie können auch eine Gewichtung vornehmen, indem Sie 100 % auf die Argumente verteilen, je nachdem, wie wichtig Ihnen ein Argument erscheint.

	Pro (Argumente für das Problemverhalten; „Warum so weitermachen wie bisher?“)	**Contra** (Argumente gegen das Problemverhalten; „Warum mein Verhalten ändern?“)
Kurzfristige Argumente (für einen naheliegenden Zeitpunkt relevant, z. B. jetzt gerade oder heute Abend)		
Langfristige Argumente (für einen späteren Zeitpunkt relevant, z. B. in ein paar Monaten oder Jahren)		

Auswertung

- Was fällt Ihnen auf, wenn Sie die Liste betrachten?
- Was fällt Ihnen bezüglich der Gewichtung der vier ausgefüllten Felder auf?
- Haben Sie durch das Ausfüllen der Liste neue Erkenntnisse für sich gewonnen? Wenn ja, welche?

Arbeitsblatt: Mein Selbstwerthaus (in Anlehnung an Legenbauer & Vocks, 2014)

Man kann sich die verschiedenen Quellen unseres Selbstwerts bildlich gesprochen wie Säulen vorstellen, die den Selbstwert stützen bzw. tragen. Man könnte auch sagen, das Selbstwertgefühl steht wie ein Haus auf verschiedenen Säulen und ist umso stabiler, desto ausgeprägter die tragenden Säulen sind. Außerdem ist das Selbstwerthaus dann fest und beständig, wenn es mehrere Säulen gibt und nicht alles zusammenfällt, sobald eine Säule wegbricht. Was denken Sie, sind Ihre tragenden Säulen?

Zeichnen Sie bitte Ihr persönliches Selbstwerthaus! Was sind *derzeit* Ihre tragenden Säulen? Benennen Sie bitte jede der Säulen und zeichnen Sie sie jeweils so breit passend dazu, wieviel sie trägt!

In einem zweiten Schritt können Sie ein weiteres Selbstwerthaus erstellen, wie Sie es sich im Idealfall *wünschen* würden. Wie sähen die Säulen aus?

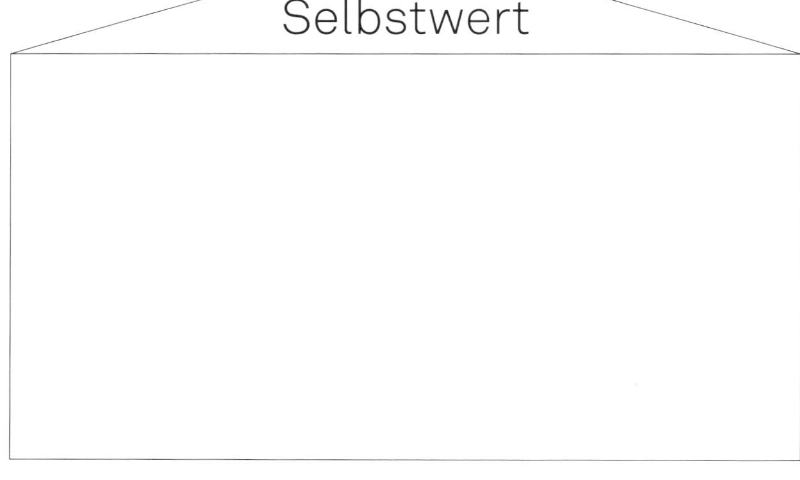

Arbeitsblatt: Mein „Satz vom Guten Grund“ (in Anlehnung an Margraf & Berking, 2005)

Ich werde – soweit mir das möglich ist – intensiv an ____________________

____

arbeiten, weil: ____

____

____

____

____

____

____

____

Ich verspreche mir davon, dass in Zukunft Folgendes passiert:

____

____

____

____

____

____

____

____

____

Das ist besser als mein altes Problemverhalten ____________________

____,

weil ich sonst Folgendes befürchte: ____________________________

____

____

____

____

____

____

____

____

Gesprächsführungstechniken – Übersicht 1/4

Aktives Zuhören

Pat.: Manchmal wünschte ich mir, ich wäre anders.
Th.: *(1)* Immer wieder kommt zwischenzeitlich der Wunsch in Ihnen auf, sich selbst bzw. ein paar grundlegende Eigenschaften, mit denen Sie nicht zufrieden sind, zu verändern.
Th.: *(2)* Es macht Sie traurig, dass Sie manchmal Ihren eigenen Vorstellungen nicht entsprechen.

Offene Fragen

- Was führt Sie hierher?
- Wie meinen Sie das?
- Warum sehen Sie das so?

Förderung von „Change Talk"

Pat.: So kann es einfach nicht weitergehen, ich bin ja den ganzen Tag nur noch am Reinigen und Desinfizieren!
Th.: Warum finden Sie, dass es so nicht weitergehen kann?

Pat.: Jeder Mensch und insbesondere jede Frau möchte doch schlank und erfolgreich sein! Das finde ich ganz normal. In unserer heutigen Welt Erfolg zu haben, hat halt seinen Preis.
Th.: Erfolg im Leben ist Ihnen wichtig. Gleichzeitig merken Sie, dass dies mit bestimmten Kosten verbunden ist. *(Reflexion)* Wie sehen diese Kosten aus?

Förderung der Selbstwirksamkeitserwartung

Förderung von „Confidence Talk"

Pat.: Ich habe es schon einmal geschafft, mir eine unschöne Angewohnheit abzugewöhnen.
Th.: Wie genau haben Sie das in dem Fall geschafft?

Wunder-Frage

Nehmen Sie einmal an, Sie hätten ihr Ziel erreicht: Was hat Ihnen geholfen? Wie haben Sie es geschafft?

Umgang mit Widerstand

Aktives Zuhören

Pat.: Meine Schmerzen haben eine körperliche Ursache. Ich weiß gar nicht, was ich bei Ihnen soll, Sie sind ja Psychologe.
Th.: Sie denken, dass Ihnen nur eine ärztliche Behandlung weiterhelfen könnte, nicht aber eine Psychotherapie.

Sich entschuldigen

Pat.: Sie wissen doch überhaupt nicht, was ich alles durchgemacht habe und wie schlecht es mir manchmal geht!
Th.: Bitte entschuldigen Sie! Ich habe den Eindruck, dass Sie sich von mir nicht richtig verstanden fühlen. Das tut mir leid, denn ich möchte Sie und Ihre Situation sehr gerne richtig verstehen.

Gesprächsführungstechniken – Übersicht 2/4

Wiederherstellen der Freiheit

Pat.: Ich werde mir weiterhin so oft die Hände waschen, wie ich es will. Dabei bleibt es und damit basta!

Th.: Es ist letztlich natürlich allein Ihre Entscheidung, was Sie tun und lassen wollen. Alles, was wir hier besprechen, hängt schlussendlich ganz von Ihnen ab. Ich werde Sie zu nichts drängen, was Sie nicht wollen. Das ist absolut nicht meine Absicht.

Verantwortung übernehmen – Sich selbst „den Schuh anziehen"

Pat.: Ich soll mir nach dem Toilettengang bei der Expo gar nicht die Hände waschen? Wie stellen Sie sich das vor, von 0 auf 100? Das kommt gar nicht infrage!

Th.: Bitte entschuldigen Sie! Ich bin scheinbar zu schnell vorausgeprescht. Da hätte ich besser auf Sie aufpassen müssen und es ist gut, dass Sie hier Widerspruch einlegen.

Reframing – Umdeutung einer Aussage

Pat.: Ständig nerven mich meine Kommilitonen mit der Frage, ob ich heute mit Ihnen in die Mensa essen komme.

Th.: Das ärgert Sie. Und gleichzeitig klingt es so, als ob sie an der Uni Freunde haben, die Sie auch außerhalb des Lernens gerne dabeihätten.

Zustimmen auf einer höheren Ebene

Pat.: Sie meinen, ich wiege zu wenig und sollte zunehmen? Wissen Sie, was ich mir da von meinem Partner anhören kann, wenn ich zunehme? Der hat keine Lust auf eine dicke Freundin.

Th.: Ihnen macht nicht das Zunehmen an und für sich Angst. Sie haben insbesondere die Sorge, dass eine Gewichtszunahme Ihre Partnerschaft negativ beeinflussen könnte. Diese Sorge kann ich gut nachvollziehen, denn Ihr Freund ist Ihnen als enge Bezugsperson natürlich sehr wichtig.

Den „Ball zuspielen", damit der Patient aktiv wird

Pat.: Das habe ich alles schon ausprobiert, es funktioniert einfach nicht.

Th.: Sie sind eigentlich schon alle Möglichkeiten durchgegangen. Es gibt scheinbar keine andere Lösung mehr für Sie. *(Reflexion)* Wenn ich mir das so anhöre, fällt mir gerade auch nichts mehr ein. Aber Sie wissen wahrscheinlich am besten, was Sie schon ausprobiert haben und was nicht. Fällt Ihnen vielleicht doch noch etwas ein, was helfen könnte, was wir übersehen haben?

Sich als Therapeut mit auf die Contra-Veränderungs-Seite stellen

Pat.: Wirklich, Sie können mir glauben! Das habe ich alles schon ausprobiert, es funktioniert einfach nicht.

Th.: Sie sind eigentlich schon alle Möglichkeiten durchgegangen. Es gibt scheinbar keine andere Lösung mehr für Sie. *(Reflexion)* Wenn ich mir das so anhöre, fällt mir gerade auch nichts mehr ein. Vielleicht sollten Sie einfach alles so belassen, wie es ist, und sich nicht weiter mit der Suche nach einer nicht vorhandenen Lösung quälen.

Gesprächsführungstechniken – Übersicht 3/4

Advocatus Diaboli

Pat.: Ich habe gestern Abend nach Ansicht meiner Kollegen aufgrund meines Alkohol-Pegels die Weihnachtsfeier gesprengt, was auch immer das genau heißen mag. Eigentlich habe ich nur versucht, ein bisschen Stimmung in die Bude zu bringen!
Th.: Da will man einmal Spaß haben, allen eine Freude machen und versucht sich nach ein paar Bier als professioneller Entertainer auf der Weihnachtsfeier, und dann findet das noch nicht einmal den kleinsten Funken von Anerkennung und Dankbarkeit!
Pat.: *(lacht)* Naja, Anerkennung und Dankbarkeit wäre vielleicht auch etwas hoch gegriffen, wenn man bedenkt, dass ich zumindest einem Kollegen mein halbes Bier über die Hose gekippt habe.

Ein Thema ruhen lassen

Pat.: Frühstücken und Mittagessen gehören für mich zu einem normalen Essverhalten dazu. Das will ich gerne als Ziel im Rahmen der Therapie anstreben. Aber jeden Tag ein Abendessen zu mir nehmen? Nein, das kann ich mir irgendwie gerade nicht vorstellen. Auf dieses Ziel möchte ich mich nicht einlassen.
Th.: Ich bin mir nicht sicher, zu welchem Ergebnis wir für diesen Punkt kommen werden. Lassen Sie uns das hier doch vorerst so stehen lassen und später noch einmal aufgreifen. Ich würde jetzt zunächst gerne mit Ihnen über einen anderen Punkt sprechen, nämlich den Einfluss der Essstörung auf Ihre Partnerschaft.

Ggf. zu einem späteren Zeitpunkt:

Pat.: Mein Magen hat letzten Abend im Bett so geknurrt, dass ich nicht einschlafen konnte. Das war nicht schön. Mit leerem Magen einschlafen kann ich nicht gut.
Th.: Es hat sie gestört, dass Sie gestern Abend nicht einschlafen konnten, weil Sie so hungrig waren. *(Reflexion)* Wie würden Sie denn den Nutzen eines regelmäßigen Abendessens nach dieser Erfahrung gestern Abend beurteilen?
Pat.: Wahrscheinlich ist es einfach notwendig.

Um Erlaubnis bitten

- Wären Sie interessiert daran, zu diesem Punkt ein paar Informationen zu bekommen?
- Darf ich Ihnen hierzu vielleicht eine Rückmeldung geben?

Geleitetes Entdecken

Th.: Wenn Sie eine Panikattacke erleiden, womit beginnt diese in der Regel? Was bemerken Sie als Erstes?
Pat.: In den meisten Fällen merke ich auf einmal, dass mein Herz plötzlich ganz schnell schlägt. *[Modellkomponente „Körperliche Symptome"]*

usw.

Transparenz

Transparenz meint, den Patienten über Therapieinhalte, Vorgehensweisen etc. aufzuklären und ihm Einblicke in bestimmte Zusammenhänge zu ermöglichen.

Gesprächsführungstechniken – Übersicht 4/4

Zusammenfassungen

- Wenn ich Ihr Anliegen noch einmal zusammenfassen darf, wünschen Sie sich Hilfe für Ihre Schwierigkeiten in zwischenmenschlichen Beziehungen. Diese belasten Sie nämlich gerade besonders im Umgang mit Ihrer älteren Tochter und Ihrer Vorgesetzten.
- Sie sehen also, wenn ich es richtig verstanden habe, zwei Hauptursachen für Ihre schlechte Stimmung: Die aktuellen Probleme in Ihrer Partnerschaft und das derzeit erhöhte Arbeitspensum in der Firma.

Soziale Verstärkung und Lob

Th.: Sie sind bezüglich Ihrer Entscheidung scheinbar ein Stück weitergekommen. Wie finden Sie das, wie geht es Ihnen damit?
Pat.: Es geht auf jeden Fall in die richtige Richtung. Es fühlt sich gut an.
Th.: Sehr schön! Das freut mich.

Würdigung

- Da haben Sie bisher ja schon einiges an Anstrengungen auf sich genommen!
- Auf diese Art haben Sie zumindest eine kurzfristige Lösung für Ihr Problem gefunden.

Der Umweg über andere Perspektiven als Einstiegshilfe ins Thema

Verbünden gegen Dritte

Pat.: Mein Partner hat scheinbar keine Lust mehr, mit mir zu sprechen. Deshalb will er wohl, dass ich mit Ihnen rede.
Th.: Was sollten wir beide denn dann jetzt wohl besprechen, damit Ihr Partner sagt, dass unser Gespräch sinnvoll war?

Zirkuläres Fragen

- Was würde Ihr bester Freund davon halten, wenn er erfahren würde, dass Sie wieder Alkohol getrunken haben?
- Was würde Ihr Vater sagen, wer am ehesten die Verantwortung trägt, Sie zu heilen?

Beeinflussung der Beziehung zu einer wichtigen Bezugsperson

Pat.: Meine Freundin sagt, dass sie den Geruch meiner Kleidung nach dem Rauchen als sehr unangenehm empfindet.
Th.: Wie beeinflusst das Rauchen die Beziehung zu Ihrer Freundin?

Anteile des Patienten „sprechen lassen“

Th.: *(Beispiel Verhaltensanteile)* Nun haben Sie trotz aller Zweifel den Weg in die Therapie gesucht: Was würde der Anteil von Ihnen sagen, der hier hinkommen wollte?
Th.: *(Beispiel verinnerlichte Bezugspersonen)* Was würde wohl Ihr verstorbener Vater dazu sagen?

Pros and Cons of Eating Disorders Scale (P-CED) – Deutsche Übersetzung[4] **1/5**

Bitte geben Sie an, wie sehr Sie mit den folgenden Aussagen übereinstimmen! Es gibt dabei keine richtigen oder falschen Antworten. Bitte beantworten Sie die Aussagen so ehrlich wie möglich. Nutzen Sie hierfür die folgende Skala:

1 = stimme voll zu

2 = stimme eher zu

3 = unentschlossen

4 = stimme eher nicht zu

5 = stimme gar nicht zu

	stimme voll zu	**stimme eher zu**	**unent-schlossen**	**stimme eher nicht zu**	**stimme gar nicht zu**
1. Ich schätze meine Magersucht/Bulimie, weil sie mir ein sicheres Gefühl gibt.	1	2	3	4	5
2. Meine Magersucht/Bulimie gibt meinem Leben Struktur.	1	2	3	4	5
3. Ich bin der Magersucht/Bulimie müde und überdrüssig.	1	2	3	4	5
4. Meine Magersucht/Bulimie hilft mir, Kontrolle zu behalten.	1	2	3	4	5
5. Meine Magersucht/Bulimie hilft mir, meine Welt zu organisieren.	1	2	3	4	5
6. Ich habe die Nase voll, ständig an Essen zu denken.	1	2	3	4	5
7. Meine Magersucht/Bulimie hat mich depressiv gemacht.	1	2	3	4	5
8. Ich fühle mich für andere attraktiver wegen meiner Magersucht/Bulimie.	1	2	3	4	5
9. Meine Magersucht/Bulimie gibt mir etwas zu tun im Leben.	1	2	3	4	5
10. Durch meine Magersucht/Bulimie kann ich alles auf einmal haben.	1	2	3	4	5

4 © Gale, Holliday, Troop, Serpell und Treasure (2006); dt. Übersetzung: von Brachel und Hötzel. Abdruck erfolgt mit Genehmigung der Autoren und Übersetzer.

Pros and Cons of Eating Disorders Scale (P-CED) – Deutsche Übersetzung					2/5
11. Durch meine Magersucht/Bulimie ekle ich mich vor mir selber.	1	2	3	4	5
12. Ich hasse es, wegen meiner Magersucht/Bulimie ständig von meinem Aussehen besessen zu sein.	1	2	3	4	5
13. Ich mag es, wie meine Magersucht/Bulimie mich aussehen lässt.	1	2	3	4	5
14. Ich hasse es, Magersucht/Bulimie zu haben.	1	2	3	4	5
15. Meine Magersucht/Bulimie hat meine Gefühle betäubt.	1	2	3	4	5
16. Ich fühle mich durch meine Magersucht/Bulimie von meiner Erscheinung her besser.	1	2	3	4	5
17. Es tut mir leid, welchen Einfluss meine Magersucht/Bulimie auf meine Familie hatte.	1	2	3	4	5
18. Ich fühle mich von meiner Magersucht/Bulimie beschützt.	1	2	3	4	5
19. Ich hasse es, dass meine Eltern sich wegen meiner Magersucht/Bulimie Sorgen um mich machen.	1	2	3	4	5
20. Meine Magersucht/Bulimie ist mein Hilferuf, wenn Dinge schief gehen.	1	2	3	4	5
21. Meine Magersucht/Bulimie gibt mir ein geborgenes Gefühl.	1	2	3	4	5
22. Meine Magersucht/Bulimie füllt die Leere in meinem Leben.	1	2	3	4	5
23. Meine Magersucht/Bulimie gibt mir das Beste beider Welten – unbegrenztes Essen und keine drastische Gewichtsveränderung.	1	2	3	4	5
24. Meine Magersucht/Bulimie bedeutet, dass ich niemandem erlaube, nah an mich heranzukommen, weil ich fürchte, dass sie mein schlimmes Geheimnis entdecken werden.	1	2	3	4	5
25. Meine Magersucht/Bulimie hat mich so von Essen und Gewicht besessen gemacht, dass ich nicht glaube, dass ich jemals wieder normal essen kann.	1	2	3	4	5

Pros and Cons of Eating Disorders Scale (P-CED) – Deutsche Übersetzung					3/5
26. Ich benutze meine Magersucht/Bulimie, um anderen meinen Stress/meine Traurigkeit mitzuteilen.	1	2	3	4	5
27. Meine Magersucht/Bulimie hilft mir durchs Leben.	1	2	3	4	5
28. Ich fühle mich unfähig, meiner Magersucht/Bulimie zu entkommen.	1	2	3	4	5
29. Meine Magersucht/Bulimie ist etwas, in dem ich gut bin.	1	2	3	4	5
30. Ich habe das Gefühl, meine Magersucht/Bulimie hat meine natürlichen Emotionen betäubt.	1	2	3	4	5
31. Ich hasse, es wie meine Magersucht/Bulimie mein Leben kontrolliert.	1	2	3	4	5
32. Meine Magersucht/Bulimie zeigt, dass es wenigstens eine Sache gibt, in der ich besser als andere bin.	1	2	3	4	5
33. Meine Magersucht/Bulimie ist eine Fähigkeit.	1	2	3	4	5
34. Ich kämpfe gegen meine Magersucht/Bulimie.	1	2	3	4	5
35. Meine Magersucht/Bulimie gibt mir Freude, wenn ich mit Langeweile und Einsamkeit zurechtkommen muss.	1	2	3	4	5
36. Meine Magersucht/Bulimie erlaubt mir, mich selbst mit Essen zu trösten, aber die Kontrolle darüber zu behalten, wie ich aussehe.	1	2	3	4	5
37. Meine Magersucht/Bulimie nimmt mir Selbstvertrauen.	1	2	3	4	5
38. Die ganze Zeit an Essen und Gewicht zu denken macht es schwer, sich auf irgendetwas anderes zu konzentrieren.	1	2	3	4	5
39. Magersucht/Bulimie zu haben bedeutet, die Kleidung tragen zu können, die ich will.	1	2	3	4	5
40. In meiner Magersucht/Bulimie bin ich eine Expertin.	1	2	3	4	5
41. Magersucht/Bulimie zu haben beendet meine Regelschmerzen.	1	2	3	4	5

Pros and Cons of Eating Disorders Scale (P-CED) – Deutsche Übersetzung					4/5
42. Ich fühle mich durch meine Magersucht/Bulimie fitter.	1	2	3	4	5
43. Meine Magersucht/Bulimie hat meine Persönlichkeit übernommen.	1	2	3	4	5
44. Meine Magersucht/Bulimie nimmt all meine Zeit in Anspruch.	1	2	3	4	5
45. Ich kann meine Gefühle durch meine Magersucht/Bulimie zeigen.	1	2	3	4	5
46. Meine Magersucht/Bulimie füllt die Leere aus, die mein Leben ausmacht.	1	2	3	4	5
47. Meine Magersucht/Bulimie erlaubt es mir, viel verbotene Nahrung zu essen und immer noch mein Gewicht zu kontrollieren.	1	2	3	4	5
48. Meine Magersucht/Bulimie verursacht, dass ich mich innerlich und äußerlich hässlich finde.	1	2	3	4	5
49. Meine Magersucht/Bulimie macht es mir unmöglich, mich zu entspannen, weil ich immer daran denke, wie ich aussehe.	1	2	3	4	5
50. Meine Magersucht/Bulimie drückt meinen Seelenschmerz aus.	1	2	3	4	5
51. Ich wünschte, meine Magersucht/Bulimie würde verschwinden und mich allein lassen.	1	2	3	4	5
52. Magersucht/Bulimie zu haben lässt meinen Körper besser funktionieren.	1	2	3	4	5
53. Durch meine Magersucht/Bulimie kann ich meinen Körper weiter antreiben als früher.	1	2	3	4	5
54. Meine Magersucht/Bulimie begrenzt meine emotionale Ausdrucksfähigkeit.	1	2	3	4	5
55. Ich bin besser in Form durch meine Magersucht/Bulimie.	1	2	3	4	5
56. Ich fühle mich schlecht, weil meine Magersucht/Bulimie für andere eine Beunruhigung ist.	1	2	3	4	5
57. Meine Magersucht/Bulimie erlaubt mir, die Belästigung durch meine Periode zu vermeiden.	1	2	3	4	5
58. Meine Magersucht/Bulimie hat es mir unmöglich gemacht, Gefühle zu empfinden.	1	2	3	4	5

Pros and Cons of Eating Disorders Scale (P-CED) – Deutsche Übersetzung					5/5
59. Meine Magersucht/Bulimie bedeutet, dass ich kein Prämenstruelles Syndrom bzw. keine Prämenstruelle Spannung mehr habe.	1	2	3	4	5
60. Ich fühle mich für die Sorge schuldig, die meine Magersucht/Bulimie meinen Freunden bereitet hat.	1	2	3	4	5
61. Ich betrachte meine Magersucht/Bulimie als verlässlich und beständig.	1	2	3	4	5
62. Wegen meiner Magersucht/Bulimie muss ich mir keine Sorgen darüber machen, schwanger zu werden.	1	2	3	4	5
63. Ich habe mir nahestehende Menschen durch meine Magersucht/Bulimie verletzt.	1	2	3	4	5
64. Meine Magersucht/Bulimie hilft mir, mit Langeweile und überschüssiger Energie zurechtzukommen.	1	2	3	4	5
65. Meine Magersucht/Bulimie erlaubt mir, Nahrung ohne die Angst vor den Konsequenzen genießen zu können.	1	2	3	4	5
66. Meine Magersucht/Bulimie gibt mir das Gefühl, gar nichts wert zu sein.	1	2	3	4	5
67. Ich habe genug davon, mir Sorgen zu machen, ob ich zunehmen werde.	1	2	3	4	5

Wenn Sie nur an die positiven Aspekte der Beibehaltung Ihrer Magersucht/Bulimie in der Zukunft denken und die negativen Aspekte ignorieren, wie positiv sind diese Aspekte? (Bitte geben Sie auf einer Skala von 1 bis 7 an, wie positiv Sie Ihre Magersucht/Bulimie finden.)

1	2	3	4	5	6	7
gar nicht positiv						extrem positiv

Wenn Sie nur an die negativen Aspekte der Beibehaltung Ihrer Magersucht/Bulimie in der Zukunft denken und die positiven Aspekte ignorieren, wie negativ sind diese Aspekte? (Bitte geben Sie auf einer Skala von 1 bis 7 an, wie negativ Sie Ihre Magersucht/Bulimie finden.)

1	2	3	4	5	6	7
gar nicht negativ						extrem negativ

Auswertung P-CED 1/2

Die P-CED gibt einen Einblick in die idiosynkratrisch erlebten Vor- und Nachteile von Essstörungen des bulimischen oder anorektischen Formenkreises. Wir empfehlen sie deswegen in diesem Buch. Für den Einsatz in der Forschung können folgende Subskalen verwendet werden, die in faktorenanalytischen Studien sowohl für das englische Original als auch in einer deutschen Stichprobe gefunden wurden (Gale et al., 2006). Dabei gibt es acht positive Subskalen, die wahrgenommenen Vorteilen der Essstörung entsprechen, und sechs negative Subskalen, die wahrgenommene Nachteile abbilden. Die letzten beiden Fragen können genutzt werden, um das Ausmaß der Ambivalenz einzuschätzen.

Positive Subskalen

Subskala						
1. „Sicherheit/ Struktur“	**Item**	1	2	4	5	18
	Antwort					
	Item	21	27	61		
	Antwort					
2. „Aussehen“	**Item**	8	13	16	39	
	Antwort					
3. „Kommunikation“	**Item**	20	26	45	50	
	Antwort					
4. „Fruchtbarkeit/ Sexualität“	**Item**	41	57	59	62	
	Antwort					
5. „Fitness“	**Item**	42	52	53	55	
	Antwort					
6. „Fähigkeiten“	**Item**	29	32	33	40	
	Antwort					
7. „Essen und Dünnsein“	**Item**	10	23	36	47	65
	Antwort					
8. „Umgang mit Langeweile“	**Item**	9	22	35	46	64
	Antwort					

Auswertung P-CED						2/2
Negative Subskalen						
1. „Hass“	Item	3	6	14	31	34
	Antwort					
	Item	51				
	Antwort					
2. „Schuld“	Item	17	19	56	60	63
	Antwort					
3. „Emotions-unterdrückung“	Item	15	30	54	58	
	Antwort					
4. „Gefangen“	Item	7	28	43	44	
	Antwort					
5. „Schlechtes Selbstbild“	Item	11	24	37	48	66
	Antwort					
6. „Gedanken an Gewicht/Aussehen“	Item	12	25	38	49	67
	Antwort